ハヤカワ文庫 NF
〈NF414〉

音楽嗜好症《ミュージコフィリア》

脳神経科医と音楽に憑かれた人々

オリヴァー・サックス
大田直子訳

早川書房
7418

MUSICOPHILIA

Tales of Music and the Brain

by

Oliver Sacks

Translated by
Naoko Ohta
Published 2014 in Japan by
HAYAKAWA PUBLISHING, INC.
This book is published in Japan by
arrangement with
THE WYLIE AGENCY (UK) LTD.
through THE SAKAI AGENCY.

オリン・デヴィンスキー、
ラルフ・シーゲル、
コニー・トメイノに捧ぐ。

目次

第4部　感情、アイデンティティ、そして音楽

音楽嗜好症《ミュージコフィリア》

脳神経科医と音楽に憑かれた人々

序章

種《しゅ》全体——何十億という人間——が、意味のない音のパターンを奏でたり聴いたりしているのは、見ていてなんとも奇妙なものだ。みんなが長い時間、「音楽」なるものに勤《いそ》しみ、心を奪われている。少なくとも、アーサー・C・クラークの小説『幼年期の終り』のなかで、知能の高い宇宙人「オーバーロード」は人間に関するこの事実に当惑した。彼らは好奇心に駆られて地上に降り、コンサートに行って行儀よく耳を傾け、最後には作曲家の「すばらしい創意」をほめたたえる。しかし、やはりその営み全体は理解できないと感じていた。彼らは人間が音楽をつくったり聴いたりするとき、その内部で何が起きているのか思いもつかないのだ。なぜなら、彼らのなかでは何も起こらないからである。オーバーロードという種に音楽はない。

オーバーロードたちが宇宙船に戻って、思いを巡らしているところが想像できる。この「音楽」なるものは人間にとって何らかの効き目があり、人間の生活の中心であることを、認めざるをえなかっただろう。しかしながら、それには思想がなく、何の提案もしない。姿もシンボルも言語的な要素もない。説明する力もない。世界と関係があるともかぎらない。オーバーロードのように音色や旋律を認識する神経器官がない人間はめったにいない。それにしても、積極的に求めるかどうか、あるいは自分をとくに「音楽好き」と思うかどうかにかかわらず、ほぼすべての人間が音楽に大きな力を感じる。この音楽に対する性向——この「音楽愛《ミュージコフィリア》」——は、幼児にも見られ、あらゆる文化の中心にはっきり表れており、おそらくその起源は人類誕生まで遡《さかのぼ》るだろう。それは私たちが生きる文化によって、生活環境によって、あるいは個人がもつ特定の才能や弱点によって、育《はぐ》まれたり形成されたりするものかもしれない——が、人間の本質のとても深いところにあるので、人はそれをもって生まれたと考えたくなる。E・O・ウィルソンが、生きものに対して私たちが抱く「生命愛《バイオフィリア》」がそうだと考えたのと同じだ（音楽自体がまるで生きもののようにも感じられるので、ひょっとすると音楽愛は生命愛の一種かもしれない）。

鳥のさえずりには明らかな適応的用途（求愛、攻撃、縄張りの主張など）があるが、構造的には比較的固定されており、大体において鳥類の神経系に組み込まれている（ただし、即興で作曲したり、デュエットを歌ったりするように思われる鳴き鳥も、ごくわずかだが存在する）。人間の音楽の起源はもっと理解しにくい。これにはダーウィンもどうやら困惑したようで、『人間の進化』にこう書いている。「楽譜をつくる楽しみも素質も人間にとってほとんど無用の能力なので……最も不可解な才能の部類に入れなくてはならない」。そして現代では、スティーヴン・ピンカーが音楽を「聴覚のチーズケーキ」と呼び、こう問いかけている。「ポロンポロンと音を立てることに時間とエネルギーを注いで、どんなメリットがありえるのだろうか。……生物学的な因果に関するかぎり、音楽は無用である。……音楽が人類から失われたとしても、その後の私たちのライフスタイルはほとんど変わらないだろう」。ピンカー自身はとても音楽好きで、音楽がなければ自分の生活をひどく味気ないと感じるだろうが、音楽をはじめどんな芸術も、直接的な進化的適応ではないと考えている。彼は二〇〇七年の記事で次のように述べている。

多くの芸術には適応機能がまったくないかもしれない。ほかの二つの特性、つまり適応的な結果（安全、性交、尊敬、情報が豊富な環境）につながる信号を経験すると喜びを感じる動機づけシステムと、そのような信号を純粋に集中的に経験させるための技術的ノウハウの、副産物ではないだろうか。

ピンカーは（そしてほかの人たちも）、私たちの音楽の能力――少なくともその一部――は、ほかの目的のためにすでに発達をとげた脳システムを利用して、または取り込んで、あるいは勝手に使って、可能になったものだと感じている。このことは、人間の脳には単一の「音楽センター」が存在せず、脳全体に散在するたくさんのネットワークが関与しているという事実と符合する。非適応的変化というやっかいな問題にはじめて真っ向から取り組んだーヴン・ジェイ・グールドは、これを適応ではなく「外適応」と呼び、音楽をそのよ適応の明確な例として挙げている（ウィリアム・ジェームズが音楽などの「より高次的、道徳的、知的生活」の諸要素に対する人間の感受性を、「裏階段から」心に入っだと書いたとき、彼の頭のなかにもグールドと同じようなものがあったのかもしれない）。

とはいえ、このような話——人間の音楽の能力と感受性が、どの程度生来のものなのか、ほかの能力や性向の副産物なのか——に関係なく、音楽はありゆる文化において基本であり核である。

私たち人間は言語を操る種であるのと同じくらい音楽を操る種なのだ。このことはさまざまな形となって表れる。私たちはみな（ごくわずかな例外はあるが）、音楽を認識する。音質、音色、音程、旋律、和音、そして（おそらく最も基本的な）リズムを認識する。脳のさまざまな部位を使って、頭のなかでこれらをすべて統合し、音楽を「組み立てる」。そしておおむね無意識に行われるこの音楽に対する構造的認識に、たいてい激しく深い感情的な反応が加わる。ショーペンハウアーはこう書いている。「とてもわかりやすく、それでいて何とも不可解な、言いようのない音楽の深みは、音楽が私たちの最も内側にある感情をすべて再現しているのに、リアリティがまったくなく、痛みからはかけ離れている……という事実に起因する。音楽は人生とそこで起こる出来事の真髄のみを表現し、決してそれ自体を表現するのではない」

音楽を聴くと聴覚を使い、感情がわくだけでなく、運動することにもなる。「われわれは筋肉を使って音楽を聴く」とニーチェも書いている。たとえ意識的に注意を向けていなくても、人は何気なく音楽に合わせて拍子を取り、メロディーの「物語」とそこから生まれる思考や感情を、顔や姿勢に映し出す。

音楽を認識しているときに起こることの多くは、音楽を「心のなかで奏でる」ときにも起こりえる。どちらかというと音楽の才能がない人でも、思い浮かべる音楽は、オリジナルのメロディーや調子だけでなく、その音高やテンポにも驚くほど忠実なことが多い。その根底にあるのは音楽記憶力の並はずれた強さであり、人が幼少のころに聞いたものの多くは、一生脳に「刻み込まれる」のかもしれない。実際、人の聴覚系や神経系は、音楽向けにうまく調整されている。このことが、音楽そのものの本質的な特徴――拍子をそろえて組み立てられた複雑な音のパターン、理論、速さ、壊すことのできない反復進行、執拗なリズムと繰り返し、感情や「意思」を表現する不思議な方法――にどれだけ起因し、音楽の知覚と再現の根底にある、非常に複雑な多層の神経回路における特殊な共鳴、同期、振動、相互励振、あるいはフィードバックにどれだけ起因するのか、まだわかっていない。

しかしこのすばらしい機構は――おそらく、あまりにも複雑で高度化しているために――さまざまな歪み、過剰、そして破損に弱い。音楽を知覚（または想像）する力は、何らかの脳損傷によって弱められる場合がある。現に、そのような形の失音楽症は多い。一方、頭に浮かぶ音楽が過剰になって抑制できなくなり、耳に残るメロディーがひっきりなしに繰り返

される だけでなく、音楽幻聴が起こるようになることさえある。音楽で発作を起こす人もいる。プロの音楽家を襲うこともある特殊な神経学的ハザード、つまり「能力障害」もある。知性と感情の正常なつながりが断ち切られているために、音楽を正確に知覚することができても、無関心で無感動なままの場合もある。それとは逆に、聞いていることの「意味」を理解することができないのに、激しく心を動かされる場合もある。音楽を聴いているときに色が「見える」、「味がする」、あるいは「におう」など、さまざまなものを「感じる」人も――驚くほど大勢――いる。ただし、そのような共感覚は、症状というより才能と見なされることもある。

先にも触れたとおり、ウィリアム・ジェイムズは人の「音楽に対する感受性」に言及していた。音楽はどんな人にも影響をおよぼす――落ち着かせる、元気づける、慰める、わくわくさせる、仕事や遊びのときに団結させて一緒の動きをさせる――ことができるが、神経にさまざまな疾患を抱える患者にとくに効き目があり、治療法としての可能性が大きい。そういう人たちは音楽に対して強くはっきりと反応する（そしてほかのものにはほとんど反応しない）ことがある。そのような患者のなかには、原因が心臓発作にしろ、アルツハイマー病にしろ、ほかの認知症の原因にしろ、大脳皮質の広い範囲に問題がある人もいれば、特定の大脳皮質症状――言語または運動機能の消失、失音楽症、前頭葉症候群――がある人もいる。知能が遅れている人、自閉症の人、運動障害の人もいる。これらの疾患すべてが、そしてほかの多くの疾患も、音楽と音楽療法に反応する可能性がある。

私がはじめて音楽について考えて書こうという気になったのは、一九六六年、のちに『レナードの朝』に書いた重いパーキンソン病患者に対して、音楽が深い影響を与えるのを見たときのことだ。それ以降、思いもよらずさまざまな場面で、音楽にたびたび注意を引きつけられ、脳の機能——そして人生——のほぼあらゆる側面に影響をおよぼすところを見せられてきた。

「音楽」は、私が神経学や生理学の新しい教科書を手にしたとき、索引で必ず真っ先に調べる項目の一つだ。しかし、一九七七年に歴史上の例や臨床例が豊富に収められたマクドナルド・クリッチュリーとR・A・ヘンソンの『音楽と脳』が出版されるまで、このテーマについての言及はほとんど見つからなかった。音楽の病歴が少ない理由の一つは、医師が患者に音楽知覚に関する障害について尋ねることがほとんどないことかもしれない（それに反して、たとえば言語に関する問題はすぐに明るみに出るだろう）。音楽が軽視されるもう一つの理由は、神経学者が好むのは説明であり、推定される機構の発見であり、記述であることだ。そのため、一九八〇年代より前には音楽の神経科学はないに等しかった。しかしこの二〇年のあいだに、人が音楽を聴いたり、イメージしたり、さらには創作したりしているときの、生きている脳を見ることができる新しい技術のおかげで、状況は一変した。今では、音楽の知覚と心象、そしてそこに起こりがちな複雑でしばしば奇妙な障害の神経基盤について、膨大な数の研究がなされており、しかもその数は急速に増えつつある。このような神経科学の新しい洞察はなんとも胸躍るものだが、単純な観察術が失われる危険、臨床記述がおざなりになり、人間的背景の多様性が無視される危険も、つねにつきまとう。明らかにどちらのアプローチも不可欠で、「旧式の」観察と記述を最新技術と融合させる必要があり、私は本書に両方のアプローチを組み込もうとした。しかし何よりも、私は自分の患者と被験者の話に耳を傾け、彼らの経験を想像し、共感しようとした――それこそが本書の核である。

第1部　音楽に憑かれて

第１章　青天の霹靂——突発性音楽嗜好症

トニー・チコリアは四二歳、とても健康でたくましく、大学時代はフットボールの選手だったが、ニューヨーク州北部の小さな町で評判のよい整形外科医になっていた。ある秋の午後、彼は家族の集まりで湖のほとりのテントにいた。好天でそよ風が吹いていたが、遠くに暗雲が見える。雨が降ってきそうだ。

彼は母親にちょっと電話をかけようと、テントの外にある公衆電話に行った（これは一九九四年、携帯電話時代が到来する前の話だ）。彼はそのあと起こったことを、いまだに事細かに憶えている。「電話で母と話をしていると、雨がポツポツ落ちてきて、遠くで雷が鳴りました。母が電話を切って、私は電話から三〇センチのところに立っていて、そのときいきなり打たれたんです。電話機から閃光が出たのを憶えています。それが私の顔面を打ったんです。次に憶えているのは、自分が後ろに飛んでいたことです」

そのあと——彼は話す前、ためらっているように見えた——「私は前に飛んでいました。

わけがわからなかったですよ。それであたりを見回すと、自分の体が地面にころがっているのが見えました。『くそ、俺は死んだんだ』って思いましたね。人がその体に集まっているんです。一人の女性——電話をかけるために私のすぐ後ろに並んでいた人——が私の体の上におおいかぶさって、人工呼吸をしていました。……私はふわふわと階段を上りました——すると私の意識もついてきたんです。子どもたちが見えて、彼らは大丈夫だろうという実感がありました。その後、私は青白い光に取り囲まれて……ものすごく幸福で平和な気持ちでした。私が突っ走ってきた人生の最高点と最低点。そこには何の感情も結びついていませんでした……純粋な思考、純粋な恍惚感。加速していて、引き上げられている感覚……スピードと方向がありました。それから、『こんなに楽しい気持ちになったのははじめてだ』と思っていたとき——バタン！　元に戻ったんです」

チコリア医師が自分の体に戻ったとわかったのは、痛み——電荷の入口だった顔と出口だった左足に負った火傷の痛み——を感じたからで、彼は「痛みを感じるのは体だけだ」と気づいた。彼はさっきまでの自分に戻りたかった。女性に人工呼吸をやめてほしい、放っておいてほしい、と言いたかった。しかし遅すぎた。彼はしっかりと生き返っていたのだ。一、二分後、話ができるようになったとき、「大丈夫です。私は医者ですから！」と言うと、(じつは集中治療室の看護師だった) 女性は答えた。「さっきまではちがったんですよ！」

警官がやって来て、救急車を呼ぼうとしたが、チコリアは断った。その代わり自宅に連れて帰ってもらい (「何時間もかかったように思えました」)、かかりつけの医師である心臓医を呼んだ。心臓医はチコリアを見て、彼が短時間の心停止を起こしたにちがいないと考えたが、診察でも心電図でも異常は何も見つけられなかった。「こういうことがあったら、生きるか死ぬかだ」と心臓医は言った。チコリア医師にこの奇妙な事故による害はこれ以上ないだろう、というのが彼の見解だった。

チコリアは神経専門医にも相談した。（彼にしてはとても珍しいことに）体がだるかったし、記憶にも問題があった。よく知っている人の名前を忘れていることに気づいたのだ。神経系の診察を受け、脳波検査やMRI検査も受けた。またもや異常はないようだ。

二週間後には元気になったので、チコリア医師は仕事に復帰した。まだ記憶力の問題は残っていた――まれな病気や手術法の名前を思い出せないことがあった――が、手術の腕はまったく落ちていない。さらに二週間が経ち、記憶力の問題もなくなったので、それで事は終わりだと彼は考えた。

そのあと起こったことに、一二年が過ぎた今でも、チコリアは驚きを感じずにはいられない。生活が一見いつもどおりに戻ったころ、「突然、二日か三日にわたって、ピアノ音楽を聴きたくてたまらないと感じた」のだ。これは彼の過去の何ものともまったくマッチしなかった。子どものころにピアノのレッスンを二、三回受けたことはあったが、「本当に興味があったわけではない」。家にピアノなどなかったし、聴く音楽はロックミュージックが多かった。

しかしこのように突然ピアノ音楽に対する渇望が始まって、彼はレコードを買い始め、とくにウラジーミル・アシュケナージによるショパン名曲集のレコード――ポロネーズ〈軍隊〉、エチュード〈木枯らし〉、エチュード〈黒鍵〉、変イ長調ポロネーズ、変ロ短調スケルツォ――に心を奪われるようになった。「すべてがすごく気に入りましたね。弾きたいと思ったので、全部の楽譜を注文しました。そんなとき、うちのベビーシッターの一人が、自分のピアノを私たちの家に置いてもらえないかと言いだしたんです。そういうわけで、私が欲しくてたまらなかったときにピアノがやって来ました。すてきな小さいアップライトピアノ。私にぴったりでした。私は楽譜がほとんど読めなかったし、ほとんど弾けなかったけれど、独学を始めました」。子どものころに二、三回レッスンを受けてから三〇年以上も経っていて、自分の指が堅く不器用に感じられた。

そしてそのあと、このピアノ音楽に対する突然の欲望に続いて、チコリアは頭のなかで音楽を聞くようになった。「最初は夢のなかでした。私はタキシードを着てステージにいるんです。自分が書いた曲を弾いていました。目が覚めてびっくりしましたが、音楽はまだ頭のなかにありました。だからベッドから飛び起きて、思い出せるかぎりを書き出そうとしてみました。でも、自分が聞いたものを音符で記す方法などろくに知りませんでした」。これは当然のことだ。彼はそれまで音楽を書いたり、音符で表したりしようとしたことなどなかった。しかしショパンを弾こうとピアノの前にすわるたびに、自分自身の音楽が「わいてきて、私をとらえたんです。とても強力な存在感でした」

このいやおうなしの音楽攻めをどう理解すればいいのか、私にはよくわからなかった。音楽幻聴が起きているのだろうか。そうではない、とチコリア医師は言った。幻聴ではなく、「インスピレーション」のほうがふさわしい言葉だという。音楽はそこに、彼の内の奥深く——かどこか——にあり、わき出てくるのに任せればいいだけだった。「周波数か、無線帯域みたいな感じです。私が心の扉を開けば、それがやって来るんです。モーツァルトが言ったように『天から降りてくる』という感じですね」

彼の音楽は止むことがない。「干上がることはないんです。どちらかというと、スイッチを切らなくてはなりません」

これで彼はショパンを弾くだけでなく、頭のなかでたえまなく流れている音楽に形を与えることも、苦労して覚えるはめになり、ピアノで弾いてみたり、紙の上に手書きで表現してみたりした。「おそろしく悪戦苦闘しましたよ。朝の四時に起きて、仕事に行くまで弾いて、仕事から帰ってきたら、夜どおしピアノの前にすわっていました。妻はあまり喜びませんでしたね。私は取りつかれてしまったんです」

雷に打たれてから三カ月目に、チコリア——かつてはおおらかで陽気で家族思いで、音楽にはほとんど関心がなかった男——は音楽に霊感を受け、憑かれ、ほかのことをする時間がほとんどなくなった。ひょっとすると、自分は特別な目的のために「救われた」のかもしれない、と彼は思い始めた。「私が生き延びることを許された唯一の理由は、音楽なのだと考えるようになりました」と話している。雷に打たれる前、信心深い人間だったのかと私は尋ねた。彼の話では、カトリック教徒として育てられたが、とくに忠実な信者だったことはなかったという。生まれ変わりを信じているように、「異端の」信念が多少あった。

自分は一種の生まれ変わりを経験し、変容をとげ、彼が半分比喩的に「天からの音楽」と呼ぶものに「周波数を合わせる」ための特別な才能を授かり、使命を与えられた、と考えるようになった。その音楽はたいていの場合、中断も休みもない音の「絶対的な奔流」として押し寄せ、彼はそれに形と様式を与えなくてはならない（彼がこの話をしたとき、私は七世紀のアングロ・サクソンの詩人、カドモンのことを思い出した。彼は無学の山羊飼いだったが、ある夜、夢のなかで「歌の術」を授かり、それから生涯にわたって神をたたえ、賛美歌と詩をつくり続けたと言われている）。

チコリアはピアノの演奏と作曲に取り組み続けた。記譜法についての本を手に入れ、すぐに自分には音楽の先生が必要だと悟った。好きな演奏者のコンサートにあちこち出かけてはいたが、地元の音楽好きの友人や音楽活動とはかかわらなかった。これは彼と彼の音楽の女神《ミューズ》だけの、孤独な追求だった。

雷に打たれてからほかにも変化があったかどうか、私は彼に尋ねた。新しい芸術の鑑賞、ひょっとすると読書の好みの変化、あるいは新たな信仰？　チコリアは臨死体験以降、「とてもスピリチュアル」になったそうだ。臨死体験や落雷に関する本を手当たり次第に読むようになった。交流発電機を発明したテスラに関するあらゆる本、さらに高圧電流がもつ恐ろしくも美しい力に関するものもすべて手に入れた。彼はときどき、他人の体の周囲にある光やエネルギーの「オーラ」を感じられると思った——落雷の前には見たことがなかったのに。

数年が過ぎたが、チコリアの新しい生活やインスピレーションはあいかわらずだった。前と同じように外科医として常勤で働いていたが、今や心も魂も音楽に向けられている。二〇〇四年に離婚し、同じ年に恐ろしいバイク事故に遭った。彼には事故の記憶がないが、乗っていたハーレーが別の車にぶつかり、排水溝のなかで見つかった彼は意識がなく、ひどいけがを負っていた。骨が折れ、脾臓が破裂し、肺に穴があき、心臓が傷つき、ヘルメットをかぶっていたのに頭にけがをしていた。それにもかかわらず彼は完璧に回復し、二カ月後には仕事に復帰した。事故も、頭のけがも、離婚も、演奏と作曲に対する彼の情熱を変えることはなかったようだ。

トニー・チコリアのような経験談をもつ人には、ほかに出会ったことがないが、同じように突然音楽や芸術に関心をもつようになった患者はたまにいる。化学研究者のサリマー・Mもその一人だ。四〇代前半に、サリマーは一分にも満たない短い時間だが、「奇妙な感覚」を覚えるようになった。たとえば、昔行ったことのあるビーチにいる感覚があるのに、同時に現在の周囲の状況を完璧に認識していて、会話を続けたり、車を運転したり、とにかくそれまでやっていたことをやり続けることができる。ときには、そのようなエピソードに口のなかの「酸っぱい味」が伴う。彼女はそういう奇妙な出来事に気づいていたが、神経学的な重要性があるとは思わなかった。二〇〇三年の夏、痙攣《けいれん》の大発作を起こしてはじめて、神経専門医に脳をスキャンしてもらったところ、右側頭葉に大きな腫瘍があることがわかった。

それがおかしな出来事の原因だったのだ。担当した医師団は、腫瘍は悪性で（おそらく比較的悪性度の低い希突起膠腫《きとつきこうしゅ》と思われたが）、取り除く必要があると考えた。サリマーは死を宣告されたのではないかと思い、手術とその結果として起こりえることを心配した。彼女と夫は、手術によって「人格の変化」が起こるかもしれないと言われたのだ。しかしともかく手術は成功し、腫瘍の大部分が摘出され、ある程度の回復期を経て、サリマーは化学者としての仕事に戻ることができた。

手術を受ける前の彼女はかなり真面目な女性で、ほこりや散らかった状態のような小さなことにいら立ったり、気を取られたりすることがあった。夫の話によると、家事に関して「強迫観念」にとらわれることもあったという。しかし手術後、サリマーはそのような家庭内のことに動じなくなったようだ。夫の独特の表現を借りると（夫婦の母語は英語ではない）、彼女は「幸せなネコ」になった。「喜び専門家」だと彼は明言している。

サリマーのそれまでなかった朗らかさは、職場でもはっきり認められた。彼女は同じ研究室で一五年間働いていて、その知性と熱意でつねに尊敬されていた。しかし今では、専門家としての能力はまったくそのままだが、以前よりはるかに温かい人間になったようで、同僚の生活や気持ちに対する思いやりと関心がとても強い。同僚の言葉を借りると、以前の彼女は「もっと自分の世界に閉じこもっていた」けれど、今では研究室全体の聞き役であり、人づきあいの中心になっている。

家でも彼女は、キュリー夫人のような仕事人間をいくらか脱皮した。化学方程式や考えごとから離れる時間をもつようになり、映画やパーティーに行って、少し楽しむことに興味を抱くようになった。そして新たな愛情、新たな熱意が彼女の生活に入ってきた。彼女自身の言葉によると、子どものころ「何となく音楽好き」で、少しピアノを弾いていたが、音楽が彼女の人生で大きな役割を演じたことはなかった。それが一変したのだ。音楽を聴いたり、コンサートに行ったり、クラシック音楽をラジオやCDで聴いたりしたくてうずうずした。以前は「特別な感情をいっさい生まなかった」音楽によって、有頂天になったり涙が出たりするほど感動することがある。通勤の車中で聴くカーラジオの「中毒」になっていった。たまたま研究所への道でそばを通りかかった同僚は、彼女のカーラジオの音楽が「信じられないくらいの音量」だったと話している。四〇〇メートル離れていても聞こえたというのだ。オープンカーに乗っていた彼女は「高速道路のすみずみに音楽を流していた」

トニー・チコリアと同様にサリマーも、何となく音楽に興味があっただけの状態から、音楽によって熱く興奮し、つねに音楽なしではいられない状態へと、劇的な変化を見せた。そして二人とも、ほかのもっと全般的な変化もあった。あらゆる種類の感情が刺激されて解き放たれているかのように、情動性が高まったのだ。サリマーの言葉によると、「手術後に何が起こったかというと——自分が生まれ変わったように感じました。そのおかげで人生に対する見方が変わり、一瞬一瞬を楽しむようになりました」

性格や行動の変化を伴わない、「純粋な」音楽嗜好症が起こる可能性はあるのだろうか。

二〇〇六年、そのような状況がローレル、スミス、ウォーレンによって記述されている。右側頭葉を中心とした難治性側頭葉発作を起こした、六〇代半ばの女性の衝撃的な病歴だ。七年後、彼女の発作は鎮痙性ラモトリジン（LTG）によってようやく抑制されるようになった。この投薬を始める前、ローレルらは次のように書いている。

彼女はつねに音楽には無関心で、楽しみのために音楽を聴いたり、コンサートに行ったりしたことがなかった。これはピアノやバイオリンを弾く夫や娘とは対照的だった。……バンコクで家族の行事や公開イベントで聴いた伝統的なタイ音楽にも、イギリスに引っ越してから聴いた西洋のクラシック音楽やポップミュージックにも、心を動かされなかった。それどころか、彼女はずっとできるだけ音楽を避け、特定の音楽の音色への反感を行動で示した（たとえば、夫が弾くピアノ音楽が聞こえないようにドアを閉め、合唱隊の歌に「いらついた」）。

音楽に対するこの無関心が、ラモトリジンを投与されると急変した。

LTGを始めて数週間のうちに、彼女の音楽に対する評価に大きな変化が認められた。ラジオやテレビの音楽番組を探し、毎日何時間もラジオでクラシック音楽の放送局を聴き、コンサートに行きたいと言い出した。夫の説明によると、彼女はオペラ『椿姫』の初めから終わりまで「釘づけになって」すわっていて、観客の誰かが上演中に話をすると腹を立てたという。今の彼女は、クラシック音楽を聴くことはとても楽しくて、感情をかき立てられる経験だ、と表現している。彼女が歌ったり口笛を吹いたりすることはなく、その行動や性格にほかの変化は見られない。思考障害、幻覚、情緒不安定の兆候はまったくなかった。

ローレルらは、この患者の音楽嗜好症の明確な基盤を指摘することができなかったが、手に負えないほどの発作が続いた数年間に、彼女の側頭葉の知覚システムの部位と、情動反応にかかわる大脳辺縁系《へんえんけい》の部位とのあいだに、強い機能的結合が発達したのかもしれない、とかなり大胆な意見を述べている。その結合が、発作が投薬によって抑制されるようになってはじめて、はっきり認められるようになったというわけだ。一九七〇年代にデイヴィッド・ベアは、そのような知覚と大脳辺縁のハイパー結合が、側頭葉癲癇《てんかん》患者に見られる芸術、セックス、霊感、あるいは宗教にまつわる思いがけない感情発現の基盤かもしれない、と提言した。同じようなことがトニー・チコリアにも起こった可能性があるのだろうか。

昨年の春、チコリアは、音楽学校の学生や才能あるアマチュアやプロの音楽家のために催された、一〇日間の音楽合宿に参加した。その合宿所は、コンサート・ピアニストのエリカ・ヴァンデルリンデ・フェイドナーのショールームの役割も果たしていた。彼女は依頼主それぞれにぴったり合うピアノを見つけることも得意としている。トニーは彼女からピアノを買ったばかりだった。ベーゼンドルファーのグランドピアノで、ヴェネツィアで製作された一台しかない試作品だ。彼には自分が望むとおりの音色を持つピアノを選びだす驚くべき才能がある、と彼女は思った。チコリアは、この機会こそ自分が音楽家としてデビューするのにふさわしい時と場所であると感じた。

彼は自分のコンサートのために二曲用意した。最初にほれ込んだショパンの変ロ短調スケルツォと、はじめて自分で作曲して〈ラプソディー、作品1〉と名づけた曲だ。チコリアの演奏、そして逸話は、合宿所にいた全員をしびれさせた（自分も雷に打たれたいと気まぐれな空想を話す人も大勢いた）。エリカによると、彼の演奏は「情熱と生気」にあふれ、そして天才的とは言わないまでも、少なくとも見事な技量があり、音楽の経歴がほとんどなく、四二歳から独学で弾き方を覚えた人にしては、びっくりするような妙技だった。

「私の話について、結局のところ、どう思いますか」とチコリア医師は私に尋ねた。「同じような例に遭遇したことはありますか」。私は「あなたはどう思いますか。自分に起こったことをどう解釈しますか」と訊き返した。「医学者として、この出来事をどう説明していいか迷っていて、『スピリチュアルな』言葉で考えざるをえません」と彼は答えた。それに対して私は「スピリチュアルなことを軽視するわけではありませんが、どんなに気高い心の状態も、どんなに驚くような変容も、何か身体的な基盤か、少なくとも神経作用と生理学的な相関があるにちがいないと思います」と応じた。

雷に打たれたとき、チコリア医師は臨死と体外離脱の両方を経験した。体外離脱体験については、さまざまな超自然的解釈や神秘論的説明があるが、これは一世紀以上にわたって神経学の研究テーマとしても扱われてきた。そのような経験は、構成がだいたい決まっているようだ。自分自身の体の内ではなく外にいるようで、とくによくある話では、自分自身を二メートル半から三メートル上から見下ろしている（神経学者はこれを「自己像幻視」と呼ぶ）。自分がいる部屋、そして近くの人や物がはっきり見えるが、空中からの眺めのようだ。そのような体験をした人はたいてい、「浮かんでいる」あるいは「飛んでいる」のような前庭感覚（訳注　重力や加速度を感じる感覚のこと）を表現する。体外離脱体験は恐怖、喜び、または孤立感を引き起こすことがあるが、普通はとても「リアル」だと表現される。夢や幻とはまったくちがうのだ。このことは、さまざまな臨死体験や側頭葉発作でも報告されている。体外離脱体験の視界空間的側面も前庭感覚的側面も、大脳皮質の、とりわけ側頭葉と頭頂葉の結合部の、機能障害と関係があることを示す臨床結果もある。(1)

しかしチコリア医師が報告したのはたんなる体外離脱体験ではない。彼は青白い光を目にし、子どもたちを眺め、人生がフラッシュバックし、恍惚感を覚え、そして何よりも、人知を超えた途方もなく重要な何かを感じた。このことの神経学的基盤は何なのだろうか。同様の臨死体験は、突然の事故に巻き込まれたり、雷に打たれたり、最も一般的には心停止から生き返ったり、いずれにしてもひどい危険にさらされた、あるいはさらされたと信じている人々による報告の中でも描写されている。このような状況はすべて、恐怖に満ちているだけでなく、血圧と脳の血流量の急降下（さらに心停止の場合、脳への酸素供給欠乏）を引き起こす可能性がある。そのような状況では、強い感情の喚起や、ノルアドレナリンその他の神経伝達物質の急増が起こる可能性があり、その結果として恐怖または歓喜が生じる。そのような体験が実際に神経とどう関係しているかは、まだほとんどわかっていないが、そこで生じる意識と感情の変化はとても深く、大脳皮質だけでなく、脳の感情をつかさどる部位——小脳扁桃《へんとう》と脳幹神経核——が関係しているにちがいない[2]。

体外離脱体験が（複雑で奇妙ではあるが）錯覚の特徴を帯びているのに対し、臨死体験はウィリアム・ジェイムズが記したような神秘体験の特徴——受動的で、言い表しようがなく、はかなく、理性で理解できる——をすべて備えている。人は臨死体験によって完全にとらえられ、ほぼ文字どおり光の爆発（ときにはトンネル、または筒）にのみ込まれ、「向こう」——人生の向こう、時空の向こう——に引き寄せられる。見おさめだという気がして、この世のもの、場所、人、そして人生の出来事に（大急ぎで）別れを告げ、さらに目的地——死と変容の原型的象徴表現——に向かって舞い上がりながら、恍惚や喜びを感じる。このような体験は、遭遇した者にとって容易に忘れられるものではなく、改心や転向、すなわち心の変化につながることもあり、それで人生の方向や進路が変わる。体外離脱を体験した人と同じように、人はそのような出来事がたんなる空想だと思うことはできない。どの談話でも、非常によく似た特徴が強調されている。臨死体験にも独自の神経学的基盤があるはずで、それは意識そのものを大きく変えるものである。

チコリア医師の驚くべき音楽的才能の開花、突発性の音楽嗜好症はどうだろうか。脳の前部に変性がある、いわゆる前頭側頭型認知症の患者は、抽象化と言語の能力を失うと同時に、驚くほどの音楽の才能と情熱を発現したり、発揮したりすることがあるが、チコリア医師の場合は明らかにそうではない。彼はあらゆる方法ではっきり表現でき、とても有能だった。一九八四年、ダニエル・ジェイコムは左脳半球を損なう発作に襲われた患者が、その結果、「過剰音楽症」と「音楽嗜好症」を起こしたと記述している。しかしトニー・チコリアには、落雷のあと一、二週間、記憶システムにごく一過性の障害があったことを除けば、重大な脳損傷を受けたことを示すものは何もなかった。

彼の状況から、私はフランコ・マニャーニのことを思い出した。前に書いたことのある「記憶の画家」だ。[3] フランコは三一歳のときに奇妙な危機、というか病気――おそらく一種の側頭葉癲癇《てんかん》――を経験するまで、画家になることなど考えたこともなかった。自分が生まれたトスカーナの小さな村、ポンティトの夢を見て、目覚めたあともそのイメージが非常に鮮明に、完全な立体感と現実感を伴って（「ホログラムのように」）残っていた。フランコはそのイメージを現実化しなくては、描かなくては、という思いに取りつかれたため、独学で絵の描き方を覚え、自由になる時間をすべて、何百枚というポンティトの風景画を描くことに捧げた。

トニー・チコリアの音楽への夢、音楽のインスピレーションは、本質的に癲癇性のものだったのだろうか。このような疑問には、チコリアが事故のあとに受けたような脳波検査では答えられず、何日間にもわたってモニターする特殊な脳波記録が必要だろう。

それに、彼の音楽嗜好症の発現には、なぜあれほどの時間差があったのだろうか。心停止から、かなり唐突に音楽の才能が発現するまで、六、七週のあいだに、何が起こっていたのだろうか。一過性の後作用――二、三時間後に起こる錯乱状態や、二週間ほど続く記憶の混乱――があったことはわかっている。その原因が脳の酸素欠乏だけだった可能性もある。たしかに、彼の脳には一分あまり酸素が不足していたはずだ。しかし、一連の出来事の二週間後にチコリア医師が回復したように見えたのは、じつは見た目ほどきちんとした回復ではなかったのではないか、別の気づかれない形の脳損傷があったのではないか、彼の脳はこの期間もまだ元の傷害に反応していて、自らを立て直そうとしていたのではないだろうか、と疑わざるをえない。

チコリア医師は、今の自分を「別の人間」と感じている――音楽的に、感情的に、心理的に、そして精神的に。彼の話を聞き、彼を変えた新たな情熱を垣間見《かいまみ》て、私も同じ印象を受けた。神経学的な視点から彼を見ると、彼の脳は雷に打たれる前のものや、その直後、神経科の検査で大きな異常が見つからなかったときのものと、まったく異なるにちがいないと感じた。それから一二年が経った今、その変化を、彼の音楽嗜好症の神経学的基盤を、はっきりと説明することができるだろうか。一九九四年にチコリアがけがを負ったあと、以前よりはるかに精巧な新しい脳機能検査法が数多く開発されており、さらに研究するのは興味深いことだ、と彼も同意してくれた。しかし、しばらくして彼は考え直し、このままにしておくのが最善かもしれないと言った。自分の場合は幸運だったのであり、どうして生じたにせよ、音楽は恵みであり、恩寵である――調べるべきものではない、と。

追記

トニー・チコリアの話を最初に発表してから、雷に打たれたことはなく、身体や精神に特別な病気はないように思えるが、突然、思いもかけず、音楽や芸術に関する創作能力や情熱を自分のなかに発見して驚いたという人たち――年齢は四〇代、五〇代、あるいは八〇代も――から、たくさんの手紙を受け取った。

そのうちの一人であるグレース・Mは、四五歳のときにかなり突然、自分の音楽的才能が開花したことを説明している。イスラエルとヨルダンでの休暇から帰ってきてまもなく、頭のなかで歌の断片が聞こえるようになった。彼女はそれを「紙の上に線を引くことで」記録しようとした。正式な楽譜の書き方を知らなかったのだ。それがうまくいかなかったので、テープレコーダーを買い、歌をそれに吹き込んだ。三年が過ぎた今、録音した断片は三三〇〇を超え、その断片から、毎月四曲ほどの完全な歌ができている。憶えているかぎりでは、旅行の前には、流行している曲が頭のなかで流れることはあっても、自分の歌だけが聞こえるようなことはなかった、とグレースは強調している。

「音楽に関する優れた能力を発揮したことなどありませんでした。それに音感がよいわけでもありません」。実際、自分のように音楽の才能などなさそうな人間が、なぜ、いきなり歌や歌の断片で頭がいっぱいになるのだろうと不思議だった。いくぶん気《き》後《おく》れしながらも、彼女は自分の歌を、プロの音楽家を含めた他人に見せ、好意的な評価を受けた。「そのような評価を求めてもいなければ、期待もしていませんでした。生まれてこのかた、作曲家になることなど夢にも考えたことがありません。……私には音楽の才能など少しもなかったのです。スーパーモデルになることを夢見るほうが、まだましだったでしょう」

彼女は突然作曲に駆り立てられたことの身体的理由を思いつかなかった。「チコリア医師とちがって、私は雷に打たれたことがありません。頭にけがをしたことも、大きな事故に遭ったこともありません。入院が必要なほど重い病気になったこともありません。側頭葉発作も前頭側頭型認知症もないと思います」。それでも彼女は、イスラエルとヨルダンへの旅のあいだに、心理的な刺激、何らかの「解放」があったのだろうかと思った。これは信心深い彼女としては重要だったが、旅行中、特別な神格の顕現や啓示体験はなかったという（彼女は自分の音楽を伝えたり広めたりする使命が自分にあるとは思っていない。どちらかというと、そうすることを嫌がっている。「私はもともとパフォーマンスをしたり、自己アピールしたりする人間ではないので、こういうことは少し恥ずかしいと思っています」と書いている）。

同じく手紙をくれたエリザ・ビュシーも五〇代半ばで、次のように書いている。

四年前、五〇歳だったとき、私は楽器店の前を通りかかり、ウィンドウのなかに飾られているアイリッシュハープが目に入り、二時間後には二〇〇〇ドルのアイリッシュハープを抱えて出てきました。その瞬間が私の人生を変えたのです。今、私の世界はすべて音楽と音楽について書くことを中心に回っています。四年前、私は楽譜も読めませんでしたが、今ではボルチモアのピーボディ音楽学校でクラシカル・ハープの勉強をしています。週三日、一二時間夜どおしニュースルームで、イラクに報道する医学レポートの仕事をしたのは、ひとえに、木曜と金曜に学校にいくためでした。一日二、三時間練習しています（可能ならもっとするでしょう）。こんな年になってから見つけた喜びと感嘆は言い表しようがありません。たとえば、ヘンデルのパッサカリアを弾くように「先生から」譜面をもらったとき、脳と指がつながろう、新しいシナプスをつくろうと、努力している気がしました。

「私はＭＲＩを受けることに興味があります」と彼女はつけ加えている。「私の脳は劇的に変わったと思います」

（注1）オリン・デヴィンスキーらは、自分たちの患者一〇人における「発作による自己像幻視現象」について述べ、医学文献にある同様の例を精査している。スイスのオラフ・ブランケらは、実際に体外

離脱体験をしている癲癇症の患者の脳の活動をモニターすることに成功した。

（注2）ケンタッキー大学のケヴィン・ネルソンらは、臨死体験で起こる解離感、多幸感、そして霊感と、夢見やレム睡眠、あるいは夢うつつ状態のときのそれとの類似性を力説する、神経学論文をいくつか発表している。

（注3）フランコの話は『火星の人類学者』の「夢の風景」という章で語られている。

第2章　妙に憶えがある感覚――音楽発作

ジョン・Sは四五歳のたくましい男性で、二〇〇六年一月まで申し分なく健康だった。一週間が始まったばかりの月曜の朝、彼はオフィスにいて、何かを取りに倉庫に行った。そこに入ったとたん、突然音楽が聞こえた。「クラシックで、豊かなメロディーで、とても心地よく、落ち着くような……何となく聞き憶えがあって……弦楽器、バイオリンの独奏でした」

彼はすぐに思った。「一体全体この音楽はどこから聞こえてくるんだ?」倉庫には使わなくなった古い電子機器が保管されていたが、それにはつまみはあっても、スピーカーはなかった。頭が混乱し、彼がのちに「仮死状態」と呼んだ状態で、彼は音楽を止めるためにその機器の制御装置を手で探った。「そして、気を失った」という。それをすべて見ていたオフィスの同僚は、ジョンが倉庫のなかで痙攣こそ起こしていなかったが「どさっと倒れ、反応しなくなった」と表現している。

ジョンの次の記憶は、救命士が自分の上に身を乗り出して、質問している場面だった。日付は思い出せなかったが、自分の名前は憶えていた。地元の病院の救命室に運ばれたが、そこでまた別の出来事が起こる。「僕は横になっていて、医者が診察していて、妻がそばにいて……そこでまた音楽が聞こえ始めて、僕は『まただ』と言ってから、あっという間に意識を失ったんです」

彼は別の部屋で目を覚ますと、自分が舌と頬の内側を噛んでいて、脚に強い痛みがあることに気づいた。「聞いた話では、僕は発作を起こしたそうです。痙攣も伴う完全版でした。……すべてが最初のときよりもはるかに急速に起こりました」

ジョンは検査を受け、また発作が起こらないように抗癲癇《てんかん》薬を投与された。それ以降、さらにさまざまな検査を受けてきた（どれにも異常は示されなかったが、側頭葉癲癇では珍しくない状況だ）。脳の画像に明らかな損傷は見られなかったが、彼は一五歳のとき、頭にかなり大きなけがをした――少なくとも脳震盪《のうしんとう》を起こした――と話していて、それが側頭葉にわずかな傷をつけたのかもしれない。

私が発作の直前に聞いた音楽について説明してほしいと頼むと、彼はそれを歌おうとしたが歌えなかった。本人によれば、たとえよく知っている歌でも歌えないのだ。どのみちあまり音楽好きではないうえ、発作の前に「聞こえた」クラシック風のバイオリン音楽のような曲は、まったく彼の好みではなく、「機嫌の悪いネコみたい」だったという。ふだん彼はポピュラー音楽を聴いている。それでも、何となく聞き憶えがあるように思えた。ひょっとすると、昔、子どものころに聞いたことがあったのだろうか。

私は彼に、もしその音楽をラジオか何かで聞いたら、どんな曲かをメモして知らせてほしいと言った。ジョンは聞き逃さないようにすると言ったが、そのことについて話しているとき、それは前に聞いたものの実際の記憶ではなく、音楽にありがちなことだが、知っている気がするだけなのであって、ひょっとすると錯覚かもしれない、と思えてならないようだった。その音楽には何かを呼び起こすものがあったが、夢のなかで聞く音楽のように、とらえどころのないものだったのだ。

そして、その問題はそのままになっている。いつの日かジョンから電話がかかってきて、「たった今ラジオであれを聞いたんです！　バッハの無伴奏バイオリン組曲でしたよ」と言われるのだろうか。それとも、彼が聞いたのは夢のような創作物か合成物で、「憶えがある」にもかかわらず、決して特定できないのだろうか。

ヒューリングス・ジャクソンは一八七〇年代に、側頭葉発作の前に起こるアウラ（前兆）の特徴として、憶えのある感覚について論評している。彼は「夢幻状態」や「デジャヴ」、「追想」についても語っており、そのような追想の感覚には確認できる内容がまったくないこともある、と言及している。発作のあいだ意識を失う人もいるが、周囲の状況が完璧にわかっていて、なおかつ奇妙な二重の状態に陥り、妙な気分や感覚や幻覚やにおい、あるいは音楽を経験する人もいる。ヒューリングス・ジャクソンはこの状況を「意識の二重化」と呼んだ。

若い音楽家で教師でもあるエリック・マーコウィッツは、左側頭葉にそれほど悪性ではない腫瘍の星状細胞腫《アストロチトーム》ができて、一九九三年に手術を受けた。一〇年後に再発したが、今度は側頭葉の言語野に近いため、手術はできないと診断される。腫瘍が再び大きくなっていくと、彼は繰り返し発作を起こしたが、発作中も意識を失わなかった。彼の手紙によると「およそ二〇分間、頭のなかで音楽が爆発するのです。私は音楽を愛していて、音楽でキャリアを築いてきましたから、音楽が私を悩ませるものにもなったことは、何だか皮肉に思えます」。音楽が引き金になって発作が起こるのではなく、音楽はつねに発作の一部なのだ、と彼は強調している。ジョン・Sの場合と同じように、エリックの幻聴のような音楽は本人にとって非常にリアルで、どうしても聞き憶えがあるようなのだ。

聴覚発作の最中に聞こえている歌が、正確に何の歌なのかをはっきり言うことはできないのですが、とても聞き憶えがあるように思えるのは確かです。それどころか、あまりにも憶えがあるので、その歌が近くのステレオから鳴っているのか、それとも自分の頭のなかで鳴っているのか、わからなくなることがあります。その奇妙なのに憶えのある錯乱状態に気づき、それがじつは発作だとわかってから、私はその音楽が何かを解明しないようにしている気がします。たしかに、もし詩や音楽作品のようにじっくり研究できたら、とも思います。……でも、おそらく無意識のうちに、もしその歌に注意を向けすぎると、流砂や催眠術のように、それから逃れられなくなるかもしれないと思っているのです。

エリックは（ジョン・Sとちがって）音楽の才能が豊かで、音楽についてのすばらしい記憶力と高度に訓練された耳をもっているにもかかわらず、さらに、そのような発作を一〇回以上起こしているにもかかわらず、（ジョン・Sと同じように）自分の耳に聞こえる音楽が何だかわからない。(1)

発作体験の構成要素である「奇妙なのに憶えのある錯乱状態」のなかでは、まともに頭が働かないことをエリックは自覚している。妻や友人がそばにいれば、彼の顔に浮かぶ「けげんな表情」に目を留めるだろう。職場で発作が起こった場合はたいてい、生徒に何かがおかしいと気づかれることなく、なんとかして「即興で演じる」ことができる。

ふつうに頭に浮かぶ音楽と発作中のそれとには根本的なちがいがある、とエリックは語っている。「作曲家として、私はメロディーや歌詞がどこからともなく現れるように思えることはよく知っています。……でも、それは意図的です。屋根裏部屋でギターを手にすわり、歌の完成に取り組むわけです。でも、発作はそんなことをすべて超えています」

さらに彼の話では、自分の癲癇性音楽——絶対に憶えがあるのに、脈絡も意味もないように思える——は、危険なくらい恐ろしい呪文を自分にかけているかのようで、そのなかにどんどん引きずり込まれていくのだという。それでも、彼はそういう音楽のアウラによって創を強く刺激されるので、不思議な言いようのない「奇妙なのに憶えのある」感じを表現しよう、あるいは少なくとも暗示しようと、そこでひらめいた音楽を作曲したこともある。

（注1）癲癇を起こしたときの音楽を、たしかに「憶えがある」のに特定できない人もいれば、すぐに何の曲かわかる人もいる。ワイルダー・ペンフィールドらがモントリオール神経学研究所で長年研究している患者に、その事例が見られる。ペンフィールドは、おもに音楽が関係する側頭葉発作の患者一〇〇人以上の詳細な症例を述べている。発作中に彼らが「聞く」音楽は憶えがあるものだった。ラジオで、クリスマスの歌として、賛美歌として、あるいはテーマソングとして、繰り返し聞く歌だ。こうした症例それぞれで、ペンフィールドは側頭葉に特定の皮質ポイントを見つけることができた。そのポイントに電気的な刺激を受けると、患者には特定の曲が聞こえるようになり、そのポイントを除去することができると、発作——と幻聴の曲——はおさまったのだ。

ある引退した小児科医が、複雑部分発作——この症例では家族性のもの——の診察を受けに来た、九歳の少年のことを書き送ってきた。発作中、少年には音楽が聞こえていて、珍しいことに、彼の母親が「最初に診断を下した人物でした。息子がおかしな振る舞いをしていて、独りで童謡の〈イタチがぴょんと跳ねて出る〉を口笛で吹いているのを見たときです。それは彼女自身が発作を起こす前に、必ず現れる聴覚のアウラだったのです」

第3章　音楽への恐怖——音楽誘発性癲癇《てんかん》

一九三七年、珍しい神経学的症候群を鋭く観察するマクドナルド・クリッチュリーは、音楽に癲癇発作を誘発される一一人の患者について記述し、さらにほかの人によって報告されている症例にも調査を広げた。そしてその先駆的論文に「音楽誘発性癲癇」というタイトルをつけた（ただし彼は、もっと短くて感じのいい「音楽発作」という言葉のほうが好きだとほのめかしている）。

クリッチュリーの患者には、音楽の才能がある者もいれば、ない者もいた。発作を誘発する可能性のある音楽の種類は、患者によってじつにさまざまだ。一人は特定のクラシック音楽、もう一人は昔の曲、つまり「なつメロ」、そして三番目の患者は「断続的なリズムが音楽のなかで最も危険な特徴だった」。私に手紙をくれた人の一人は、「現代の無調音楽」だけに反応して発作を起こし、クラシック音楽やロマン派の音楽には反応しない（あいにくなことに、彼女の夫は現代音楽が、それも無調音楽が好きだった）。クリッチュリーは、特定の楽器や音にのみ反応する患者もいることに気づいた。その一人は「金管楽器の低音」にだけ反応した。この男性は大型外洋船の無線オペレーターだったが、船に乗っているオーケストラの音楽のせいでたびたび痙攣を起こしたので、オーケストラのない小型の船に移らざるをえなかった（音楽誘発性発作を経験している私自身の患者が話してくれたところでは、特定の音質や音符が引き金になりえるという。その音の高さが重要で、たとえば、ある音域のソのシャープに誘発性があっても、もっと高い音域や低い音域にはない場合もある。彼は音色にも非常に敏感で、ギターの弦をかき鳴らす音は、軽くつま弾く音よりも発作の引き金になりやすい）。クリッチュリーの患者には、特定のメロディーや歌にだけ反応する者もいた。

最も衝撃的な症例は、一九世紀の有名な音楽評論家、ニコノフのものだ。彼がはじめて発作に襲われたのは、マイヤベーアのオペラ『預言者』の上演中だった。その後、彼はどんどん音楽に敏感になっていき、ついにはどんな音楽でも、どんなに心地よいものでも、痙攣を起こすようになる（クリッチュリーによると、「最も有害だったのは、逃げようのない単調な音の行列を生み出す、ワーグナーのいわゆる『楽劇』の背景音楽だった」）。最終的にニコノフは、音楽に対する造詣も情熱もあったのに、自分の職をあきらめて、音楽との接触をすべて避けなくてはならなかった。通りでブラスバンドの音が聞こえると、耳をふさいで、いちばん近い戸口か路地に急いだ。彼は真性の恐怖症にかかり、音楽におびえるようになり、それを「音楽への恐怖」という小論文に詳述している。[1]

クリッチュリーはその二、三年前に、音楽でない音――たいていは、やかんが沸騰する音、飛んでいる飛行機の音、作業場の機械音のような単調な音——に誘発される発作についても論文を発表していた。音楽誘発性癲癇の症例のなかには、(金管の低音に耐えられなかった無線オペレーターのように)特定の音の質が非常に重要なケースもあるが、音楽の心理的インパクト、そしておそらくそれからの連想が、もっと重要に思えるものもある、と彼は考えた。[2]

音楽によって引き起こされる発作の種類もまた、じつに多種多様だ。重い痙攣を起こし、意識を失って倒れ、舌を噛み、失禁する患者もいれば、友だちがほとんど気づかないような、ちょっとした「意識混濁」程度の軽い発作ですむ患者もいる。複雑側頭葉発作を起こす患者が多く、クリッチュリーの患者の一人は、次のように話している。「前にこれをすべて経験したという感覚があります。まるで一つの場面を通り抜けているように。どの場合も同じです。そこには人がいて踊っていて、自分はボートに乗っていると思っています。その場面は、自分が思い出せる現実のどの場所や出来事とも関係ありません」

音楽誘発性癲癇は一般にごくまれだと考えられているが、クリッチュリーは、推定よりもはるかに頻繁に起こっているのではないかと考えた。[3] 特定の音楽を聞くと、変な——心が乱れるような、ひょっとすると恐ろしい——感じがする人は大勢いるが、そういうときはすぐに音楽から逃げるか、スイッチを切るか、耳をふさぐので、本格的な発作に至らない。したがって、頓挫性の音楽誘発性癲癇は比較的よく起こっているのではないか、とクリッチュリーは考えたのだ(私自身の印象もたしかにこのとおりで、同じように、明滅光や蛍光が本格的な発作は誘発せずに、妙な不快感だけを起こす、不全型の光癲癇もあると考えている)。

癲癇外来で働いていた私は、音楽によって発作を起こす患者を大勢見てきたし、発作に結びつく音楽のアウラを起こす患者も見てきた——たまに、両方とも起こす患者も。[4] どちらのタイプの患者も、側頭葉発作を起こしやすく、ほとんどが脳波記録《EEG》や脳画像では特定できない異常を側頭葉に抱えている。

私が最近診た患者のなかに、G・Gという若い男性がいる。彼はずっと健康だったが、二〇〇五年六月、重いヘルペス脳炎にかかった。高熱と全身の発作で始まり、次に昏睡が起こり、そして重い記憶喪失が続いた。驚いたことに一年後、彼の記憶喪失の問題はほぼなくなったが、依然として非常に発作を起こしやすく、大発作痙攣に襲われることもあったし、複雑部分発作にはもっと頻繁に見舞われた。当初、これらはすべて「特発性」だったが、二、三週間すると、ほぼ例外なく音に反応して起こるようになる。「救急車のサイレンのような突然の大きな音」、そしてとくに音楽だ。それとともに、G・Gは音に対して著しく敏感になり、ほかの人には聞こえないような小さい音や遠くの音も聞き取れるようになった。彼はその状況を楽しみ、自分の聴覚世界が前より「生気と活気に満ちている」と感じたが、この状態が音楽と音で癲癇を起こすようになったことに、何か関与しているのだろうかと疑問でもあった。

G・Gの発作は、ロックからクラシックまで幅広いジャンルの音楽によって誘発される可能性がある（私がはじめて彼に会ったとき、彼は携帯電話でヴェルディのアリアを鳴らしていて、約三〇秒後、複雑部分発作が誘発された）。いちばん誘発性が高いのは「ロマンチック」な音楽で、とくにフランク・シナトラの歌だという（「彼は僕の心の琴線に触れるんです」）。彼の話によると、引き金となる音楽は「情緒と含蓄と郷愁に満ちている」ものでなくてはならない。だから、ほとんどいつも、彼が少年時代や青春期から知っている音楽なのだ。発作を誘発するには音が大きい必要はない——穏やかな音楽でも同じくらい効き目があるだろう——が、彼はとくに騒がしくて音楽が充満しているような環境が苦手で、たいてい耳栓をする必要があるほどだ。

彼の発作は、ほぼ強制されてやむをえず、真剣に注意を向けたり耳を傾けたりしている特殊な状態のとき、またはそのあとに始まる。このすでに意識が変容した状態で、音楽はさらに強くなり、膨れ上がり、彼に取りついてしまうようで、その時点で彼にはそのプロセスを止めることができず、音楽を切ることも音楽から離れることもできない。そこを超えると、息を止めたり唇を鳴らしたりするなど、さまざまな癲癇性自動症が続いて起こるが、彼には意識も記憶もなくなる。

G・Gにとって、音楽は発作を引き起こすだけではなく、最初に知覚した部位から、ほかの側頭葉システムに広がり、全身発作を起こすときのように運動皮質にまでおよぶこともある（と想像される）発作の、きわめて重要な一部を構成しているようだ。そういうときは、誘発する音楽そのものが、まずは抗いがたい心的経験になり、それから発作になる、という具合に姿を変えていっているかのように思われる。

もう一人の患者、シルヴィア・Nは、二〇〇五年の年末近くに私のところに来た。シルヴィアは三〇代初めに発作障害を患うようになっていた。痙攣と完全な意識喪失を伴う、大発作型が起こることもある。意識の二重化が見られる、もっと複雑なタイプの発作を起こすこともあった。彼女の発作は特発性か、またはストレスへの反応に思える場合もあったが、いちばん頻繁だったのは音楽への反応だ。ある日、彼女は気を失って床に倒れ、痙攣しているところを発見された。そうなる前の彼女の最後の記憶は、お気に入りのナポリ民謡のCDを聴いていたことだ。最初、このことに意味があるとは思えなかったが、それから間もなく、またナポリ民謡をかけている最中に同じような発作を起こしたとき、つながりがあるのではないかと思えてきた。そこで彼女は用心しながら自分をテストし、ライブでもレコードでも、その種の歌を聴くと絶対確実に「変な」感じがして、その直後に発作が起こることに気づいた。しかしほかの音楽にはこの作用がなかった。

彼女は自分の子ども時代を思い出させてくれるナポリ民謡が大好きだった（「古い歌で、いつも家に流れていました。いつもレコードをかけていたんですよ」）。彼女はその音楽が「とてもロマンチックで、情緒にあふれていて……自分にとって特別なものだ」と思っていた。しかしそれが発作を引き起こすようになって、彼女はひどく怖がるようになった。とくに、自分と同じようにシチリア島の大家族出身者の結婚式が不安だった。なぜなら、祝い事や家族の集まりのときには必ず、ナポリ民謡がかけられるからだ。「バンドが演奏を始めたら、私は駆け出しました……。逃げるための時間は三〇秒もありませんから」

ナポリ民謡に反応して大発作癲癇を起こすこともあったが、シルヴィアがもっとよく経験したのはたんなる時間と意識の奇妙な変化だった。そのときは追想の感覚――とくに自分は一〇代だという感覚や、一〇代の自分がいる場面（記憶のように思えるものもあれば、明らかに空想もある）を追体験する感覚――が生じる。彼女はその経験を夢とくらべて、夢と同じように「覚める」ものだが、意識が多少残っているのに、コントロールがほとんどできない夢だ、と話している。たとえば、周囲にいる人が言っていることは聞こえるが、返事をすることができない。ヒューリングス・ジャクソンが「心の複視」と呼んだ意識の二重化である。シルヴィアの話によると、彼女の複雑発作の大部分は過去に意識を向けるものだが、あるとき、「見えたのは未来でした。……あそこ、天国に向かっていました。……祖母が天国の門を開けて、『まだ早いわよ』と言って――それで意識が戻ったんです」

シルヴィアはナポリ民謡からはたいてい逃げおおせたが、そのうち音楽なしでも発作が起こるようになり、それがますます重くなっていき、ついにはなかなか治まらなくなった。薬は役に立たず、一日に何度も発作に見舞われる場合もあったので、日常生活がほとんど不可能になってしまった。ＭＲＩには、彼女の左側頭葉に解剖学的異常と電気的異常の両方があること（おそらく彼女が一〇代のときに受けた頭のけがが原因）が示され、ほとんどたえまのない発作の源はそれだろうと考えられたため、二〇〇三年初め、彼女は治療のために脳の手術、部分側頭葉切除を受ける。

手術のおかげで特発性発作がほとんど起こらなくなっただけでなく、ナポリ民謡に対してのみ特異的に感受性が高まりを見せることもなくなったことを、彼女が知ったのはほぼ偶然だった。「手術後もまだ、発作の引き金になっていた種類の歌は怖くて聴けませんでした。でもある日パーティーに出ていたら、そういう歌が流れ始めたんです。私は別の部屋に逃げ込んで、ドアを閉めました。すると誰かがドアを開け……。遠くで鳴っているように聞こえて、それほど気にならなかったので、よく聴いてみることにしました」。とうとうナポリ民謡に対する病的な感じやすさが治ったのだろうかと思いながら、シルヴィアは（「五〇〇人も人がいるところより安全な」）自宅に帰り、ナポリ民謡をステレオにかけた。「少しずつボリュームを上げていって、最終的には本当に大きな音になっても、何も起こりませんでした」

そういうわけで、シルヴィアは今では音楽の恐怖から解放され、お気に入りのナポリ民謡を平気でかけることができる。奇妙で複雑な追想の発作も起こらなくなり、彼女の手術は両方のタイプの発作に終止符を打ったようだ。マクドナルド・クリッチュリーならこうなることが予想できただろう。

彼女はもちろん治ったことを喜んでいる。しかしたまに、いくつかの癲癇体験を懐かしく思う——たとえば「天国の門」のような、それまで体験したことのない場所に行けたように思えたことを。

（注1）音楽が起こす発作は、ニコノフの場合ほど破壊的とはかぎらない。楽しい場合や、励ましになることもある。ある若い研究者が手紙で次のように説明している。

特定の種類の音楽を聴いているとき、アウラを感じ始めることがあります。私の場合、それは、恐怖か、嫌悪か、または喜びか、いずれかの強い波でそれとわかり、そのあと発作が起こります。とくに中央アジアの音楽を聴いているときにこの経験をしますが、ほかの種類の音楽でも起こったことがあります。私は喜びのアウラが生じる発作を楽しんでいて、薬物治療を受けているときは起こってほしいような気がしますが、恐ろしいものはないほうがいいのは確かです。私は音楽家でもあり、音楽を学ぶことに興味を抱いたのは、この楽しいアウラのおかげだったと思っています。

（注2）心理的な特性よりも、純粋な音や音楽の特性が重要であることを、デイヴィッド・ポスカンツァー、アーサー・ブラウン、ヘンリー・ミラーが、六二歳の男性に関するすばらしく詳しい説明のなかで論じている。その男性は、ラジオを聞いているとき、きっかり午後八時五九分に何度も意識を失っていた。教会の鐘の音で発作を誘発されたこともあった。振り返ってみると、ラジオによる発作を誘発したのは、BBCが九時のニュースの直前に鳴らすバウ教会の鐘の音だったことがわかった。ポスカンツァーらは、さまざまな刺激——いろいろな教会の鐘、オルガンやピアノの音楽の後ろで鳴っている鐘の音など——を使って、発作を誘発するのが、特定の周波数域内にあって「鐘によく似た」音質や音色の音のみであることを示すことに成功した。患者はバウの鐘との感情的な結びつきはないと言い、単純に、その特定の周波数と音色の音が、特定の順番で鳴らされると、発作の引き金になるようだった（ポスカ

ンツァーらは、患者がいったんバウの鐘で発作を起こすと、一週間ほど、そのような音に対する免疫が続くことにも触れている)。

多くの人は、軽い癲癇などの障害は受け入れていて、医師にもほかの誰にも言おうとは考えないように思える。本章を読んで、次のような手紙を送ってきた神経学者がいる。「ミサの聖別式中に鐘の音が鳴ったとき、発作に襲われたことがありました。……そのことはまったく気にしていませんでしたが、今、私はそのことを医師に話すべきなのだろうかと考えています」。(彼女は脳波記録や脳スキャンで自分が経験したことを検出できるのか知りたいとも思った)。

(注3) これはクリッチュリーが長いキャリアのなかで何度も立ち返った問題だった。一九七七年、音楽誘発性癲癇についての先駆的論文が発表されてから四〇年後、彼は『音楽と脳』(R・A・ヘンソンとともに編纂した本)に、このテーマに関する章を二つ挿入している。

(注4) 音楽を聴いたり演奏したりすることが、発作を和らげたり防いだりする患者にも会ったことがある。そのような患者の一人で非常に重い発作障害のある人が、次のように手紙に書いている。

一四歳のとき、私は原因のわからない大病を患いました。その後、何年間も痙攣と鬱《うつ》の生活が続きました。そんな私を救ったのはピアノです。弾いているあいだは何ものも私を襲うことはできません。ごく最近、心理カウンセラーからピアノを弾いているときに発作を起こしたことはあるかと訊かれました。それまで考えたこともありませんでしたが、いいえ、本当に、起こしたことはありません。

第４章　脳のなかの音楽――心象と想像

聞こえる旋律は甘美だが、聞こえない旋律はもっと甘美だ。

ジョン・キーツ「ギリシャの壺のオード」

たいていの人にとって音楽は人生の重要な要素であり、一般的には心地よい要素である。耳で聞く外部の音楽だけでなく、頭のなかで奏でられる内面的な音楽もある。一八八〇年代にゴルトンが「心象」について書いたとき、扱ったのは視覚的な心象だけで、音楽の心象についてはまったく触れていない。しかし友人のことを記録するだけでも、音楽の心象が視覚的なものと同じくらい多様であることがわかるだろう。頭のなかに曲をほとんどしまっておけない人もいれば、頭のなかで交響曲が最初から最後まで、実際に知覚しているのとほとんど同じように、細いところまで生き生きと聞こえる人もいる。

私はまだ幼いころに、この個人差の大きさに気づいたのだが、それは両親がその両極端だったからだ。母はどんな曲も自発的に思い出すことができなかったのに対し、父はいつでも呼び出しに応じられるオーケストラをまるごと頭のなかに抱えているようだった。彼はいつもオーケストラの楽譜の縮小版を二、三冊ポケットに詰め込んでいて、患者を診察する合間に一冊引っ張り出しては、ちょっとした内々のコンサートを開いていた。彼はレコードを蓄音機にかける必要がなかった。譜面を心のなかで鮮明に、おそらく雰囲気や解釈を変えて、ときには即興で、演奏することができるからだ。寝る前に読むお気に入りの本は音楽の主題についての事典で、ほとんど手当たり次第に数ページめくり、あれこれ楽しむ。そしてそのあと、何かの最初の一行がきっかけで、お気に入りの交響曲か協奏曲、彼が自分の「クライネ・ナハトムジーク」（小夜曲）と呼ぶものに没頭する。

一般にプロの音楽家は、音楽をイメージする優れた能力とされるものをもっている。実際、最初だけにせよ終わりまでにせよ、楽器を使わずに頭のなかで作曲する作曲家は多い。その最たる例がベートーヴェンだ。彼はまったく耳が聞こえなくなってから何年間も作曲を続けた（そして、その作品はどんどん高いレベルに上がっていった）。彼の音楽をイメージする力は、耳が聞こえないことでかえって強められた可能性がある。というのも、正常な聴覚入力がなくなると、聴覚皮質が異常に敏感になり、頭に浮かぶ音楽（ときに幻聴）が強まる可能性がある。似たような現象が視力を失った人にも起こる。目が見えなくなった人のなかには、逆説的ではあるが、視覚的な心象が強くなる人がいる（作曲家、とくにベートーヴェンのように非常に込み入った構成の音楽をつくる作曲家は、高度に抽象的な音楽思考力も駆使しなくてはならない。そして、そのような知力を要する複雑さこそが、とくに、ベートーヴェンの後期の作品を特徴づけていると言えるかもしれない）。

私自身の音楽をイメージする力、音楽を知覚する力は、もっとずっと限定的だ。少なくとも普通の状況では、頭のなかでフルオーケストラの演奏を聞くことはできない。多少あるのはピアニストとしての心象だ。よく知っている音楽なら、たとえば六〇年前に暗譜して、それ以来愛し続けてきたショパンのマズルカなら、楽譜を一目見るだけで、あるいは（作品番号が引き金になって）思い出すだけで、そのマズルカが頭のなかで鳴り始めるだろう。音楽が「聞こえる」だけでなく、目の前の鍵盤上に自分の手が「見える」し、手が曲を弾いているのを「感じる」。架空の演奏がいったん始まると、自然に展開し進行するように思える。実際、マズルカを習っていたとき、自分が頭のなかで練習できることに気づいたし、しばしばマズルカの特定の楽節や主旋律が自然に奏でられるのを「聞いた」。たとえ何気ない無意識のことにしても、このように頭のなかで楽節を繰り返し練習することは、すべての演奏者に欠かせないツールであり、演奏しているところを想像することには、実際に体を使うのとほぼ同じくらいの効果があるかもしれない。コンサート・バイオリニストのシンディー・フォスターは手紙に次のように書いている。

長年、演奏日には、プログラムが努力しなくてもひとりでに心の耳に聞こえてきます。本番前リハーサルのようで、実際に曲を弾くのとほとんど同じくらい役に立つことがわかっています。努力しなくても、自分が意識的に指示をしなくても、いつも心が準備の仕事を肩代わりしてくれるように感じます。

一九九〇年代半ば以降、ますます高性能化する脳撮像技術を使ってロバート・ザトーレらが行った研究により、実際、音楽をイメージすることは音楽を聴くこととほぼ同じくらい強く、聴覚皮質を活性化することがわかった。音楽をイメージすることが運動皮質も刺激し、逆に音楽を演奏する行為をイメージすることが聴覚皮質を刺激する。これは「頭のなかで練習しているときに楽器の音が『聞こえる』という音楽家からの報告と一致する」と、ザトーレとハルパーンは二〇〇五年の論文で言及している。

アルバロ・パスカル＝レオーネが述べているように、局部的な脳の血流の研究は——運動を頭のなかでシミュレーションすると、実際の運動を行うのに必要なものと同じ中枢神経構造が活性化される「ことを示唆している」。その際、頭のなかで練習するだけで、運動技能習得の初期段階にかかわる神経回路の調節が促進されるようだ。この調節はパフォーマンスを著しく向上させるだけでなく、体を使う練習が最小限でも、さらに技能を習得できるというメリットを、被験者にもたらすと思われる。頭のなかでの練習と体を使う練習を組み合わせると、体を使うだけの練習よりもパフォーマンスが大きく向上する。この現象について、私たちの研究結果で生理学的な説明がつく。

期待と暗示が頭に浮かぶ音楽をぐんと強めることがあり、擬似知覚体験を生むこともある。とても音楽好きの友人、ジェローム・ブルナーが話してくれたのだが、彼はかつて、お気に入りのモーツァルトのレコードを回転盤の上にのせ、とても楽しい気分で耳を傾け、裏面をかけるためにレコードをひっくり返しに行くと——そもそも再生していなかったことがわかった。この話は極端な例かもしれないが、私たちはみな、聞き憶えのある音楽について時たま同じようなことを経験する。ラジオを消したときや、曲が終わりまで来たとき、音楽がかすかに聞こえると思うのは、その音楽がまだ小さな音で鳴っているのだろうか、それともただ心に浮かべているだけなのだろうか。

一九六〇年代、研究者が「ホワイト・クリスマス効果」と呼んだものについて、結論の出ない実験が行われた。当時世界中で知られていたビング・クロスビーの歌う〈ホワイト・クリスマス〉がかかったとき、ボリュームをゼロ近くまで下げても、あるいは実験者がその歌をかけると言いながら再生しなかったときでさえ、「聞こえた」被験者がいた。そのように無意識に音楽を頭に浮かべる「埋め合わせ」は、最近、ダートマス大学のウィリアム・ケリーらによって生理学的に確認されている。彼らは機能的ＭＲＩ（ｆＭＲＩ）を使って、被験者がよく知っている歌と知らない歌を聴いているときの聴覚皮質をスキャンした。どちらの歌も、ごく一部が無音の間《ま》に置き換えられていたのだが、研究者の観察によると、被験者はよく知っている歌の無音の間に気づかなかったが、その間は「知らない歌に埋め込まれた無音の間よりも、聴覚連合野を大きく活性化した。これは歌詞がある曲とない曲の両方に言えることだった[1]」

意図的、意識的、自発的につくる心象には、聴覚と運動の皮質だけでなく、選択と計画にかかわる前頭皮質も関与する。そのような意図的な心象がプロの音楽家にとってきわめて重要であることは明白だ[2]。ほかの人たちも、よく音楽を頭に浮かべる。とはいえ私たちの頭に浮かぶ音楽の大部分は、自発的に要求したり呼び出したりしたものではなく、自然にわいて来るように思える。ひょいと頭に浮かぶこともあれば、自分でも気づかないうちに、しばらく静かに鳴っているときもある。自発的な音楽の心象は、音楽的素質があまりない者にはなかなか呼び起こせないが、無意識の音楽の心象は、ほとんど誰の心にもある。「子ども時代のあらゆる記憶にサウンドトラックがついている」と書き送ってくれた人がいるが、同じ思いの人は大勢いるだろう。

特定の曲や特定の種類の音楽を何度も繰り返し耳にしたために、その音楽が無意識に頭に浮かぶ場合がある。私は特定の作曲家やアーティストに夢中になる傾向があり、ほとんどその人の曲ばかりを、関心の対象が何かほかのものに入れ替わるまで、何週間も何カ月も、繰り返しかけることがよくある。この半年間で、そういう執着が次から次に三回起こった。最初はヤナーチェクのオペラ『イェヌーファ』で、ジョナサン・ミラー演出のすばらしい公演を聴きに行ったあとのことだった。『イェヌーファ』のCDを手に入れ、たえずかけていたことでその印象が強化され、二カ月間、オペラの主旋律が頭のなかを流れ続け、夢のなかにも入ってきた。そのあとウッディー・ガイストという患者と出会い、彼がアカペラのジャズグループ、グルニョンズで歌っている曲をいくつか歌ってくれてから、頭のなかの音楽はまったくちがうものに切り替わった。私はそれまでその種の音楽に関心を持ったことがなかったが、興味をそそられ、またもや彼のCDをたえずかけていると、『イェヌーファ』が私の心のなかのコンサートホールから消え、入れ替わりでグルニョンズが〈シュービー・ドゥーイン〉を歌うようになった。いちばん最近は、しょっちゅうレオン・フライシャーのレコードをかけるようになり、彼の演奏するベートーヴェンやショパンやバッハやモーツァルトが、グルニョンズを私の頭から一掃した。『イェヌーファ』と〈シュービー・ドゥーイン〉とバッハの半音階幻想曲とフーガの共通点は何かと訊かれたら、音楽的にも、おそらく感情的にも（三つ全部がそれぞれ与えてくれた喜びのほかは）、何もないと答えるしかないだろう。共通するのは、私の耳と脳に衝撃を与え、私の脳のなかの音楽の「回路」、あるいはネットワークが、詰め込まれすぎて過熱したことだ。そのような過飽和状態のとき、脳は明白な外部刺激がなくても、いつでも音楽を再生できるように思える。おかしなことに、そのような再生は実際に音楽を聴くのとほぼ同じくらい満足感を生むようで、このような無意識のコンサートがわずらわしいと思ったり、手に負えない状況になったりすることは、（可能性はあるが）めったにない。

ある意味で、このように聞きすぎが引き金になって頭に浮かぶ音楽は、その人の人格とは関係なく、重要性も最も低い「頭のなかの音楽」だ。一方、おそらく何十年ものあいだ聞くことも思い出すこともなかったのに、なぜか突然、頭のなかで鳴り出した曲や音楽の断片は、もっとずっと意味深長で、ずっと不可解である。そういう曲は、最近聞いたとか、繰り返し耳にしたということでは説明がつかないので、こう自問せずにはいられない。「なぜ、今このときにこの曲？　どうして頭のなかに浮かんだのだろう？」理由や関連が明らかな場合、あるいは明らかに思える場合もある。

　これを書いているのは一二月半ばのニューヨーク、街にはクリスマスツリーと燭台があふれている。私のような不信心の年老いたユダヤ人としては、そういうものは自分にとって何の意味もないと言いたいが、私の網膜に燭台の像が映し出されるたびに、たとえ意識に上っていなくても、私の心にハヌカの歌が浮かぶ。そこには私が認める以上の感情や意味があるにちがいない。たとえそれが主として感傷的で郷愁に満ちたものであっても。

　しかし今年の一二月はもっと暗いメロディーも聞こえてきて、それがほとんど四六時中、私の思考の背景になっている。それをほとんど意識していないときでさえ、痛みと悲しみの感情を生じさせている。兄が重い病を患っていて、私の無意識がたくさんの曲から選び出した音楽は、バッハのカプリッチョ〈最愛の兄の旅立ちに〉だ。

　ある朝、ひと泳ぎしたあと服を着ていたとき、こうやって陸に上がると関節炎で痛む膝の老化を思い知らされる、と思った。そして、その日に訪ねてくる予定の友人のニックについても考えた。と同時に突然、私の頭に童謡が浮かんだ。私が子供のころに流行っていたが、おそらく三分の二世紀のあいだ、聞いたことが（あるいは考えたことも）なかった〈このおじいさん〉という歌で、とくに繰り返しの「ニック・ナック、ピシャリ。イヌに骨。おじいさんフラフラ帰ったよ」のところだ。今、私自身が膝の痛みを抱えてフラフラ家に帰りたいおじいさんになっている。そして（ニック・ナックにかかる）ニックもこの歌の登場人物となったわけだ。

音楽にまつわる連想は言葉に関係したものが多く、ばからしいと言えるほどの場合もある。今年のクリスマス・シーズンの初め、白身魚の燻製（私が大好《アドーア》きなもの）を食べていたとき、頭のなかで「急ぎ行きて、拝《アドーア》まずや」という賛美歌の一節が聞こえた。それでこの賛美歌は、私にとって白身魚を連想させるものになった。

たいていの場合、このような言葉による連想は無意識にでき上がるが、そうと知らされるのは必ず「事後」のことだ。ある人の手紙によると、その人のご主人はメロディーを憶えることは得意なのに、その歌詞は思い出すことができない——にもかかわらず、たいていの人と同じように、無意識に何かの言葉から歌詞を連想している。手紙には次のように書かれていた。「たとえば、『あら、最近本当に暗くなるのが早いわね』などと言うと、彼は〈点灯夫のおじいさん〉を口笛で吹き始めるのです——一生のうち二、三回しか聞いたことのない、かなりおぼろげな歌なのに。……どうやら、歌詞は脳のなかに保管されていて音楽とつながっているのに、なぜか言葉なしの音楽しか引き出せないようなのです」

私は最近ある作曲家と数時間を一緒に過ごし、彼の頭に浮かぶ音楽についてあれこれ質問攻めにした。とうとう彼は中座してトイレに行ったが、戻ってくると、頭のなかで歌が聞こえたと言い出した。四〇年前に流行《はや》った歌なのだが、最初は何の曲だがわからなかった。それから出だしの歌詞が「もう五分だけ……」《オンリー・ファイブ・ミニッツ・モア》であることを思い出した。私はそれを彼の無意識からの暗示と受け取り、彼を引き止めるのはあと五分だけにすると約束した。

自分だけでは突き止められない、もっと深い連想もある。私はそのうちの最も深いものを、まるで自分の無意識と取り決めをしたかのように、精神分析医とのセッションのために取っておいているようだ。彼は音楽について博学で、私がほんの断片を調子はずれの音でしか再現できないときでも、たいていそれが何の曲か特定できる。

セオドア・レイクは著書『つきまとうメロディー――人生と音楽の精神分析的経験（*The Haunt-ing Melody: Psychoanalytic Experiences in Life and Music*）』のなかで、精神分析のセッション中に頭に浮かぶ音楽の断片やメロディーについて書いている。

> 頭のなかを流れるメロディーは……誰もが生きていくなかで抱く秘めた感情への手がかりを、分析医に与えるかもしれない。……こうして心のなかで歌っているとき、知らない自分の出す声が、一時的な気分や衝動だけでなく、拒まれたり否定されたりした望み、自分では認めたくない熱望や欲求をも、伝えることがある。……どんな秘密のメッセージを運んでいるにせよ、意識的な思考に伴って浮かぶ音楽は、決して偶然のものではない。

そしてもちろん、音楽の連想について最も優れた文学的分析を行ったのはプルーストだ。『失われた時を求めて』の全構成を貫いているヴァントゥイユの「小楽節」の解釈のなかに、それが示されている。

それにしても、意味や解釈がこれほどひっきりなしに探られるのはなぜだろう。どんな芸術も、そのような探究を求めていないのは明らかで、なかでも音楽はいちばん必要としていない。なぜなら、音楽は感情とごく密接に結びついているが、完全に抽象的なものだ。形のある表現力はまったくない。演劇を観に行けば、嫉妬や裏切り、復讐、愛について学ぶことができるかもしれない。しかし音楽、とくに器楽曲は、そういうものについて何も教えることはできない。音楽は、数学のような見事な形式上の完璧さを備えている場合もあれば、心を強く打つ優しさ、辛辣さ、美しさを備えていることもある（もちろんバッハがこれらを組み合わせる名人だった）。しかし「意味」があるとはかぎらない。人が音楽を思い出し、想像（あるいは幻聴）によってよみがえらせるのは、単純に好きだからだ——これは十分な理由になる。あるいは、ロドルフォ・リナスが指摘するように、理由などまったくないのかもしれない。

ニューヨーク大学の神経学者のリナスがとくに関心を抱いているのは、皮質と視床——彼が意識や「自我」の基礎をなすと主張している部位——の相互作用と、さらに皮質の下にある運動神経核、とくに（歩く、ひげを剃る、バイオリンを弾くなどの）「行動パターン」の形成に欠かせないと彼が考える大脳基底核との相互作用だ。彼はこれらの行動パターンが神経に統合されたものを「運動テープ」と呼ぶ。リナスがここで言う「運動」には、何かを行うことだけでなく、知覚する、記憶する、想像するなどの、あらゆる精神活動が含まれる。著書『渦としての自我（*I of the Vortex*）』のなかで、彼は演奏を中心とする音楽にたびたび言及しているが、歌やメロディーが突然頭に浮かぶときの奇妙な音楽の心象についても書いている。

いわゆる創造性の根底にある神経作用は、合理性とは何の関係もない。つまり、脳がどうやって創造性を生みだすかを考察すると、それが合理的作用でないことがわかるだろう。創造性は論理的思考から生まれるのではない。

大脳基底核内の運動テープについて、もう一度考えてみよう。この神経核は、視床皮質系すなわち自我が、テープを使うために呼び出すのを、ひたすら待っているわけではないと言わざるをえない。……事実、基底核内の活動はずっと続いていて、内輪で運動パターンやその断片を再生している――そしてこの基底核同士の奇妙なリエントリー性の抑制性結合のせいで、間断ないランダムな運動パターンのノイズが発生しているように見える。あちらこちらでパターンやパターンの一部が漏れて、対応する感情が認められないまま、視床皮質システムの枠内に入る。

「そして突然、頭のなかで歌が聞こえる、あるいは一見だしぬけに自分がテニスをしたくてたまらないことに気づく。物事がただ心に浮かぶことがある」と結論づけている。

精神科医のアンソニー・ストーは、『音楽する精神』で、自分自身の音楽の心象について雄弁に語り、「命じられもせず、おそらく望まれもしないのに頭のなかを流れる音楽が、いったい何の役に立つのだろうか」と思いを巡らせている。そして、そのような音楽には一般にプラスの効果がある、と感じている。「倦怠感を緩和し、……運動をリズミカルにし、疲労を軽減する」。士気を高め、本質的に満足感が味わえるものだ。記憶から引き出された音楽には、「外界から来る現実の音楽と同じ効果がたくさんある」。それがなければ見落とされるか、押し殺されるような考えに対して、注意を促すというおまけもあって、そういう意味では夢と似たような役割を果たすかもしれない。結局のところ、自然に生じる音楽の心象は基本的に「有益」で「生物学的に適応的」だ、とストーは結論づけている。

音楽の心象を感じるためには、じつは、音楽を知覚し記憶するための並はずれて敏感で精巧なシステム、人間以外の霊長類にはもちえないシステムが必要である。このシステムは、外の音楽に対するのと同じくらい、心の内の源《みなもと》——記憶、感情、連想——からの刺激にも敏感なようだ。無意識のうちに働き、反復する傾向が、ほかの知覚システムには類がないほどしっかり組み込まれているように思える。私は自分の部屋や家具を毎日見ているが、そういうものが「頭のなかの絵」として再現されることはない。頭のなかの背景に犬の吠え声や往来の騒音が聞こえることはないし、頭のなかで料理のにおいを感じることもない。そのような知覚に毎日さらされていることとは関係ない。たしかに、詩の断片や思いがけないフレーズが頭にぱっと浮かぶことはあるが、無意識の音楽の心象ほど豊かで幅広いものではない。このことに関して特異なのは神経系だけではなく、音楽そのもの、つまり拍子、発話とはまったくちがう音調曲線、感情とのごく直接的なつながりも、特殊なのだろう。程度の差こそあれ、人がみな頭のなかで音楽を聞いているとは、じつに妙な話である。アーサー・C・クラークのオーバーロードたちが地球に着陸したとき、人類が音楽の創作と鑑賞にいかに多くのエネルギーを注いでいるかを見て戸惑ったのであれば、ほとんどの人が外界に音源がなくても、頭のなかでたえず音楽をかけていることを知ったら、びっくり仰天しただろう。

（注1） David J. M. Kraemer et al., 2005 参照。

（注2） 事実、プロの音楽家は誰もが、意識的な生活だけでなく意識下の生活も、自然に生じる心象にかなり支配されているかもしれない。基本的にどんな芸術家もつねに、そうは見えないときでさえ、仕事をしている。このことをネッド・ローレムが『夜と向き合う（*Facing the Night*）』のなかでうまく表現している。「私は仕事をしていないことはない。ここにすわってカフカについて、クランベリーについて、アナルセックスについて、あるいはソフトボールについてしゃべっているときでさえ、私の心は同時に現在創作中の曲にぴったり張りついている。五線の上に音符を書き込むという物理的行為は、必要な補足にすぎない」

しかし作曲家もほかの人たちと同じように、意味のない心象をもつ場合もある。作曲家のジョセフ・

ホロヴィッツは、「二四時間クラシック音楽が」頭のなかにあって、それを楽しんではいるが、自分自身のきわめて独創的な音楽を書く段になるとそれを抑制しなくてはならない、と話してくれた。

第5章　脳の虫、しつこい音楽、耳に残るメロディー

音楽が私の頭のなかで、何度も何度も繰り返し流れる……いつまでも……

キャロル・キング

ふつうに頭に浮かぶ音楽が一線を越え、決まった断片が何日間も連続でとめどなく、ときには気が狂いそうなほど繰り返されるようになって、いわば病的なものになることがある。このような繰り返し――たいていの場合、短くはっきりした楽節や三、四小節分の旋律――は、ややもすると何時間、何日間も続き、頭のなかでぐるぐる回り、その後だんだんに消えていく。このように果てしない繰り返しが起こり、しかもその音楽が無意味なものや取るに足らないもの、本人の趣味に合わないどころか嫌いなものの場合もあるということは、音楽が脳の一部に入り込んでそこを占領し、(チックや発作のときのように) 繰り返し自発的に興奮させる強制作用を起こしていると考えられる。

映画やテレビ番組やコマーシャルのテーマソングが引き金になる人も多い。これは偶然ではない。なぜならそういう音楽は、聞き手を「釣る」ために「耳に残る」ものや「しつこい」ものにして、人の耳に入るという迷信のあるハサミムシのように、人の心にもぐり込むように考えられているからだ。そのために「耳の虫」という言葉が使われている——が、むしろ「脳の虫」と呼びたい気がする（一九八七年にある雑誌が、半分冗談で「認識作用によって感染する音楽病原体」と定義している）。

私の友人のニック・ユーネスは、ジェイムズ・ヴァン・ヒューゼンが書いた〈愛と結婚〉という歌につきまとわれた経緯を説明してくれた。[1] この歌——テレビ番組の主題歌として使われているフランク・シナトラが歌ったもの——を一度聞いただけで、ニックは釣りあげられた。彼は「この歌のテンポにとらえられ」、この曲は一〇日間、頭のなかでほとんど中断することなく流れていた。ひっきりなしに繰り返されると、すぐにその魅力、陽気な調子、響きのよさ、そしてその意味まで失われる。そして彼の学業、思考、心の平和、睡眠を邪魔した。彼はさまざまな方法で止めようとして、「飛び跳ねたり、百まで数えたり、顔に水をかけたり、耳栓をして大きな声で独りごとを言ったりした」が、すべて無駄だった。最終的にその歌はだんだん消えていった。しかし私にこの話をしているとき、再び戻ってきて数時間、彼につきまとい続けた。[2]

「earworm（耳の虫）」という言葉が最初に（ドイツ語の Ohrwurm の直訳として）使われたのは一九八〇年代だったが、この概念は決して新しくはない。[3] 作曲家で音楽学者のニコラス

・スロニムスキーは、早くも一九二〇年代に、人の心をとらえて真似や繰り返しを強制するような音楽様式や楽節を、意図的に考え出していた。さらにさかのぼって一八七六年、マーク・トウェインが書いた短篇小説（「文字どおりの悪夢」をのちに「パンチ・ブラザーズ・パンチ」に改題）のなかでは、語り手が「調子よく繰り返す歌」に遭遇してから無力になっていく。

それはすぐに完全に私を占領した。朝食のあいだずっと、私の頭のなかでワルツを踊っていた。……一時間、必死に闘ったが、何の役にも立たなかった。頭はハミングを続ける。……繁華街をさまよい、やがて、自分の足がそのしつこい歌に拍子を合わせていることに気づいた。……寝るまでずっと聞き、床に入り、寝返りを打ち、夜どおし聞いた。

二日後、語り手は旧友の牧師に会って、うっかり彼に歌を「うつす」。すると今度は牧師がうっかり信徒みんなにうつす。

このようにメロディーや短い歌が人の頭を占領するとき、心理学的・神経学的に何が起こっているのだろうか。このように曲や歌が「危険」なもの、あるいは「伝染する」ものになるのは、どんな特徴のせいなのか。音、音色、リズム、あるいはメロディーに、何かおかしなところがあるのだろうか。繰り返しのせいなのか。それとも、特別な感情を起こす響きや連想のせいなのか。

私自身が幼いころに経験した脳の虫は、もう六〇年以上も前のものだが、それについて考えると再び活動を始める可能性がある。その多くは非常に特徴的な形式の音楽で、音色やメロディーが一風変わっていることも、私の頭にその音楽が刷り込まれたことに一役買っているかもしれない。その脳の虫には意味や感情もある。なぜなら、ほとんどがユダヤ教の歌や祈禱の言葉なので、伝統や歴史の観念、家族の温かさや連帯感とつながっているからだ。なじみの歌の一つが、過ぎ越しの祭りの夜、食事のあとに歌う〈ハド・ガドヤ〉（アラム語で「一匹の子ヤギ」）だった。これは繰り返しの多い歌で、正統派ユダヤ教徒の家庭では、（ヘブライ語バージョンを）何度も歌わなくてはならなかった。一番より二番、二番より三番とだんだんに長くなっていく折り返し部分が、死を悼む強い調子で歌われ、哀れを誘う四番で終わる。この六つの音符からなる短い短調の楽節が、歌全体のなかで四六回も（私が数えた！）歌われ、その繰り返しのせいで私の頭のなかに打ち込まれる。そして過ぎ越しの祭りの八日間ずっと私につきまとい、一日に何十回も頭に浮かび、その後ゆっくり消えていき、次の年まで影をひそめる。ひょっとすると、繰り返しが多くて単純だという特徴か、あるいは妙にちぐはぐな四番が、神経の促進役として働き、自動的に何度も興奮する回路（そんなふうに感じられた）を用意したのだろうか。それとも、その歌の残酷なユーモアや厳粛な礼拝の状況も、重要な役割を果たしたのだろうか。

それにしても、耳に残る曲に歌詞があるかないかは、ほとんどちがいがないように思える——歌詞のない『ミッション・インポッシブル』のテーマ曲や、ベートーヴェンの第五番も、言葉が音楽から切り離せそうもないようなコマーシャル・ソング（アルカ・セルツァーの「ポチャン、ポチャン、シュー、シュー」やキットカットの「ギミー・ア・ブレーク、ギミー・ア・ブレーク……」）と同じくらい、抗いがたさがある。

神経に何らかの疾患がある人の場合、脳の虫や同類の現象——こだまのような、無意識的な、または強制的な、音や言葉の繰り返し——の影響力が増す可能性がある。私が『レナードの朝』で描写した、嗜眠性脳炎の後遺症としてパーキンソン病を病んだ患者の一人、ローズ・Rは、硬直状態のとき、彼女のいう「音楽のパドック」にしばしば「閉じ込められた」ことを語ってくれた。七組の音符（オペラ『リゴレット』のなかの一四個の音符）が、頭のなかでとめどなく繰り返されるのだ。さらに彼女は、「音楽の四角形」ができて、その四本の辺を自分が頭のなかでいつまでも歩き回らなくてはならないことについても話してくれた。それが何時間も続く現象が、Lドーパ薬によって「目覚める」までの四三年にわたる闘病生活のあいだずっと、周期的に起こっていた。

ふつうのパーキンソン病でもこのようなことがもっと軽い形で起こりえる。手紙をくれた人の一人は、パーキンソン病にかかって、頭のなかで「短いメロディーやリズムがうるさく繰り返す」ようになり、それに合わせて「強制的に」指やつま先を動かすようになった（さいわい、この女性は才能豊かな音楽家で、パーキンソン病も比較的軽く、たいてい「そのメロディーをバッハやモーツァルトに変えて」頭のなかで最後まで演奏することによって、それを脳の虫から、発病前に楽しんでいた一種の健康的な音楽の心象に変えることができた）。

脳の虫の現象は、自閉症、トゥレット症候群、または強迫神経障害の人が、楽音や言葉や物音に夢中になり、それを何週間も続けて声に出して、あるいは心のなかで、繰り返したり真似たりするのにも似ているように思える。これは私が『火星の人類学者』に書いたトゥレット症候群を抱える外科医のカール・ベネットにきわめて著しかった。「そういう言葉には意味があるとは限らないんです」と彼は言った。「たいがいは、音そのものに惹かれることが多いですね。奇妙な音や、奇妙な名前が繰り返し頭に浮かび始め、止まらなくなる。一つの言葉に二、三ヵ月取りつかれます。そしてある朝、それが消えて、別のものに取って代わっているんです」。しかし、動きや音や言葉の強制的な繰り返しが、トゥレット症候群や強迫障害や前頭葉損傷のある人に起こる傾向があるのに対して、音楽の楽節が心のなかで無意識に、あるいは強制的に繰り返される現象は、ほぼ万人に起こる。このことは、人の脳が音楽に対して、ときに救いようのないほどの、計り知れない感受性をもっていることを、きわめて明確に示している。

この場合、病的なものと正常なものに区切りはないのかもしれない。なぜなら、脳の虫は突然現れるや最大限の荒々しさを発揮し、たちまち完全に人を占領する場合もあるが、それまではふつうに頭に浮かぶ音楽だったものから、一種の収縮によって生じる場合もあるからだ。近ごろ私は、一九六〇年代のレオン・フライシャーによるベートーヴェンのピアノ協奏曲第三番と第四番を頭のなかで再生して楽しんでいる。この「再生」は一〇分から一五分続き、全楽章で構成される傾向がある。一日に二、三回、ひとりでに起こるのだが、私はいつも快く迎える。しかし、非常に緊張していて眠れなかったある夜、その性質が変わって、急速なピアノの走句一つだけ（ピアノ協奏曲第三番の始まりあたり）が聞こえ、一〇秒か一五秒続き、何百回と繰り返された。まるで音楽が狭い神経回路という一種のループにはまって、そこから逃れられないかのようだった。ありがたいことに、明け方近くにそのループは切れて、私はまた全楽章を楽しむことができた。(4)

脳の虫はたいてい、特徴が型にはまっていて変わらない。特定の寿命があり、数時間から数日間パワー全開で走ったあと、たまに火花を散らしながら、だんだんに消えていく。しかし一見消えたように思えても、待機している傾向がある。強められた感受性が残っていて、ときには何年も経ってから、物音、連想、またはその話が引き金になって再発しがちである。そして脳の虫はほぼいつも断片的だ。このような性質はすべて、癲癇学者ならなじみ深いと思うだろう。なぜなら、突然始まる小さな発作の焦点が起こす反応――爆発し、痙攣し、それから鎮まっていくが、つねにいつでも再発火する可能性がある――に、非常によく似ているからだ。

ある種の薬物は、耳の虫を悪化させるようだ。作曲家で音楽教師もしている人から寄せられた手紙によると、軽い双極性障害のためにラモトリジンを投薬されたとき、時に耐えられないほどの、ひどい耳の虫に襲われたという。わずらわしく繰り返される楽節（あるいは語句や数字の繰り返し）の増加とラモトリジンの関係について、デイヴィッド・ケンプらが書いた記事を見つけてから、（医師の監督の下で）薬物治療を中止した。すると耳の虫はいくぶん弱くなったが、まだ以前よりはるかにうるさい。それが当初の適度なレベルに戻るかどうか、彼女にはわからない。「私の脳内のその反応が、なぜかとても強力になってしまって、これから一生、耳の虫を抱えていくことになるのでしょうか」と彼女は書いている。

手紙をくれる人のなかには、脳の虫を視覚の残像になぞらえる人もいて、よく両方を経験する人と同じように、私も両者の類似性を感じる（ここでは「残像」を特別な意味で使っている。人がみな、たとえばまぶしい光にさらされたあと数秒間経験する瞬時の残像より、はるかに長く続く作用のことだ）。私は脳波記録を数時間にわたって集中して読んだあと、その波形が壁と天井のいたるところに見えるようになるので、中断しなくてはならないことがある。一日中運転をしたあとは、畑と生け垣と木立が途切れることなく流れるようにそばを通り過ぎるのが見えて、夜眠れないことがある。船に乗った日には、陸上に戻ったあと何時間も揺れを感じる。宇宙飛行士は宇宙の無重力環境で一週間過ごして戻ってくると、「地球の脚」を取り戻すのに数日かかる。これらはすべて単純な感覚の作用であり、感覚器官の過剰刺激によって下位の感覚システムが持続的に活性化しているのだ。これとは対照的に、脳の虫は知覚が生み出したものであり、脳内のはるかに高いレベルでつくられている。けれども両方とも、脳波記録の線から音楽や強迫観念にいたるまで、何らかの刺激が引き金になって、脳内に持続的な活動が起こる可能性があることを示している。

頭に浮かぶ音楽や音楽記憶には、視覚の領域にはないような属性があり、このことから、脳が音楽と画像を処理するときの方法が根本的に異なることがわかる。[5]このような音楽の特異性が生まれる理由の一つは、視覚世界は自分で「組み立てる」必要があり、そのために、視覚記憶には最初から選択的で個人的な特徴が染み込んでいることだ。一方、音楽作品はすでに組み立てられたものが与えられる。視覚的な場面、社会的な場面は、百通りの方法で組み立てたり、組み立て直したりすることができるが、想起される音楽作品は必然的に元のものに近くなる。もちろん、私たちはたしかに音楽を選んで聴いているし、解釈や感情もちがう。しかし、一つの曲の音楽的特徴――テンポ、リズム、旋律の音調曲線、音色や音高――は、驚くほどの正確さで保存される傾向がある。

この正確さこそが、あまり音楽好きでない人にも起こりうる、ある種の過剰な、あるいは病的な、音楽心象や音楽記憶の素因として重要な役割を果たしている。

もちろん、音楽そのものにも本質的に繰り返す傾向がある。詩にも、バラッドにも、歌にも、繰り返しがあふれている。クラシック音楽のどの作品にも、反復記号や主題の変奏があるし、偉大な作曲家は繰り返しの名人だ。童謡や幼児を教えるのに使うちょっとしたリズム曲や歌にも、折り返しや繰り返しがある。人は大人になっても繰り返しに惹かれる。刺激と報酬を何度も欲しがり、音楽でそれを手に入れる。したがって、バランスが崩れて音楽への感受性が脆弱性に転ずることがあっても、驚いたり不平を言ったりしてはいけないのかもしれない。

耳の虫は、多少なりとも現代的な現象なのだろうか。少なくとも以前より今のほうが、はっきり認識されるようになっただけでなく、はるかによく起こっている可能性はあるのだろうか。私たちの祖先がはじめて骨でつくった笛を吹いたり、倒れた丸木をドンドン叩いたりしたときから、耳の虫はまちがいなく存在したが、この言葉が一般的に使われるようになったのは、この二、三〇年のことだというのは意義深い。[6] マーク・トウェインが執筆していた一八七〇年代にも、音楽はたくさんあったが、どこにでもあるというわけではなかった。歌を聞いてくれる（そして参加してくれる）人を探す必要があった——教会で、家族の集まりで、パーティーで。器楽曲を聞くためには、ピアノなどの楽器が家にないかぎり、教会やコンサートに行かなくてはならなかった。しかしこの状況が、レコードと放送と映画によって劇的に変わった。突如として音楽はどこにでも欲しいだけあふれるようになり、その状況がこの二、三〇年でさらに著しくなったため、今や私たちは好むと好まざるとにかかわらず、たえまない音楽の包囲攻撃にさらされている。

私たちの半数は、周囲の状況を気にも留めずにｉＰｏｄを耳につなげたり、自分の好きなコンサートに終日浸ったりしている。そうでない人のために、レストランで、バーで、店で、ジムで、ひっきりなしに音楽が流れていて、その音量は逃れようがないばかりか、しばしば耳をつんざくほどだ。この音楽の弾幕砲火が人間の鋭敏な聴覚システムにある種の重圧を与えるのだが、その過負荷は必ず悲惨な結果を伴う。その一つが、かつてないほど高まりつつある深刻な難聴の罹患率であり、若い人たちや、とくに音楽家のあいだで高くなっている。もう一つは、わずらわしいほど耳に残るメロディーがどこにでもあるので、脳の虫がひとりでに現れ、自分の都合でしか立ち去らないこと。耳に残るメロディーは、現実的にはたんなる歯磨き粉のコマーシャルかもしれないが、神経学的には不可抗力なのだ。

（注1）年配の世代は〈愛と結婚〉のメロディーをキャンベル・スープのコマーシャル「スープとサンドイッチ」として憶えているだろう。ヴァン・ヒューゼンは耳に残るメロディーをつくる名人で、（文字どおり）忘れられない歌を何曲も――〈ハイ・ホープス〉、〈オンリー・ザ・ロンリー〉、〈カム・フライ・ウィズ・ミー〉など――ビング・クロスビーやフランク・シナトラなどのために書いた。そのような曲の多くはテレビやコマーシャルのテーマソングに改作されている。

（注2）本書の初版が刊行されてから、大勢の人が脳の虫への対処方法について、情報を寄せてくれた。たとえば、意識的に最後まで歌うか演奏するかして、断片がぐるぐる回って終わりが来ない状態を逃れる。あるいは、ほかの曲を歌ったり聴いたりすることで、その歌を追い出す（ただし、それが今度は別の脳の虫になるだけかもしれない）。

頭に浮かぶ音楽は、とくに繰り返し侵入してくる場合、心のなかの「ハミング」や歌のような運動の要素が含まれていて、本人の自覚はなくても消耗を強いる可能性がある。「音楽が頭のなかをループしているひどい一日の終わりには、一日中歌っていたような喉の不快感がある」と書いてきた人もいる。別の手紙をくれたデイヴィッド・ワイズは、段階的なリラクゼーション法を使って、「聴覚思考と結びついている発話器官を引き締めたり動かしたりするなど、音楽を聞くことに関係している筋肉」をリラックスさせると、わずらわしい脳の虫を止めるのに効果があったという。このような手法が効果を上げる人もいれば、ニック・ユーネスのように、何の効き目もない人もいるようだ。

（注3）ジェレミー・スクラッチャードは、イングランド北東部のノーサンバーランドとスコットラン

ドの民謡を研究している学究的な音楽家で、次のような情報を送ってくれた。

昔の民族音楽の文献を調べると、「笛吹き虫」というタイトルのさまざまな曲の例がたくさん見つかります。そのような曲は、音楽家の頭に入り込み、つっついたりかじったりするとされているのです――腐りかけのリンゴのなかの虫のように。そのような曲が「一八八八年の」『ノーサンブリアン吟遊詩』に入っています。……一七三三年にノーサンバーランド人のウィリアム・ディクソンによってつくられた最古のパイプ音楽集をはじめ、スコットランドの楽曲集には、「虫」がとくによく現れたのはおそらく一八世紀初期であることが示されています。興味深いことに、時間は隔たっているにもかかわらず、たとえはほとんど変わっていません。

(注4) このようなループの持続時間は、一般に一五秒から二〇秒で、反復視と呼ばれるまれな疾患で起こる視覚のループや循環の持続時間と似かよっている。反復視では、短い場面――たとえば、数秒前に見た部屋を横切る人――が心の目の前で何度も繰り返される。視覚野でも聴覚野でも同じような周期的循環が起こることから、おそらく作業記憶と関係する生理学的な不変の要素が、その両方の根底にありえることがうかがえる。

(注5) とはいえ耳の虫も、まれではあるが、視覚的な性質をもつことがある。とくに、音楽を聞いたりイメージしたりしながら、無意識のうちに譜面を視覚化する音楽家の場合はそうなる。手紙をくれたフレンチホルン奏者は、自分の脳が脳の虫に占拠されているとき――

読むことも、書くことも、算数のような空間課題をこなすことも、すべてうまくできなくなります。脳は空間感覚や運動感覚を使うなど、さまざまな方法によって「脳の虫」に対処することで精一杯になるようです。音符間の間隔の相対的な長さについて考え、それを空間に並べてみて、ハーモニーの構成のレイアウトを考え、実際に動かすわけではないのに、手の指使いや演奏するのに必要な筋肉の動きを感じるのです。とくに頭を使う活動ではなく、かなりいい加減で、私は意図的な努力をしません。ただ起こることなのです……

話しておくべきだと思うのですが、このようなひとりでに現れる「脳の虫」が、身体的な活動や、普通の会話のような視覚的思考を必要としない活動を妨げることはありません。

(注6) 脳の虫は、現代のような音楽があふれている文化においては適応的でないとしても、昔の狩猟採集時代には不可欠だった適応から生まれている。動物が動く物音などの重要な音を、確実に認識できるようになるまで、何度も繰り返し再生したのだ――アラン・ガイストが手紙で示唆しているように。

どんな種類の音楽もいっさい聞かずに、五、六日間を森のなかで過ごすと、無意識のうちに周囲に聞こえる音、おもに鳥のさえずりを、再生するようになることに偶然気づきました。その場の野生動物が「私の頭にこびりつく歌」になるのです。……「ひょっとするともっと原始的な時代には」旅する人間は、自分がどこにいるかを示す視覚的な手がかりに音の記憶を加えることによって、知っている地域をもっとたやすく認識できたかもしれません。……そしてこのような音を繰り返すことによって、長期記憶にとどめやすくしたのです。

第6章　音楽幻聴

二〇〇二年一二月、知的で気さくな七〇歳の女性、シェリル・Cから相談を受けた。シェリルは一五年以上前から進行性神経性難聴を患《わずら》っていて、その時点で両方の耳の聴力がかなり失われていた。二、三カ月前まで、読唇と高性能の補聴器でなんとかやっていたのだが、そのあと突然、聴力がさらに衰えた。かかりつけの耳鼻科医はプレドニゾンを試すよう勧めた。シェリルはこの薬を一週間、少しずつ増やしながら服用し、その期間は気分がよかった。しかしその後、「七日目か八日目、それまでに六〇ミリグラムまで増やしていたんですけど、夜中にものすごい音で目が覚めたんです。路面電車みたいに、ひどい、ぞっとするような鐘の音が鳴っていました。耳をふさいでも何も変わりません。あまりにうるさかったので、家を飛び出したいくらいでした」。実際、彼女は最初、消防車が家の前に止まったのだと思ったのだが、窓から外を見ても通りには人っ子一人いない。そのときはじめて、その音は自分の頭のなかで鳴っていること、自分が生まれてはじめて幻聴を経験していることに気づいた。

約一時間後、このカンカンという騒音は音楽に変わった。『サウンド・オブ・ミュージック』の曲と〈漕げよ、マイケル〉という歌の一部で、どちらかの三、四小節が彼女の頭のなかで、耳をつんざくほどの強度で繰り返される。「オーケストラが演奏しているのでないことはよくわかっていました。演奏していたのは私なのです。気が狂うかと思いました」

シェリルは医者からプレドニゾンを徐々にやめるよう忠告され、数日後、診察を受けるようになっていた神経科医から精神安定剤のヴァリウムを試すよう勧められた。そうこうするうちにシェリルの聴力は以前のレベルに戻ったが、そのことも、ヴァリウムも、プレドニゾンを減らしたことも、幻聴には何の効き目もなかった。「音楽」はひどく大きい音で侵入してきて、会話をしたりブリッジをしたりするときのように「知力を使っている」ときだけ止む。幻聴のレパートリーはある程度増えたが、それでもかなり型にはまっていて、クリスマス聖歌、ミュージカルの歌、そして愛国歌にほぼ限定されていた。すべて彼女がよく知っている歌、音楽の才能に恵まれた優秀なピアニストだった彼女が、学生時代やパーティーでよく演奏した曲だった。

なぜ「音楽が頭に浮かぶ」ではなく、「音楽の幻聴が聞こえる」という言い方をするのか、と私は尋ねた。

「二つはまったくちがいますよ！」と彼女は声を上げた。「音楽について考えることと、実際に音楽を聞くことと同じくらいちがうんです」。彼女が力説したところでは、幻聴はそれまで経験したどんなものとも似ていない。断片的――この曲の二、三小節、あの歌の二、三小節——で、でたらめに、ときには小節の途中で、切り替わる傾向がある。まるで脳のなかで壊れたレコードがとぎれとぎれに鳴らされているようだった。ふつうに頭に浮かぶ音楽が首尾一貫していて、たいてい「従順」なのとはまったくちがう。ただし、人並みに彼女の頭のなかでも鳴ることがある、耳に残るメロディーと少し似ていることは彼女も認めた。しかし幻聴は耳に残るメロディーとちがって、ふつうの心象ともちがって、驚くほど実際の知覚に似た性質があるという。

ある時点で聖歌と流行歌にうんざりしたシェリルは、ショパンのエチュードをピアノで練習することによって、幻聴を取り除こうと試みた。「たしかにショパンが二、三日、頭のなかにとどまりました。そして音符の一つ、あの高いファの音が何度も繰り返されたんです」。彼女は幻聴がすべてそんなふうになる、つまり二つか三つの音、ひょっとすると「シューマンが最期に聞いた高音のラのように」一つの音だけが、甲高く、耳をつんざくように、耐えられないほど大きく鳴り響くようになるのではないかと、不安を感じ始めた。[1] シェリルはチャールズ・アイブズが好きで、「アイブズ幻聴」が起こるのではないかとも心配した（アイブズの曲はたいてい二つ以上のメロディーが同時進行し、それぞれがまったくちがう特性の場合もある）。まだ幻聴で二曲同時に聞いたことはないが、そうなるのではないかと心配になってきたのだ。

彼女は音楽の幻聴で眠れないことはなく、音楽の夢をよく見るということもなく、朝目覚めたとき、数秒間は頭のなかが静かで、そのあいだによく「本日の曲」は何だろうと考える。

シェリルを神経学的に診察したところ、異常は何も見つからなかった。癲癇や脳損傷を除外するために、脳波記録とMRIを細かく検討したが、どちらも正常だった。唯一の異常は、声がかなり大きくて調整がうまくできないことだったが、これは耳が遠く、聴覚のフィードバックがうまく機能していないためだ。彼女は私と話すとき、唇を読めるように私を見る必要があった。自分のなかで自分にはどうすることもできないことが起こっているという感覚に、当然のことながら動揺していたが、神経学的にも精神医学的にも正常に思われた。じつは、幻聴が精神病の兆候かもしれないという考えも、彼女を動揺させていたのだ。

「でも、なぜ音楽だけなんでしょう」とシェリルは私に尋ねた。「これが精神的な異常であるなら、声も聞こえるのではないでしょうか」

彼女の幻聴は精神障害によるものではなく、神経学的なもの、いわゆる「解放性」幻聴だと私は答えた。耳が遠いので、通常の入力を奪われた脳の聴覚野が、独自の自発的な活動を起こし始め、それがおもに若いころの音楽記憶による音楽の幻聴という形をとっているのだ。脳はたえず活動している必要があり、聴覚的なものであれ視覚的なものであれ、通常の刺激を受けないでいると、幻覚という形で独自の刺激をつくり出す。おそらく、プレドニゾンか、それを投与する原因となった突然の聴力低下のせいで、彼女は何らかの閾を越えることになり、解放性幻聴が突然現れたのだ。

さらに私は、最近の脳画像によって、音楽幻聴を「聞く」と脳のいくつかの部位が驚くほど活発になることがわかったことも話した。側頭葉、前頭葉、大脳基底核、そして小脳、すべて通常は「現実の」音楽を知覚すると活性化する部位だ。だからそういう意味で、彼女の幻聴は架空のものではなく、精神障害でもなく、現実的で生理学的なものなのだ、と私はシェリルに結論を話した。

「それはとても面白いお話ですね」とシェリルは言った。「でも、しょせん学問のお話じゃないですか。私の幻聴を止めるために、先生には何ができるのですか。私は一生、この幻聴とつき合わなくてはいけないのでしょうか。それではやりきれない人生ですよ！」

音楽幻聴の「治療法」はないが、わずらわしさを和らげることはできる、と私は言った。私たちはガバペンチン（ニューロンチン）を試してみよう、ということで合意した。抗癲癇薬として開発された薬だが、癲癇性かどうかにかかわらず、異常な脳活動を弱めるのに有効な場合がある。

シェリルが次の診察で報告したところによると、ガバペンチンは実のところ彼女の症状を悪化させ、音楽幻聴に激しい耳鳴りが加わった。にもかかわらず、彼女はかなり安心していた。自分の幻聴には生理学的な根拠があり、自分は発狂するわけではないとわかって、幻聴に適応することを覚えつつあったのだ。

彼女を動揺させたのは、聞こえるときには断片が何度も繰り返されることだった。〈アメリカ・ザ・ビューティフル〉の一節が六分間に一〇回（彼女の夫が数えた）、〈神の御子《みこ》は今宵《こよい》しも〉の一部が一〇分間に一九回半聞こえたのだ。あるときは、反復される断片がたった二音にまで減った[2]。「歌詞を全部聞くことができたら、すごく幸せです」と彼女は言った。

シェリルは当時、ある種の曲はでたらめに繰り返すように思えるが、連想と環境と状況が、だんだんに幻聴の誘発や発生に影響するようになっていることに気づいていた。一度彼女が教会に近づいていたとき、〈神の御子は今宵しも〉の大合唱が聞こえて、最初は教会から流れているのだと思った。フランス風のアップルケーキを焼いた翌日にはフランス民謡の〈フレール・ジャック〉の断片が聞こえた。

試す価値があるかもしれないと私が思った薬がもう一つあった。それはクエチアピン（セロクエル）で、音楽幻聴の治療に使われて成功した症例が一つあったのだ。[3] このたった一つの報告しか知らなかったが、クエチアピンで起こるおそれのある副作用はきわめて少なかったので、シェリルは少量を服用してみることに同意した。しかし明確な効果はなかった。

その一方で、シェリルは幻聴のレパートリーを広げる努力をしていた。意識的に努力しないと、三つか四つの歌が果てしなく繰り返されるまでに縮小するような気がしたのだ。幻聴に加わった一曲に、まるでパロディーのように極端にゆっくり歌われる〈オールマン・リヴァー〉があった。彼女はこの歌がそんなふうに「こっけいに」歌われるのを聞いたことがなかったので、これは過去の「レコード」ではなく、記憶がユーモラスに手直しされ、ちがうジャンルのものになったわけだ。このことから、彼女が幻聴をかなりコントロールしていて、一つの幻聴から別の幻聴に切り替えるだけでなく、意図してではないにしても、幻聴の一部を創造性に富んだやり方で修正していることがわかる。彼女は音楽を止めることはできなくても、今では意志の力で切り替えられることもあった。どうにもならない、言いなりになるしかない、ひどい扱いを受けている、という感覚はそれほどなくなっていた。今では自分がコントロールしていると感じられる。「いまだに一日中音楽が聞こえます。でも、それが前より小さくなったのか、あるいは私が前よりうまく対処しているのです。それほど動揺していません」

シェリルは長年、難聴のための人工内耳について考えていたが、先延ばしにしていたところで音楽幻聴が始まった。そしてニューヨークのある外科医が、音楽幻聴のある重い難聴の患者に人工内耳を施し、それが聴力を回復させただけでなく、音楽幻聴も取り除いたことを知った。シェリルはこのニュースに刺激され、前に進む決心をした。

人工内耳が挿入され、一ヵ月後に起動されたあと、私はシェリルに電話をして様子を確認した。彼女は電話の向こうでとても興奮し、饒舌だった。「とても元気ですよ！　先生の話す言葉が全部聞こえます！　人工内耳は人生最善の決断でした」

人工内耳起動の二ヵ月後、私はシェリルと再会した。以前、彼女の声はやたらと大きかったが、今では自分の話す声が聞こえるので、きちんと加減されたふつうの声で話す。以前、彼女の視線は私の唇と顔にじっと注がれていたが、今では私と話をしながら彼女は部屋を見回すことができる。彼女がこの進歩にわくわくしていることは一目瞭然だ。私が調子はどうかと訊くと、こう答えた。「とっても、とってもいいですよ。孫の話が聞こえるし、電話で男性の声と女性の声を聞き分けられます。……前とは雲泥の差です」

残念ながらマイナス面もあった。彼女はもう音楽を楽しめない。ぎごちなく聞こえるのだ。

彼女の人工内耳は音の高さにあまり敏感ではないので、音楽の基礎である音程をほとんど感知できない。

シェリルの幻聴にも変化は認められなかった。「人工内耳からの刺激が増えたことで、私の『音楽』に変化は起こらないでしょう。今では私の音楽なんです。頭のなかに回路があるみたいに。一生、それとつき合っていくことになると思います」(4)

シェリルは自分自身の幻聴を感じている部分を、あいかわらず仕組みとして「それ」という言葉で表現したが、完全に異質のものとは考えていなかった——仲直りして友好的な関係を結ぶ努力をしている、と彼女は言った。

ドワイト・マムロックは七五歳の教養ある男性で、軽い高周波数難聴があり、一九九九年に私の診察を受けにきた。彼ははじめて「音楽が聞こえる」ようになったときのことを話してくれた。それは一〇年前、ニューヨークからカリフォルニアへ飛ぶ機上でのことだった。その音楽は飛行機のエンジン音に刺激され、それが加工されたもののように思われた——しかも実際、飛行機から降りると止んだ。しかしそれ以降、飛行機に乗るたびに、同じような音楽の道連れができた。彼はこれを奇妙だと感じ、少し興味をそそられ、楽しむときもあれば、わずらわしく思うこともあったが、それ以上考えることはなかった。

パターンが変わったのは、一九九九年の夏にカリフォルニアに飛んだときのことだ。そのときは飛行機を降りても音楽が続いた。三カ月間、ほとんど止むことなく続いたとき、彼ははじめて私のところに来た。傾向としてはブンブンうなるような音で始まり、それが音楽へと「分化」する。音楽の音量はさまざまで、地下鉄のような非常にうるさい環境にいるときは最高に大きくなる。その音楽はたえまがなく、コントロールがきかず、耳障りで、日中の活動を支配したり邪魔したりするうえ、夜は何時間も睡眠を妨げるので、彼は耐えがたいと感じていた。深い眠りから目覚めると、数分か数秒のうちに鳴り始める。彼の音楽は背景の騒音で悪化するが、シェリル・Cの場合と同じように、何かほかのことに注意を払っていれば――コンサートに行く、テレビを見る、活発に会話をする、などの活動をすれば――弱まるか、消える場合さえあることを、彼は自覚していた。

頭のなかの音楽はどういうものかと私が訊くと、マムロック氏は腹立たしげに「調性があって、陳腐だ」と大声で言った。私はこの言葉の選択が面白いと思い、なぜそう表現したのか尋ねた。彼の説明によると、彼の妻は無調音楽の作曲家で、自分もクラシック音楽やとくに室内楽も好きだが、シェーンベルクなどの無調の大家が好みだという。しかし彼が感じる幻聴の音楽はそのようなものではない。ドイツのクリスマスソング（彼はすぐにハミングした）で始まり、次に別のクリスマスソングと子守歌、それに行進曲、とくに一九三〇年代にハンブルクで育ったころに聞いたことのあるナチの行進曲が続く。この行進曲はとくに彼を苦しめていた。というのも彼はユダヤ人であり、ユダヤ人を探して街を徘徊する好戦的な集団、ヒトラーユーゲントの恐怖のなかで生きていたのだ。行進曲は（その前の子守歌と同じように）一カ月ほど続き、それから「消えた」そうだ。その後、チャイコフスキーの交響曲第五番の断片が聞こえるようになったが、これもまた彼の好みではない。「あまりにもうるさくて……感情的で……熱狂的だ」

私たちはガバペンチンを試すことにして、一日三回、三〇〇ミリグラムを服用したところ、音楽幻聴は大幅に減ったとマムロック氏は報告してきた。依然として、タイプライターのカタカタ鳴る音のような、外界の物音によって引き起こされることはあったが、まったく特発的に起こることはほとんどなくなった。この時点で、彼はこう書き送ってきた。「薬は私に奇跡を起こしました。ひどくわずらわしい頭のなかの『音楽』はほぼ消え去ったのです。……私の生活は本当に大きく変わりました」

しかし二カ月後、音楽はガバペンチンの抑制をすり抜けるようになり、マムロック氏の幻聴は投薬前ほどではないにしても、再び出しゃばるようになる（ガバペンチンの服用量を増やすと過剰な鎮静作用を引き起こすので、彼はそれに耐えることができなかった）。

五年後、マムロック氏の頭のなかにはまだ音楽が鳴っていたが、本人が言うには、一緒にうまくやっていくことを覚えた。彼の聴力はさらに衰え、今では補聴器をつけているが、音楽幻聴に変化はない。特別にうるさい環境にいるとき、ガバペンチンを服用することがある。しかし最善の治療法は本物の音楽を聴くことであり、それが彼の場合は幻聴を――少なくともしばらくのあいだ――追い出すことを、彼は発見していた。

ジョン・Cは六〇代の優れた作曲家で、難聴も健康上の重大な問題もなかったが、私のところにやって来た。その理由は、頭のなかに「ｉＰｏｄ」が入っていて、おもに自分の子ども時代や青春時代に流行《はや》った曲を再生しているからだった。自分の好みではないが、成長期によく耳にした音楽だという。彼にはそれがわずらわしく、やっかいに感じられた。音楽を聴いているとき、読書をしているとき、会話をしているときは抑えられているのだが、何かに没頭しなくなったとたんに戻ってくる傾向がある。ときどき、心のなかで（または声に出して）「止まれ！」と言うと、頭のなかの音楽は三〇秒か四〇秒は止まるが、そのあとまた始まる。

ジョンは自分の「ｉＰｏｄ」が外から聞こえていると思ったことはないが、その作用は（意図的なものでも無意識のものでも）通常の心象とはまったくちがうと感じていた。心象は自分の心の一部であって、作曲しているときにとくに活発になる。「ｉＰｏｄ」は勝手に――無関係に、特発的に、執拗に、そして繰り返し――鳴り続けるようだ。夜にはひどく心をかき乱される。

ジョン自身の作品は、理論的にも音楽的にも、とりわけ複雑で入り組んでいる。それを作曲するのにいつも悪戦苦闘だった、と彼は言った。「ｉＰｏｄ」が脳のなかにあることで、自分は新しい音楽の着想に取り組む代わりに、過去の使い古しのメロディーをあさるという「安易な抜け道」を通っているのではないかと思う、と（この解釈はありえないように私には思えた。彼は一生を通じて独創的な仕事をしてきたが、頭のなかに「ｉＰｏｄ」があるのは、せいぜい六、七年のことだ）。

興味深いことに、彼が幻聴する音楽はたいてい、原曲はボーカルかオーケストラの音楽だが、即座に自動的にピアノ音楽に編曲され、しばしば移調される。彼は自分の両手が「ほとんどひとりでに」その編曲された曲を実際に「弾いて」いることに気づく。彼の印象では、ここには二つのプロセスが関係しているという。古い曲、つまり「メモリ・バンクからの音楽情報」を引っ張り出す過程と、彼の作曲家（そしてピアニスト）の脳によって能動的に再加工する過程だ。

私が音楽幻聴に興味をもつようになったのは三〇年以上前のことだ。一九七〇年、私の母は七五歳のときに不可解な経験をした。彼女はまだ外科医の仕事をしていたし、聴力や認識力は衰えていなかったが、ある夜、突然頭のなかでボーア戦争時代の愛国歌がたえまなく聞こえ始めたという。そんな歌のことなど七〇年近く考えたこともなかったし、自分にとってそれほど重要な意味がある歌とは思えなかったので、このことに仰天した。ふだん彼女はメロディーをしっかり覚えるということができなかったので、聞こえてくる歌の正確さにも衝撃を受けた。二週間後、歌はだんだんに消えた。神経学の教育も受けていた母は、このように長いあいだ忘れていた歌が突然わき上がることには、何か器質的な原因があるにちがいないと思った。ひょっとすると、ほかに症状のない軽い脳卒中か、血圧を抑えるためのレセルピンの服用か。

私が『レナードの朝』に書いた脳炎後遺症患者の一人、ローズ・Rにも同じようなことが起こった。この女性は一九六九年に私が投与したLドーパによって、何十年間の「凍りついた」状態から生き返ってすぐ、テープレコーダーがほしいと言い、二、三日のあいだに、自分が若かった一九二〇年代に音楽ホールで流れていたみだらな歌を、数え切れないほど録音した。そのことに誰よりも驚いたのがローズ自身だ。「びっくりです。理解できません。もう四〇年以上もこんなもの、聞いたことも考えたこともありませんでした。まだ憶えていることも知りませんでした。それなのに今、私の頭の隅々に流れ続けているんです」。ローズはこのとき神経が興奮した状態にあり、Lドーパの服用量を減らされるとすぐに、このような昔の音楽記憶を「忘れ」、自分で録音した歌を一行も思い出すことができなかった。

ローズも私の母も「幻聴」という言葉を使っていない。二人は音楽が外から聞こえているのではないことを、すぐに理解したのかもしれない。二人の経験は幻聴というより、とても強烈な強制された音楽の心象で、本人にとっては経験したことのない驚異的なものだったのかもしれない。そしていずれにせよ、その経験は長続きしなかった。

数年後、私はとても印象的な音楽幻聴のある養護施設の患者、C夫人とM夫人の二人について書いた(5)。M夫人はよく三曲の歌を立て続けに「聞いた」。〈イースター・パレード〉、〈リパブリック讃歌〉、そして〈イエスさま、おやすみなさい〉。「大嫌いになりました。頭のおかしい隣人がいつも同じレコードをかけっぱなしにしているみたいでしたよ」と彼女は言った。

C夫人は八八歳で少し耳が遠く、ある夜アイルランド民謡の夢を見て、目覚めるとまだその曲が流れていることに気づき、それがあまりにも大きくはっきりしていたので、ラジオがつけっぱなしだったのかと思ったほどだ。歌は七二時間ほとんどたえまなく続いたあと、だんだん弱く、とぎれるようになり、二、三週間後には完全に止んだ。

C夫人とM夫人に関する私の報告は、一九八五年に発表されたときにあちこちで反響を呼んだようで、各紙に配信・掲載されるコラム「親愛なるアビー」に、自分もそういう幻聴を経験したことがあると投稿した人が大勢いた。すると「アビー」が私に、この病気についてコラムにコメントしてほしいと依頼してきた。一九八六年、私はその依頼に応じ、そのような幻聴は良性であり、精神病ではないことを強調した。すると即座に、驚くほどたくさんの手紙が届いた。大勢の人々が私に手紙をくれて、そのうちの大半が本人の音楽幻聴についてごく詳細に説明していた。このように突然たくさんの報告を受けた私は、音楽幻聴という経験は私が考えているよりも――あるいは医療専門家が認知しているよりも――はるかによく起こっているにちがいない、と考えざるをえなかった。それから二〇年のあいだに、私はこのテーマに関する手紙をたびたび受け取っているし、私自身の患者にもたくさんこの症状を見ている。

一八九四年に早くも、医師のW・S・コールマンが「精神健常者における幻聴と、感覚器官の局部器質性疾患などとの関連」に関する見解を『ブリティッシュ・メディカル・ジャーナル』誌に発表した。しかしこのような散発的な報告はあったものの、音楽幻聴はごくまれだと考えられ、一九七五年ごろまでは、医学文献のなかで体系的に注目されることはほとんどなかった(6)。

モントリオール神経学研究所のワイルダー・ペンフィールドらは、一九五〇年代から六〇年代初めにかけて、周知の「経験に基づく発作」について書いている。この発作では、側頭葉癲癇のある患者に過去の古い歌や曲が聞こえる（ただしこの場合、歌は発作的であって連続的ではなく、しばしば幻視その他の幻覚を伴う）。私の世代の神経学者にはペンフィールドの報告に強い影響を受けた人が多く、私もＣ夫人とＭ夫人について書いたとき、二人の音楽幻聴は何らかの発作活動に起因するとした。

しかし一九八六年までに受け取った大量の手紙から、側頭葉癲癇はいろいろ考えられる音楽幻聴の原因の一つにすぎず、じつは非常にまれだということがわかった。

音楽幻聴の素因となるものはいろいろあるかもしれないが、現象そのものは驚くほどワンパターンだ。誘発する要因が周辺的なもの（たとえば難聴）であれ、中枢的なもの（発作や脳卒中）であれ、すべてに共通の脳のメカニズム、すなわち最終共通路があるように思われる。私の患者も手紙をくれた人も大部分は、最初、「聞こえている」音楽は外に発生源――近くのラジオやテレビ、隣人がかけているレコード、窓の外を通るバンドなど――があると思い、そのような外の発生源がないとわかった時点ではじめて、やむをえず、音楽が自分の脳によってつくられているのだと推測する。彼らは自分が音楽を「イメージしている」とは言わず、何か奇妙な独立したメカニズムが脳のなかで動き始めると話す。脳のなかの「テープ」、「回路」、「ラジオ」あるいは「レコード」と呼ぶのだ。ある人は手紙のなかでそれを「頭蓋内のジュークボックス」と呼んでいる。

幻聴はすさまじいものになることもある（「この問題はあまりにも強烈で、私の人生をめちゃめちゃにしている」と書いた女性もいる）が、手紙をくれた人の多くは、正気でないと思われるのが心配で、自分の音楽幻聴のことを話そうとしていない。「どう思われるか見当もつかないので、人に話すことができません」と書いている人もいれば、「精神病棟に閉じ込められるのが怖くて、誰にも話したことがありません」と書いている人もいる。[7] さらに、自分の経験を認めてはいるが、「幻聴」という言葉を使うのが恥ずかしいと感じていて、もし別の言葉を使うことができたら、この異常な経験についても気が楽になり、はるかに認めやすくなる、と話す人もいる。

それでも、音楽幻聴すべてに共通の特徴――最初は外から聞こえるように思えること、たえまがないこと、断片的で反復すること、不随意でわずらわしいこと――はあるが、細部は千差万別だ。人の人生における役割もしかりで、重要性や意義を帯びるか、個人的な能力の一部になるか、それとも異質で断片的で無意味なままかどうか、人によってまったく異なる。人それぞれ、意識しているかどうかにかかわらず、この頭のなかの邪魔者に対応する自分なりの対処法を見つけている。

オーストラリアに住む七九歳のプロのバイオリニスト、ゴードン・Bは、子どものときに右耳の鼓膜が破れ、さらに大人になっておたふくかぜを患ったあと、徐々に聴力が低下した。彼は自分の音楽幻聴について、次のように手紙に書いている。

一九八〇年ごろ、最初の耳鳴りの兆候に気づきました。一定した高いファの音が聞こえるようになったのです。耳鳴りはそのあと二、三年で数回、高さが変わり、さらにわずらわしくなっていきました。そのころには右耳の聴力がかなり落ちて、音が歪《ひず》むようになっていました。二〇〇一年一一月、二時間の列車の旅のあいだに、ディーゼルエンジンの音が引き金になって、頭のなかでひどく恐ろしい摩擦音が鳴り始め、列車から降りたあとも数時間続きました。それから二、三週間、たえまなく摩擦音が聞こえたのです。(8)

そしてこう続けている。「翌日、摩擦音は音楽に取って代わり、それ以降ずっと、エンドレスのCDのように一日二四時間つきまとっています。……ほかの音はすべて、摩擦音も耳鳴りも消えました」(9)

たいていの場合、この幻聴は「音楽の壁紙、意味のない楽節とパターン」だ。しかし、彼がその時点で練習している音楽がもとになり、そこから独創的な変化を遂げる場合もある。たとえば彼が取り組んでいるバッハのバイオリン独奏曲が、「超一流のオーケストラが演奏する幻聴」に変わり、「そうなると、主題の変奏が演奏され続ける」。彼の指摘によると、その音楽幻聴は「あらゆる気分と感情を網羅し……リズムのパターンはそのときの私の心の状態によって決まります。私がリラックスしていれば……［リズムのパターンは］とても穏やかで慎み深く……。日中、幻聴が大音量に、執拗に、とても激しくなる場合があり、しばしばバックでティンパニーがしつこいリズムを打つのです」

音楽ではない音が音楽幻聴に影響することもある。「たとえば芝を刈るときは必ず、頭のなかでモチーフが鳴り始めるのですが、気がついてみると、芝刈り機のスイッチが入っているときだけしか起こりません。……芝刈り機の音が脳を刺激して、まさにその作品を選ばせたことは明らかです」。歌のタイトルを読むことで、その歌の幻聴が引き起こされることもあった。

別の手紙に彼はこう書いている。「私がバイオリンを弾いているあいだでさえ、脳は何時間も連続でひっきりなしに続くパターンをつくり出します」。このコメントは、二つのまったくちがうプロセス――意識的な音楽の演奏と、別個の自律的な音楽幻聴――が同時に進行しえることの衝撃的な例であり、私の興味をそそった。ゴードンがそのような状況下でも演奏できるのは、意志と集中力の勝利だった。とてもうまくできるので、「たとえばチェリストの妻も、私に何か問題があるとは気づかないほど」だ、と彼は報告している。「おそらく、そのとき演奏しているものに対する集中力が、音楽幻聴を消すのかもしれません」。しかし演奏しているのではなくコンサートを聴いているときのような、あまり活動的でない状況では、気がつくと「頭のなかの音楽が舞台から聞こえてくる音と同じくらいになっています。そうなるとそれ以上コンサートに注意が向かなくなるのです」。

ほかの数人の幻覚経験者と同じように、彼は音楽幻聴を止めることはできなくても、変えられることは多いと気づいた。

別の楽曲の主題を考えるだけで音楽を意のままに変えることができます。しばらくは頭のなかでいくつかのテーマが流れるのですが、最終的に自分が選んだ新しいものが完全に打ち勝つのです。

このような幻聴の演奏は、「正確さと音質という意味ではつねに完璧で、私の耳に生じがちな歪みはまったくありません」(10)

ゴードンは自分の幻聴に説明をつけようと、コンサートの前にふと気がつくと、もっとうまい指の動かし方や弓の使い方がないかどうか確かめるために、練習したばかりの楽節を「頭のなかでリハーサル」していて、そのようにさまざまな演奏方法をイメージすることが原因で、音楽が頭のなかをぐるぐる回るのかもしれない、と書いていた。この「強迫観念的な」頭のなかのリハーサルが、幻聴の素因になっているのではないだろうかと考えたのだ。しかし、リハーサルのイメージと不随意の音楽幻聴には、絶対的なちがいがあると感じていた。

ゴードンは数人の神経科医に相談した。脳のＭＲＩとＣＴスキャンと二四時間の脳波モニタリングを受けたが、すべて正常だった。補聴器は（聴力を大幅に向上させたが）音楽幻聴を軽減せず、鍼療法も、クロナゼパムやリスペリドンやステラジンなどのさまざまな薬も同じだった。音楽幻聴のせいで夜も眠れない。ほかに何か考えはないかと彼に訊かれ、一部の患者に効き目があったクエチアピンについて、内科医に相談するよう助言したところ、数日後に彼から興奮した手紙が返ってきた。

薬を服用し始めてから四日目の夜、午前三時ごろ、目が覚めたまま横になった状態で二時間、頭のなかに音楽がまったく聞こえなかったことを、お知らせしたかったのです！　信じられませんでした――四年ぶりの中断です。次の日には音楽が戻ってきましたが、たいてい前よりも静かです。うまくいきそうです。

一年後にゴードンが書いてきた手紙によると、彼は就寝前に少量のクエチアピンを飲み続けていて、そのおかげで眠ることができるくらい音楽幻聴が弱くなっていた。日中は眠くなるのでクエチアピンを服用していないが、幻聴を聞きながらバイオリンの練習を続けている。「今では受け入れて生きることを覚えたと言えるのでしょう」と彼はまとめている。

私の患者も、私に手紙をくれる人も、音楽幻聴のある人の大半は難聴を抱えていて、重いケースも多い。その全部ではないにしても多くは、何らかの「耳のなかの雑音」――ゴウゴウ、シューシュー、というような耳鳴り――や、逆説的だが、漸増――特定の声か物音が異常に、そしてしばしば不快に大きくなること――も抱えている。付加的な要因、たとえば病気、手術、あるいは聴力のさらなる低下がきっかけで、臨界を越えたように思われる人もいる。

とはいうものの、手紙をくれた人の約五分の一にはさしたる難聴がなく、難聴のある人のうち音楽幻聴を起こすのは約二パーセントにすぎない（しかし難聴が進行している高齢者の数を考えると、何十万もの人が音楽幻聴を起こす可能性があることになる）。手紙をくれた人の大半は高齢で、高齢者と難聴者にはかなりの重複がある。したがって、年齢も聴力低下も単独では幻聴を引き起こす十分条件ではないが、老齢脳と聴覚障害などの要因が結びつくと、脳の聴覚システムと音楽システムの抑制と刺激の微妙なバランスが崩れ、病的な活性化につながるのかもしれない(11)。

しかし、患者や手紙をくれた人のなかには、高齢でも難聴でもない人がいる。その一人は九歳の少年だ。

幼い子どもの音楽幻聴が記録された症例はほとんどない――ただし、子どもにはこのような幻聴が実際に少ないのか、それとも子どもはそれについて話をしたくない、あるいはできないのか、どちらの表れであるかははっきりしない。しかしマイケル・Bには非常にはっきりした音楽幻聴があった(12)。両親の話によると、幻聴はひっきりなしで「朝から晩まで止むことがなく……次から次へと歌が聞こえています。疲れたりストレスがたまったりすると、音楽の音が大きくなって歪むんです」。マイケルがこのことについてはじめて不満を言ったのは七歳のときで、「頭のなかで音楽が聞こえる。……ラジオがついていないかどうかチェックしなくちゃ」と言った。しかし最初に経験したのはもっと前だったようで、五歳のときに車での旅行中、何度か叫び声を上げ、耳をふさぎ、ラジオを消してと言った――ついていなかったのに。

マイケルは音楽幻聴を弱めたり消したりすることはできなかったが、よく知っている音楽を聞いたり演奏したりすることで、あるいはホワイトノイズの発生器を使って、とくに夜は、幻聴を抑えたり、代わりになるものを持ち込んで頭から追い出すことができた。しかし朝目覚めたとたん、音楽が始まる。本人がプレッシャーを感じている場合は耐えられないほど強くなる。そういうときは金切り声を上げ、母親が「音の苦しみ」と呼ぶ状態に陥る。「僕の頭から出してよ。追い払って!」と叫ぶ(これを聞いて、チャイコフスキーの子ども時代に関する、ジャーナリストで作曲家のロバート・ジュールダンの話を思い出した。チャイコフスキーはあるとき、ベッドのなかで泣きながら「この音楽! 僕の頭のなかにあるんだ。こんなのいらないよ!」と言ったと伝えられている)。

マイケルにとって、音楽から解放される日はないのだと母親は力説している。「バンドの奏でるバックグラウンドミュージックを聞かずに、静かな夕日の美しさを味わうことも、森のなかを静かに散歩することも、静かに考えることも、本を読むこともできません」

しかし彼は最近、とくに音楽に関係する大脳皮質の興奮性を弱める薬を服用し始め、まだ音楽に参ってはいるが、この薬に少し反応を示すようになっている。母親は最近手紙にこう書いてきた。「昨晩、マイケルはとても幸せでした。というのも、頭のなかの音楽が一五分ほど止んだのです。以前にはなかったことです[13]」

うるさくてわずらわしい音楽幻聴に苦しむ人とは別に、音楽幻聴がとても穏やかで、楽に無視できるので、治療法を探すほどではないと感じているような人もいる。八二歳の引退した整形外科医、ジョゼフ・Dもそんな一人だった。彼は中程度の聴覚障害があり、二、三年前に自分のスタインウェイのピアノを弾くことをあきらめていた。補聴器をつけていると「ブリキ缶を叩いているみたい」な音に聞こえ、つけないと「まったく消えてしまう」からだ。さらに難聴が進むうち、ピアノを「バンバン叩く」ようになっていた――「妻が『あなたったらピアノを壊しちゃうわよ』って、しょっちゅうわめくんですよ」。私のところに来る二年前、耳鳴り（「ラジエーターから出る蒸気みたいな」）が始まり、次にブンブン低くうなる音（「台所の冷蔵庫か何かだと思いました」）が続いた。

約一年後、「音階が上がったり下がったりする、二つ三つの音符の短い展開」が聞こえるようになった。突然始まり、何時間も繰り返され、そしてまた突然消える。そして二、三週間後、いくつかの楽節（彼の認識ではベートーヴェンのバイオリン協奏曲の主題）が繰り返し聞こえた。協奏曲すべてではなく、主題のその旋律だけが聞こえる。ピアノの音なのかオーケストラの音なのかは特定できない――「旋律だけ」だという。意志の力でこれを消すことはできなかったが、たいてい非常に小さいので、楽に無視することができ、外界の音にかき消されやすいものだった。体や心が何かに携わっていれば消えてしまう。

ジョゼフが驚いたのは、本物の音楽の知覚は聴力低下のために歪んだり消えたりするのに、幻聴ははっきり鮮明で、歪んでいないことだった(あるとき、彼はこのことをテストするために、幻聴を聞きながらテープレコーダーにハミングを吹き込み、それを元のレコードと比べたところ、両者は音程もテンポもぴったり合っていた)。ハミングそのものが彼の頭のなかで一種のこだまや反復奏をつくり出すこともあった。

音楽幻聴に喜びを感じるかと私が訊くと、彼はきっぱり答えた。「いいえ!」

ジョゼフの幻聴はありがたいことに軽く、彼はそれに慣れつつある。「最初は自分がボロボロになっていくのだと思いました。でも、今では荷物だと考えています。人は年を取るにつれて抱える荷物が多くなっていくんです」。それでも、彼はその荷物が比較的軽い幻聴だけであることを喜んでいた。

二、三年前、二〇名ほどの学部生のクラスに話をして、音楽幻聴を経験したことがある人はいるかと尋ねたとき、驚いたことに、三人があると答えた。そのうちの二人の話はかなり似ていて、種類はちがうがスポーツをしているとき、衝突して一時的に気を失い、意識を取り戻すときに一、二分間「音楽を聞いた」という。二人はその音楽が場内放送か、別の学生が持っていたラジオか、ともかく外界から聞こえていると感じた。もう一人の学生が話してくれたのは、空手の試合で対戦相手のきつすぎる首固めで動けなくなったとき、意識を失って発作を起こしたことだった。そのあと意識が回復していく二分くらいのあいだ、「美しい音楽」が外で流れているように聞こえたという。

手紙をくれた人のうち数名が、特定の姿勢のときだけ聞こえる音楽幻聴について語っている。たいていは横になっているときだ。一人は九〇歳の男性で、かかりつけ医には健康で記憶力も「すばらしい」と言われていた。九〇歳の誕生日パーティーで客に〈ハッピー・バースデー・トゥー・ユー〉を（男性も客もドイツ人だったが英語で）歌ってもらったあと、横になったときだけ歌が聞こえ続けた。三、四分続いて、しばらく止み、それからまた始まる。自分では止めることも鳴らすこともできず、すわっているときや立っているときには決して起こらない。かかりつけ医は、その患者が横になっているときだけ、右側頭部の脳波記録に変化が見られることに驚いた。

ある三三歳の男性も、横になっているときだけ音楽幻聴を経験した。「ベッドの上で横になる動きが引き金になり、一瞬で音楽が出現します。……でも立ち上がるか、上体を起こそうとするか、あるいは頭を少し持ち上げるだけで、音楽は消えるんです」。彼の幻聴はいつも歌で、独唱のこともあれば合唱団の場合もあった――彼はそれを「私の小さいラジオ」と呼んだ。この人は手紙の最後に、ショスタコーヴィチの例を聞いたことがあるが、彼とちがって自分は頭のなかに金属のかけらは入っていない、と書いている。[14]

脳卒中、一過性の虚血発作、そして脳の動脈瘤や動脈奇形はすべて、音楽幻聴につながることがあるが、そういう幻聴は病変が鎮まったり治ったりすると消える傾向があるのに対し、大部分の音楽幻聴は、長年のあいだに少し弱くなることはあっても、非常にしつこく続く[15]。ある種の代謝異常、癲癇症、あるいは片頭痛アウラと同じように、広範な薬物（アスピリンやキニーネのような耳そのものに影響するものもあれば、プロプラノロールやイミプラミンのように中枢神経系に影響するものもある）が、一過性の音楽幻聴を引き起こすことがある[16]。

ほとんどの音楽幻聴は、突然症状が始まる。そして幻聴のレパートリーが広がり、音が大きくなっていき、さらにしつこく、わずらわしくなっていく。そして素因を特定して取り除くことができても、幻聴は続く場合がある。幻聴が自律し、自己刺激し、自己永続的になるわけだ。この時点で、止めたり抑えたりすることはほぼ不可能だが、「ジュークボックス」のなかにリズムやメロディーや主題の似た曲があれば、それに取り換えることができる人もいる。このようにしつこく執拗に続くのに加えて、新しく入力される音楽への感受性が極端に鋭くなり、聞こえたものが何でもすぐに反復されるようになることがある。この種のすばやい再生は、耳に残るメロディーに対する反応と似ているが、音楽幻聴がある人の場合、たんなる心象ではなく、「実際の」音楽が聞こえているかのように物理的に響くことが多い。

このような発火、燃え上がり、そして自己永続の特徴は、癲癇に似ている（ただし、同じような生理学的特徴は片頭痛やトゥレット症候群の特徴でもある[17]）。ということは、脳の音楽ネットワーク内に電気的興奮の持続的で抑制できない広がりのようなものがあるのではないだろうか。ひょっとすると、（もとは抗癲癇薬として開発された）ガバペンチンのような薬が、ときに音楽幻聴にも効くことは偶然ではないのかもしれない。

音楽幻聴を含めたさまざまな幻覚は、感覚器官と脳の知覚システムに刺激が少なすぎるときにも起こりえる。状況は極端でなくてはならない。そのような極端な感覚遮断はふつうの生活では起こりにくいが、何日間も続けて深い静寂と沈黙に没頭している場合には起こるかもしれない。デイヴィッド・オッペンハイムはプロのクラリネット奏者で、一九八八年に私に手紙をくれたときは大学の学部長だった。年は六六歳、軽い高周波数の難聴があった。その手紙によると、二、三年前、彼は森の奥にある僧院の静修所で一週間を過ごし、一日に九時間以上も深い瞑想を行う座禅修行に参加した。その二、三日目に、かすかな音楽が聞こえ始めたが、彼は遠くで人がキャンプファイヤーを囲んで歌っているのだと思った。次の年、彼はまた参加し、再び遠くで歌っている声を聞いたが、やがて音楽は大きくはっきりしたものになった。「最高潮のときは大音量になります。繰り返しが多く、本来はオーケストラの曲で、いつもドヴォルザークとワーグナーのゆっくりした楽節です。……こんな音楽の断片が聞こえると、瞑想などできません」

瞑想中でないときは、ドヴォルザークでもワーグナーでもほかの誰でも、記憶から呼び起こすことはできても、「聞こえる」ことはありません。……座禅の場合は聞こえるのです。

一度に何日間も、同じ音楽の素材が取りついたように何度も繰り返されます。……「頭のなかの」音楽家を止めることも黙らせることもできませんが、コントロールしてうまく操ることはできます。……『タンホイザー』の〈巡礼の合唱〉を消して、モーツァルトの美しい交響曲第二五番イ長調のテンポの遅い楽章に変えることができました。この二つは同じ音程で始まるので（訳注　交響曲二五番イ長調は原文どおりだが、二九番のことかと思われる）。

彼の幻聴は知っている音楽ばかりではなく、自分で「作曲した」ものもあった。しかし「私は日常生活では作曲などまったくしません。この言葉を使ったのは、頭のなかで演奏された曲の少なくとも一つが、ドヴォルザークでもワーグナーでもなく、私がどういうわけかつくり上げている新しい音楽だったことを表現するためです」と彼はつけ加えている。

同じような話を数人の友人からも聞いた。心理学者のジェローム・ブルナーは大西洋を単独航海中、穏やかでやることがほとんどなかった日に、ときどき「海の向こうから忍び寄る」クラシック音楽が「聞こえた」と話している。

植物学者のマイケル・サンデューは、初心者船乗りとしての経験について、次のように書き送ってきた。

私が二四歳で、ヨットを運ぶために雇われたクルーの一員として働いていたときのことです。私たちは合計二二日間、海の上でした。最初の三日間が過ぎると、持ってきた本はすべて読み終えてしまいました。気晴らしにすることといえば、雲を眺めることと昼寝だけです。来る日も来る日も風はなく、私たちはただエンジンをかけ、帆をはためかせながら二、三ノットでぶらぶら進むだけでした。私はデッキの上か船室のベンチの上に寝転がり、プレキシガラスの窓越しに外を見つめていました。そんなふうに何もしない時間が長く続いているとき、私は何度か音楽幻聴を起こしたのです。

幻聴のうち二回は、船そのものが発生していてたえず聞こえる単調な音から始まりました。小型冷蔵庫のうなる音と、索具が風に吹かれて鳴る音です。その両方が果てしない楽器の独奏曲に変わったのです。元の音やその発生源を忘れてしまうほど見事に音楽に変わり、私は長い時間、無気力に横になったまま、魅力的な美しい楽曲に聞こえるものに耳を傾けていました。どちらの場合も、夢うつつのような状態で楽しんだあとにはじめて、私は音の発生源が何なのかを理解しました。面白いことに、楽器の音そのものは、ふだん私が楽しんで聴くようなものではありません。冷蔵庫のうなる音はヘビメタの超絶ギターソロのように聞こえ、アップテンポの弦楽器の高音が音を歪ませるアンプを通して流れてきます。索具の鳴る音はスコットランド高地のバグパイプのようで、一連の持続低音とメロディーラインがありました。そのような楽音はどちらも聞き憶えがありましたが、ふだん自宅のステレオでかけるようなものではありませんでした。

同じころ、父が私の名前を呼ぶ声もよく聞こえました。私の知るかぎり、その引き金になった音はありません(あるとき、私は水のなかからサメのひれが現れるという幻視も経験しました。サメを見たという私の主張を仲間は即座にうそだと言いました。そして私を笑ったのです。その態度からすると、サメを見るというのは経験の浅い船乗りによくある反応なのだと思います)。

コールマンが一八九四年に「精神健常者における幻覚と、感覚器官の局部器質性疾患などとの関連」について具体的に書いているにもかかわらず、「幻覚」とは精神病——脳の総体的器質性疾患(18)——を意味するのだという印象が長いあいだ、一般の人の心にも医者のあいだにも残っていた。一九七〇年代より前、「正気の人の幻覚」という一般的な現象を観察することに抵抗があったのは、そのような幻覚がどう起こるかについての理論がなかったことに影響されていたのかもしれない。一九六七年にようやく、ポーランドの神経生理学者、イエジー・コノルスキーが『脳の双方向性活動(*Integra-tive Activity of the Brain*)』の数ページを「幻覚の生理学的基盤」に割いた。コノルスキーは「なぜ幻覚は起こるのか」という疑問を「なぜ幻覚はいつも起きるわけではないのか。何が抑制するのか」に逆転させた。彼は動的システムが「知覚、イメージ、そして幻覚を発生させることがありえる……幻覚を起こすメカニズムは脳に組み込まれているが、何らかの特別な条件でのみ作動する」と考えた。コノルスキーは、感覚器官から脳に向かう求心性の連絡だけでなく、反対方向に向かう「逆向」の連絡もあるという証拠をまとめた——一九六〇年代当時はまだ弱かったが、今では歴然としている。そのような逆向の接続は求心性の接続に比べてまばらかもしれないし、通常の状況では作動しないかもしれない。しかしそれが幻覚の発生に不可欠な解剖学的・生理学的手段を提供する、とコノルスキーは考えた。それなら、通常はなぜ、発生しないのだろうか。コノルスキーの説によると、決定的な要因は目や耳など感覚器官からの感覚入力であり、通常はそれが大脳皮質の最高中枢から周辺へ、活動が逆流するのを抑制している。しかし感覚器官からの入力が大幅に不足する場合、それが逆流を促し、知覚したものとの区別を自覚できない幻覚を、生理学的に発生させる（静寂や暗闇の状況でも、通常は「オフ・ユニット」が作動して継続的な活動を起こすので、そのような入力減少は起こらない）。

　コノルスキーの理論が示した簡潔で見事な説明は、すぐに「求心性活動不足」に伴う「解放性」幻覚と呼ばれるようになった。このような説明は今日《こんにち》ではわかりきったことで、同語反復《トートロジー》のように思える。しかし一九六〇年代にこれを提唱するためには、独創性と大胆さが必要だった。

　今では脳画像の研究が進み、コノルスキーの考えを支持する揺るぎない証拠がある。二〇〇〇年、ティモシー・グリフィスが音楽幻聴の神経基盤についての詳しい先駆的報告を発表している。彼はポジトロンスキャンを使い、通常は現実の音楽を知覚するときに作動するものと同じ神経網を、音楽幻聴も広範に活性化させていることを明らかにした。

一九九五年、私はチャーミングで独創的な七〇歳のジューン・Bから、彼女の音楽幻聴を生々しく綴った手紙を受け取った。

最初に始まったのは去年の一一月のある晩、妹夫婦を訪ねているときでした。テレビを消して床《とこ》に就《つ》く用意をしたあと、〈アメージング・グレース〉が聞こえてきたのです。テレビで何か教会の礼拝を放送しているかどうか、妹と一緒にチェックしたのですが、月曜夜のフットボールのような番組でした。そこで私は海を見渡すテラスに出ました。音楽はついてきます。静かな海岸線と数少ない家々の灯りを見下ろし、そのあたりのどこからも音楽が流れてくる可能性はないと気づきました。私の頭のなかで鳴っているにちがいなかったのです。

ジューンが同封してくれた「曲目リスト」には、〈アメージング・グレース〉、〈リパブリック讃歌〉、ベートーヴェンの〈歓びの歌〉、『椿姫』の酒宴の歌、童謡の〈ティスケット・タスケット〉、それに「じつに物悲しい感じ」の賛美歌〈われらは来たりぬ〉などが入っていた。

ジューンはこう書いている。「ある夜、すばらしく厳《おごそ》かな演奏の〈ゆかいなまきば〉と、それに続いて嵐のような拍手が聞こえました。その瞬間、私はどうやら完全に頭がおかしくなったようなので、詳しく調べてもらったほうがよいと決断しました」

ジューンは（音楽幻聴を引き起こすことがあると何かで読んだことがあった）ライム病の

検査、聴性脳幹反応検査、脳波記録検査、それにMRI検査を受けた。脳波の検査中は〈セントメリーの鐘〉が聞こえていた――が、異常は何も見られなかった。聴力低下の兆候もなかった。

彼女の音楽幻聴は静かなとき、とくに床に就いたときに起こる傾向があった。「音楽をつけたり切ったりすることはできませんが、メロディーを変えられることはあります――聴きたいものにではなく、すでにプログラムされているものに。いくつかの歌が重なることもあって、それ以上もう耐えられなくなると、ラジオをつけて何か本物の音楽で眠りに落ちるんです[19]」

ジューンは次のように締めくくっている。「私の音楽はそれほどうるさくないので、とても幸運です。……もしうるさかったら、本当に気が変になったでしょう。静かなときに勢いが増します。何が聞こえているにせよ、ほかに気を取られる音――会話、ラジオ、テレビなど――がすると、たしかに消えていきます。先生は、私がこの新顔と『仲よく』つき合っているようだと思うでしょう。そう、うまく対処はできますが、ひどくわずらわしいこともあります。……午前五時に目が覚めて、眠りに戻ることができないとき、『老いた灰色の雌馬はあのころとはちがう』と合唱されるのは、うれしくありません。これはジョークではなく、実際に起こったことです。同じ句が何度も繰り返し歌われ続けなければ、私も面白いと思ったかもしれません」

ジューンがはじめて私に手紙を書いてから一〇年後、私は彼女に会い、ずいぶん歳月が経って、彼女の音楽幻聴は人生にとってプラスかマイナスか、どちらの意味で「重要に」なったかと尋ねた。「もしそれが消えたら、うれしいですか、それともさみしいですか」と訊いた。

「さみしいでしょうね」と彼女は即座に答えた。「あの音楽がなかったらさみしいでしょう。そう、今では私の一部なんですよ」

音楽幻聴に生理学的基盤があることはまちがいないが、ほかの（ここでは「心理学的」と呼ぼう）要因がどの程度、幻覚の最初の「選択」とその後の進化や役割に加わってくるのか、どうしても疑問に思えてくる。私は一九八五年にC夫人とM夫人について書いたとき、そのような要因についてあれこれ考えた。ワイルダー・ペンフィールドも、「経験に基づく発作」中に出現する歌や光景に、何か意味や重要性があるのだろうかと考えたが、ないという判断を下した。彼の結論によると、幻聴となる音楽は「皮質による調整の証拠があることを除けば、まったく無作為である」。ロドルフォ・リナスも同様に、大脳基底核におけるたえまない活動について、「連続的な無作為の運動パターンのノイズ発生器として作用するように思われる」と書いている。パターンや断片がときどき漏れて、歌や音楽の数小節を意識に押し込むとき、それは純粋に抽象的なもので、「それに対応するはっきりした感情はない」とリナスは考えた。しかし何か――たとえば、過剰に興奮した大脳基底核から噴出するチック――が無作為に始まり、そのあと関連や意味を獲得するかもしれない。

「無作為」という言葉を、大脳基底核内のちょっとした事故の影響に関して使うことはある。舞踏病《ヒョレア》と呼ばれる不随意運動がその一例だ。ヒョレアには個人的な要素はなく、完全な自律運動である。たいていの場合、意識に上ることさえなく、患者本人より他人のほうが気づきやすい。しかし「無作為」という言葉を、知覚であれ、想像であれ、幻覚であれ、経験に関して使うのはためらわれる。音楽幻聴には、生まれたときからの音楽にまつわる経験と記憶が動員され、ある種の音楽がもつ個人にとっての重要性が、かなり影響することはまちがいない。その音楽を耳にした頻度の影響力も大きく、個人的な好みにも勝る可能性がある。音楽幻聴の大部分は流行歌やテーマ音楽（そして年上の世代では賛美歌や愛国歌）の形をとっていて、プロの音楽家や音楽通のリスナーも例外ではない(20)。音楽幻聴は個人の好みよりも時代の好みを映す傾向がある。

音楽幻聴を楽しむようになる人も――わずかながら――いるが、多くの人々は苦しんでいる。たいていの人は遅かれ早かれ、ある種の適応や理解に到達するが、それが直接的な交流の形をとることがある。ティモシー・ミラーとT・W・クロスビーが発表した興味深い症例もその一つだ。患者は耳の不自由な高齢の女性で、「ある朝目覚めると、子どものころから知っている古い賛美歌をゴスペル四重唱団《カルテット》が歌うのが聞こえた」。その音楽がラジオやテレビから流れているのではないことを確かめると、彼女はかなり冷静に、それが「自分の頭のなかから」流れていることを受け入れる。そして合唱団の賛美歌のレパートリーは増えていった。「音楽はたいてい気持ちよく、患者はよくカルテットと一緒に歌って楽しんだ。……

さらに彼女は、新しい歌の数行を思い浮かべるとカルテットがわかってくれて、忘れていた言葉や歌詞を補ってくれることに気づいた」。ミラーとクロスビーは、一年後も幻聴に変化はなかったと述べ、その患者は「自分の幻聴にうまく適応し、それを自分が背負うべき『十字架』と見なしていた」とつけ加えている。しかし「十字架を背負う」ことに含まれるのは、悪い意味だけではない。容認や選択のしるしでもありえる。最近私が縁あって出会ったすばらしい老婦人は牧師で、耳が遠くなるにつれて音楽幻聴――おもに賛美歌――が聞こえるようになった。彼女は自分の幻聴を「贈り物」と考えるようになり、かなりのレベルまで「訓練」したので、教会にいるときや祈っているときに起こり、たとえば食事中は起こらない。彼女は自分の音楽幻聴を、心の奥深くで感じる宗教の場面に組み込んでいるのだ。

このような個人的影響は、コノルスキーのモデルやリナスのモデルにも十分に当てはまる――もっと言えば必須である。断片的な音楽パターンは「生の」音楽として、感情による色づけや連想なしに、大脳基底核から発せられるか、放たれるのかもしれない――この音楽に意味はない。しかしこのような音楽の断片が、意識と自己の根底にある視床皮質システムへと進み、そこで念入りに仕上げが施されて、さまざまな意味、感情、そして連想に包まれる。したがって、その断片が意識に届くまでに、意味と感情がすでにくっついているのだ。

個人の経験と感情による音楽幻聴の形成、そして心や人格と音楽幻聴の継続的な相互作用について、おそらく最も突っ込んだ分析を行ったのは、著名な精神分析学者のレオ・ランゲルだろう。ランゲルにとって音楽幻聴は、一〇年以上も前から続いている自己分析のテーマだ。

ランゲル[21]博士がはじめて自分の音楽幻聴について私に書き送ってきたのは、一九九六年のことだった。当時八二歳で、数ヵ月前に二回目のバイパス手術を受けていた。

> 集中治療室で目覚めたとたん歌が聞こえたので、「そこらへんにラビ（訳注　ユダヤ教の指導者）の学校があるな」と子どもたちに言いました。高齢のラビが……若いラビの生徒に歌い方や、儀式の執《と》り行い方を教えているように聞こえたのです。音楽は真夜中にも聞こえたので、ラビは遅くまで働かなくてはならないのだと家族に話しました。子どもたちは顔を見合わせて、おかしそうに優しく「そこらへんにラビの学校なんかないよ」と言いました。
>
> もちろんすぐに、それは自分なのだとわかってきました。それで安心と不安の両方を感じました。……音楽はたえまなく続いていたはずですが、ほとんどの時間、とくに多忙な病院の日課に追われているあいだは、私はそれにほとんど、あるいはまったく、注意を向けませんでした。六日後に退院したとき……「ラビ」は私についてきました。今度は自宅の窓の外にいて、山のほうを向いています。それとも、峡谷にいるのかもしれません。二、三週間後に飛行機に乗ったとき、彼はそばにいました。

ランゲルはその音楽幻聴――彼の考えでは麻酔か、手術後に投与されたモルヒネのせいかもしれない――が、時とともに消えるだろうと考えていた。「バイパス手術を受けた患者はみな経験するとわかっている、おびただしい認知の歪み」も経験したが、そちらはすぐに消え去った。[22]

しかし半年後、彼は音楽幻聴がいつまでも続くことになるのではないかと不安になった。日中、ほかに集中することがあるときは、たいてい音楽を遠くに押しやることができたが、夜は音楽幻聴のせいで眠れない（「睡眠不足でボロボロになった気分」と彼は書いている）。ランゲル博士はたしかに重い難聴だった。「私は何年も前から神経性聴覚障害を患っています。そういう家系なのです。音楽幻聴症は、聴力不足に伴う聴覚過敏と関係があると思います。きっと内部の中枢聴覚経路が過剰に興奮して、音を拡張しているのでしょう」。この脳の聴覚経路の過活動は、当初、風や交通やモーター音のような外部のリズム、あるいは呼吸や心拍のような体内のリズムに基づいて起こるのかもしれないが、「心がそれを音楽や歌に変え、コントロールするようになり、受動性が能動性に負ける」のだ、と彼は考えた。

ランゲル博士は、自分の音楽には気分や状況が反映されると感じている。当初、病院で聞こえる歌は変化に富んでいた。陰気で哀調的でラビに似合うものの場合もあれば、軽快で陽気な場合もある（「ああもう、なんてこった《オイ・ヴェイ・オイ・ヴェイ・オイ・ヴェイ・ヴェイ》」と「あらまあ、いやーね《ウーララ・ウーララ》」が交互に現れ、あとで彼は同じ節だと気づいた）。病院から自宅に帰ることになったときには、〈ジョニーが凱旋するとき〉が聞こえるようになり、次に〈ヒバリちゃん、かわいいヒバリちゃん〉のような「軽やかでうきうきしたもの」が聞こえた。

さらに彼は「ひとりでに出てくる正式な歌がないときは、私の脳と心がこしらえます。リズムのある音がつなぎ合わされて音楽になり、たいてい無意味な言葉がつくのです――最後に誰かが言った言葉か、私が読むか聞くか考えるかした言葉です」と書いている。この現象は夢と同じように、創作力に関係していると彼は思っていた。

私はランゲル博士との文通を続け、二〇〇三年に彼がこう書いてきた。

私はもう八年近く、こいつと一緒に暮らしています。症状はつねにあります。年中無休と感じる人もいるでしょう……［しかし］いつもそばにあるからといって、いつも意識しているわけではありません。それは私の一部になっています。そうだったら本当に精神病院に行くことになったでしょう。それは私の一部になっています。というのも、そのことを考えるときはいつも、あるいは、心が何かで占められていないとき、つまり何かに携わっていないときはいつも、そこにあるのです。

それにしても、私は簡単に曲を鳴らすことができます。音楽の一小節、または歌詞の一語について考えるだけで、作品全体が押し寄せてきて始まります。まるで感度のいいリモコンですね。そのあと「それ」が望むかぎり、そのままです――あるいは私が放っておくかぎり……

オンのスイッチだけがあるラジオのようです。

ランゲルはもう一〇年以上も音楽幻聴に耐えているが、だんだんに、以前ほど無意味でも無作為でもないように思えるようになった。歌はすべて自分の若いころのもので、「分類できる」。彼は次のように書いている。

ロマンチックなもの、心を打つもの、悲愴なもの、賛美するもの、愛にまつわるもの、泣けるもの——あらゆるものがあります。すべてが記憶を呼び起こします。……多くが私の妻の記憶で……彼女は七年前、これが始まって一年半後に亡くなりました。……

構造的には夢に似ています。発生を促す刺激があり、情動に関係し、自分が望んでも望まなくても自動的に考えをよみがえらせ、経験的知識に基づいていて、追求したければ基礎があり……。

音楽が止んだとき、ふと気づくと、さっきまで止んでほしいと思っていたメロディーをハミングしていることがあります。さみしいと思っているのです。……精神分析医なら誰でも知っていることですが、どんな症状の場合も（これは症状です）、防御の背後には願望があります。……表面に浮かんでくる歌は……衝動、希望、願望を伝えているのです。冒険的な願望、セックスについての願望、道徳上の願望、積極果敢な願望だけでなく、行動と勝利への衝動もあります。じつはそういう願望や衝動が、もともとの邪魔な音を打ち消し、それと入れ替わって、「音楽幻聴という」最終的な形になっているのです。不満はあっても、私は幻聴の歌を喜んで受け入れます、少なくともある程度は。

オンラインの『ハフィントン・ポスト』に寄せた長い記事のなかで、ランゲルは自分の経験を次のように要約している。

私は自分を一種の生きる実験室、聴覚というプリズムを通して見る天然の実験装置と考えている。……私は辺境で生きてきた。しかしそれはとても特殊な辺境、脳と心の境界《じ》である。そこからの展望は広く、いくつかの方向が見える。この経験は神経学にも、耳科《か》学にも、そして精神分析学にも関係し、そのすべてが結びついた固有の症状に収束している。それは管理された診察台の上でなく、現在進行形の人生という舞台で実際に経験されるものである。

(注1) ロバート・ジュールダンが『音楽、脳、そしてエクスタシー (*Music, the Brain, and Ecstasy*)』のなかで引用しているクララ・シューマンの日記には、夫が「とても荘厳な、地上の誰も聞いたことがないほどすばらしい音を奏でる楽器による音楽」を聞いた様子が記されている。彼の友人の一人は、シューマンに「奇妙な現象のことを打ち明けられた……完全にでき上がった完璧なすばらしく美しい楽曲が、心のなかで聞こえるというのだ！　遠くで金管楽器を奏でているような音で、それが非常に崇高なハーモニーによって強められている」と報告している。

シューマンはおそらく、躁鬱《そううつ》病か統合失調性情動障害を患っていて、晩年には神経性梅毒にもかかっていた。そしてピーター・オストワルドがこの作曲家に関する論考『シューマン――音楽と狂気（*Schumann: Music and Madness*）』のなかで明らかにしたように、彼がとうとう衰弱したとき、創造力にあふれていた時代には自由に操って利用することもできた幻聴が彼を打ちのめし、まず「天使のような」、そして次に「悪魔のような」音楽に変わり、最後にはたった一つの「ひどい」ファの音になって、昼も夜もひっきりなしに、耐えられないほど強く鳴り響いた。

（注2）カリフォルニア大学サンディエゴ校のダイアナ・ドイチュは、大勢の音楽幻聴経験者から手紙を受け取り、幻聴が時間とともにどんどん短い楽節になり、一つか二つの音だけになることもある例が、ごく一般的であることに衝撃を受けた。このような経験は幻肢のある人々のそれと似ているかもしれない。幻肢は時とともに縮む、あるいは「入れ子になる」のが特徴的だ。幻覚による腕は縮んで、肩にはさみがくっついたような手になることもある。

（注3）この症例はブラウン大学のR・R・ディヴィッドとH・H・フェルナンデスによって報告されている。

（注4）マイケル・コロストが人工内耳を埋め込んだあとの経験はまったくちがう。彼は著書『サイボーグとして生きる』にこう書いている。

起動の一週間か二週間後、おかしなオーケストラは団員の大部分を解雇した。太陽が出ると星が見えなくなるように、人工内耳をつけて幻聴が聞こえなくなった。帽子を脱ぐと、いまだに遠くにいる群衆のわめき声が低く聞こえる。しかしジェット機のエンジンも、常連が千人いるレストランも、薬でハイになっているジャズ・ドラマーも、もう現れない。

以前は聴覚皮質が怒って「おまえが音をくれないのなら、おれがつくり出そうじゃないか」と言っているかのように、そのとおりのことを聴力低下に反比例して延々と続けていた。しかし今や聴覚皮質は目いっぱい詰め込まれて、再び満足し、沈黙している。

それに気づいた最初の夜、私は服を脱ぎ、ありがたい深い静寂のなかで眠りについた。

（注５）このエッセイ「追想」は『妻を帽子とまちがえた男』に収録されている。

（注６）一九七五年、ノーマン・ゲシュウィンドらが発表した独創的な論文は、報告の少ないこの症候群について神経学者に警告している（Ross, Jossman, et al. を参照）。この一〇年ないし二〇年のあいだに、音楽幻聴は医学文献で注目されるようになってきていて、一九九〇年代初め、G・E・ベリオスはそのような文献の包括的な論評を二つ発表した。単一集団内の音楽幻聴に関する今までで最も詳細な臨床研究は、ニック・ワーナーとヴィクター・アジスのものだ。二人は二〇〇五年、ウェールズ南部の高齢者における音楽幻聴の発生率、現象学、および生態学に関する一五年の研究結果を発表した。

（注７）私が州立精神病院に勤めた二五年のあいだに、声が聞こえると報告する統合失調症患者には大勢出会ったが、音楽が聞こえることを認める患者は非常に少なかった。両方が聞こえるという患者はたった一人、エンジェル・Cだけで、彼ははっきりその二つを区別した。一八歳のときにはじめて精神障害を起こして以来ずっと、自分を非難する、脅す、おだてる、あるいは命じる「声」が聞こえていた。それに反して、「音楽」が聞こえ始めたのは三〇代半ば、いくぶん耳が遠くなったときのことだ。その音楽に「戸惑い」はしたものの、おびえることはなかった。自分を支配する「命令」の幻聴が、恐怖と脅威に満ちていたのとは対照的だ。音楽幻聴は雑踏のなかにいるような「支離滅裂なささやき」から始まり、次に明らかな音楽に変わった――彼が好きな音楽だった。「私はよくスペインのレコードをかけ

ていました。今、それをまた聞いているような感じですが、レコードはありません」。音楽の合間に、最初に聞いた「ささやき声」や、「頭上を飛ぶジェット機のような」音、あるいはミシンに似た「工場の音」など、別の音がはさまることもあった。

言葉と音楽両方の幻聴がある患者を研究している泉有紀代らは、両者の脳内の局部血流に「明確に異なる」パターンを見つけた。これはこの「二種類の幻聴の原因が異なることを示している可能性がある」

しかし、この二つのタイプは融合したり結合したりすることもある。ある統合失調症の患者の場合、歌の歌詞が妙な変化を起こし、種々雑多の精神病的な命令やメッセージを伝えていた。彼はそれが、外の空間から自分の頭に向けて放たれているように感じていた。心臓発作で父親を亡くした別の患者は、病的な抑鬱状態になり、〈きらきら星〉のひどい替え歌が（音楽はそのままで）聞こえ続けた——彼女はそれを「心臓発作の歌」と呼んでいる。

（注8）耳鳴りは音楽幻聴の前に、または音楽幻聴に伴って起こることもあるが、たいていは単独で起こる。ゴードン・Bの高いファのように音程がわかる音が鳴ることもあるが、多くの場合、シューとかキーンというような音だ。耳鳴りのキーンやヒューヒューやシューシューは、音楽幻聴と同じように、外から聞こえてくるように思える。二、三年前に耳鳴りがするようになったとき、私はアパートのラジエーターから漏れる蒸気だと思い、街中に出ても「ついてきた」ときはじめて、その音が自分の頭のなかで発生していることに気づいた。耳鳴りは音楽幻聴と同じように、人の声が聞き取りにくくなるほど大きな音になることもある。

（注9）シェリル・Cと同じようにゴードンの場合も、機械的な音が音楽に取って代わった。これは脳が無秩序に秩序を押しつけているのだろうか。似たようなことは、マイケル・コロストが深刻な難聴か

ら完全な聴力喪失に移ったとき、二、三時間にわたって起こったようだ――そしてすぐに音楽幻聴が始まった。著書『サイボーグとして生きる』のなかで彼は、毎日が物音で始まって音楽で終わる様子を描写している。

奇妙なことに、私は予想していたような静寂の世界に生きているのではない。それなら少なくともなじみがあっただろう。補聴器をはずしてほぼ完全な静寂を経験することはいつでもできたからだ。しかし今は、川の流れる轟音が聞こえるかと思えば、ジェットエンジンが聞こえ、千人の常連客が一度にしゃべっているレストランにいる。音はとめどなく、抗いがたい。……しかし慰めもある。晩には轟音や鐘の音がソフトになる。壮麗で、格調高く、深くなる。大きなオルガンが拍子やビートのないゆっくり展開する葬送曲を演奏するのが聞こえる。オーロラのような厳粛な壮麗さがあり……この場合にふさわしい。なぜなら私の耳は死につつあるからだ。しかしその耳は自らの葬式ですばらしい演奏をしている。

(注10) 老人ホームの患者の一人、マーガレット・Hは、数年前から聴覚に問題があった。右耳はひどい難聴、左耳は中くらいの難聴で、どちらも悪化しつつあったのだが、彼女の不満は聴力が衰えたことより、「漸増」――音に対する過大で異常な感受性――だった。彼女は「特定の声が耐えられなくなるほどの不快な強勢」への不満を訴えた。一年後、「チャペルに行っても、オルガンの音と歌声がどんどん大きくなって、頭のなかで響き続けるので耐えられなくなる」と話している。この時点で、彼女は耳栓をつけるようになった。補聴器は音の不快な増幅と歪みを強めるかもしれないと感じて、つけることを拒否した。

しかしマーガレットがはじめて音楽幻聴を覚えたのは、五年後のある朝、目覚めると〈愛しのクレメンタイン〉のコーラスを繰り返し何度も歌う声が聞こえたときのことだ。彼女の話によると、最初は「魅力的な美しいメロディーなのに、そのあとジャズ風になって、音も大きく、にぎやかで、うるさくなり、まったく柔らかさがなくなる。初めは好きになりそうなのに、あとからざらざらした感じになって、きれいなメロディーではなくなる」のだという。二日間、彼女は隣室の患者のオブライエン神父が、古いシナトラのレコードをひっきりなしにかけているのだと信じていた。

マーガレットの幻聴は、本人の初期の聴覚現象と同じで、ひどく増幅され歪んでいる不快なものだ。その意味で、（本物の音楽を聞くときはまたちがうかもしれないが）音楽幻聴が歪まないゴードン・Bなどとはちがう。

（注11）高齢者では音楽幻聴と聴覚障害の結びつきは一般的だが、どんな年齢でも始まる可能性はあり、一生涯続くかもしれない。このことは、若いころに耳が不自由になった高齢の女性、ミルドレッド・フォアマンからの手紙で語られている。

私は言語習得後失聴者の女性で、何十年間もたえまない音楽幻聴を抱えて生活しています。六〇年以上前に起こった、聴力低下の始まりとほぼ同じころから出ています。……耳が聞こえていたときに聞いていたメロディーしか思い出しません。……私の頭のなかの「iPod」は、聞き憶えがあってタイトルを言える曲しか再生しません。……聴力を失う前、私はピアノを弾いていました。いまだに譜面を読むことができて、音符が並んだページを見ると、どんな音になるかを頭のなかで想像できます。でも、譜面を読んでも実際に聞いたことのない曲は、データベースに保存されていないので短期間で忘れてしまいます。このことから、私の聴覚神経経由でデータベースの音楽部門に入ってきたものは、そこに埋め込まれたままですが、今、視覚神経経由で入るものはすぐに消去されるのだと思います。

（注12）私の患者の大半は成人だが、マイケルのケースや本書の初版刊行以降に受け取ったたくさんの手紙から、子どもの音楽幻聴（やその他の幻覚）は私たちの認識よりもっと一般的なのではないだろうか、と考えるようになった。有名な作曲家のスティーヴン・L・ローゼンハウスは、手紙にこう書いてきた。

私も生涯に一度だけ音楽幻聴を経験したことがありますが、この章を読むまでそのことを思い出しませんでした。私は幼く、たぶん四歳か五歳でした。すでにとても音楽好きで、両親の話によると、話すことを覚える前（二歳ごろ）に、調子を取って歌う早熟なタイプの子どもだったそうです。あるクリスマスの朝、目覚めると〈リトル・ドラマー・ボーイ〉がオリジナルの編曲（レイ・コニフのコーラス）ではっきり聞こえました。私はその音楽がどこから聞こえているのか知りたくて、母を部屋に呼びましたが、「何も聞こえないわよ」と言われたのです。私は「僕には聞こえるよ、まだ鳴っている」と言ったのを憶えています。母の反応は憶えていません（当時ならどんなだったか想像するしかありません）が、夢を見ていたのだと言われたことは憶えています。そのあとすぐに、音楽は止んだのだと思います。

やはり手紙をくれたルイス・クロンスキーも、ブロンクスで暮らしていた七歳か八歳のときに起きた、奇妙な音楽の出来事について書いている。彼はフランク・シナトラの映画『波も涙も暖かい』を見ていて、〈望みを高く〉という主題歌に「うっとり」したことを憶えていた。

映画を見た直後のある夜、目が覚めて長いあいだ眠りに戻ることができず、生涯でただ一度だけ、アパートの窓の外で「演奏」されている曲を聞きました。これは不思議なことでした――うちは四階にあったのですから。あくる日、私は母にそのことを尋ねましたが、もちろん夢を見ていたにちがいないと言われました。先生の本を読むまで、この種の幻覚が起こりえることを知りませんでした。

(注13) 三年後、マイケルの母親は次のような最新情報を送ってくれた。

マイケルは現在一二歳で中学一年生になりましたが、あいかわらず止まない音楽を聞いています。学校でのストレスがある場合を除けば、うまく対処できるようになっているようです。片頭痛が起こることもあって、そのときは音楽がとてもうるさくなり、誰かがラジオのダイヤルを局の中間に合わせているかのように入り乱れます。ありがたいことに、今年はそういう出来事が起こる回数は激減しました。面白いことに、マイケルに音楽が聞こえるとき、彼の脳は自動的にそれを記録するので、何年も経ったあとでも、まるで今聞いたかのように思い出したり演奏したりすることができます。彼は自分の音楽を作曲するのが大好きで、絶対音感があります。

(注14) 一九八三年の『ニューヨーク・タイムズ』紙の記事に、ドナル・ヘナハンがショスタコーヴィチの脳損傷について書いている。ヘナハンによると、裏づける証拠はないが、この作曲家はレニングラ

ードが包囲攻撃されたときにドイツ軍の爆弾の破片に当たり、数年後のレントゲン撮影で、脳の聴覚野に金属の破片が刺さっていることがわかったという。

ヘナハンは次のように語っている。

しかしショスタコーヴィチはその金属片を取り除くことを嫌がったが、それは無理もない。彼の話では、そのかけらがそこにあるから、頭を傾けるたびに音楽が聞こえるのだという。頭に毎回ちがうメロディーがあふれ、それを作曲に使う。頭を元に戻したとたん、音楽が止む。

その後、ショスタコーヴィチの歴史と音楽の生徒だったノーラ・クラインから聞いたところでは、爆弾の破片の話は「戦争中にどこかで活字にされた、ちょっとしたたわ言ですよ。……実際、ショスタコーヴィチは敵機が頭上を飛んでいるときに屋根の上に上がったことなどありません。自分の交響曲第七番の第一楽章を作曲するのに忙しかったですから」。そのような作りごとを広めるのが、「ソビエト官僚の好む気晴らし」だったのだとクライン博士はつけ加えた。

（注15）神経科医仲間のジョン・カールソン医師が、自分の患者で側頭葉発作後にはっきりした音楽幻聴を経験したＣ夫人について説明してくれた。現在九〇代のＣ夫人は才能あふれる音楽好きの女性で、六〇〇以上もの詩とたくさんの賛美歌を書いていて、自分の奇妙な経験について日記をつけている。彼女は二週間以上も、隣人がテープレコーダーを昼となく夜となく、大音量でひっきりなしにかけているのだと信じていた。その後、そうではないことに気づき始めた。

三月一七日——ケヴィンと一緒に廊下にいて、私が「なぜテレサは同じ歌をずっとかけているのかしら。うるさいわ。実際、気が変になりそう」と話すと、ケヴィンは「私には何も聞こえないよ」と言った。彼の耳はそんなに遠くなっているのかしら。

三月一九日──とうとうテレサに電話をした。彼女は音楽をかけていない。どこから聞こえてくるのかわからない。

三月二三日──ずっと聞こえているこの音楽のせいで、だんだんに頭がおかしくなりつつある。……何時間も眠れない。……今は〈きよしこの夜〉と〈まぶねのなかで〉と〈村の小さい教会〉、それにまた〈救いぬしイエスよ〉が聞こえている。三月にクリスマス？　どの歌も音程とリズムが完璧で、曲全体が終わるまで止まらない。私の耳のせい？　頭？

四月、C夫人はMRIや脳波検査など、神経学的な評価を求めてカールソン医師のところに来た。MRIから、彼女が両方の側頭葉に発作を起こしていた（右側の方が激しくて最近起こった）ことがわかった。三、四カ月後、彼女の音楽幻聴はかなり鎮まったが、二年経ってもまだときどき起こっている。

（注16）イーヴリン・ウォーは一九五七年の自伝小説『ピンフォールドの試練』のなかで、アルコールと鎮静剤に混ぜた抱水クロラールを大量に飲んで起こった、中毒性譫妄《せんもう》、つまり精神病について語っている。ゆっくり神経が鎮まっていくあいだ、ピンフォールドはさまざまな幻聴──物音、声、そしてとくに音楽──を経験する。

（注17）ヴィクトリア朝時代の医師は「脳の嵐《ブレーンストーム》」という生々しい言葉を、癲癇だけでなく、片頭痛、幻覚、チック、悪夢、躁病、そして種々雑多の興奮を指すのに使った（ガウアーズはそのような「生理的に異常に興奮した」状態を癲癇の「境目」にあると言った）。

（注18）精神健常者と統合失調症患者、両方の幻聴の包括的で価値ある調査を、ダニエル・B・スミス

が著書『ミューズ、狂人、預言者——幻聴の歴史、科学、そして意味の再考（*Muses, Madmen, and Prophets: Rethinking the History, Science, and Meaning of Auditory Hallucinations*）』に示している。

（注19）のちに私は彼女にほかのもっとシンプルな幻覚はあるかと尋ねた。「カラン、コロン、カラン、コロン」だけのこともある、と彼女は答えた。「コロン」は「カラン」より五音低く、頭がおかしくなりそうなほど何百回も繰り返されるという。

（注20）ベテランのチェリスト、ダニエル・スターンのような例外もある。スターンは驚異的な音楽記憶力の持ち主で、だんだん耳が遠くなるにつれて聞こえるようになった幻聴の音楽は、ほぼすべてがチェロの協奏曲か、プロとして演奏したことがあって全体を聞いているほかの弦楽器の曲だった。スターンは小説家でもあり、音楽幻聴について短篇「ファブリカントの道（Fabrikant's Way）」に書いている。

（注21）満九二歳になったランゲルは、精神分析医としての仕事を続け、自分の音楽幻聴に関する本を書いている。

（注22）彼には一五年前、最初のバイパス手術を受けたときも、「同じ厳粛な歌と聖歌」が聞こえたが、そのうち消えたというおぼろげな記憶があった（「この記憶は確かではありませんが、希望が持てました」と彼は書いている）。

第2部　さまざまな音楽の才能

第7章　感覚と感性——さまざまな音楽の才能

私たちはよく人のことを「音感がいい」とか「音感が悪い」という言い方をする。音感とはそもそも、音の高低やリズムを知覚する能力である。周知のとおり、モーツァルトはすばらしい音感をもっていて、もちろん卓越した芸術家だった。優秀な音楽家はみな、たとえモーツァルトほどではないにしても、そこそこの音感をもっているはずだと考えられている。しかし、音感がいいだけで十分なのだろうか。

この話は、レベッカ・ウェストの半自伝小説『あふれる泉（*The Fountain Overflows*）』のなかに出てくる。これはある音楽一家の生活を描いた物語で、母親は（ウェスト自身の母親と同じように）プロの音楽家、父親はすばらしい知性のもち主だが音楽の才能はなく、三人の子どものうち、二人は母親と同様、音楽の才能に恵まれている。しかし最高の音感をもっていたのは、「音楽的才能のない」娘のコーデリアだ。姉に言わせると彼女は——

本当に耳がよくて、実際、ママにもメアリーにも私にもない絶対音感があるの……それに指が柔らかくて、手首につくくらい反らせることができるし、何でも初見《しょけん》で読める。でも、コーデリアが弓を弦にのせるたびに、ママの顔はくしゃくしゃになる。最初は怒りで、それからだんだん哀れみで。彼女が出す音色はひどくベタベタしていて、楽節のまとめ方はいつも、ばかな大人が子どもに何かを説明しているみたいに聞こえた。それに彼女はいい音楽と悪い音楽を聞き分けることもできなかったわ。私たちはいつもできていたのに。

コーデリアに音楽の才能がないのは彼女のせいじゃない。ママはよく言ってた……パパの遺伝だって。

逆の状況がサマセット・モームの短篇「変わり種」に描かれている。新たに爵位を授けられて貴族の仲間入りをした一家の洗練された若い息子が、家柄のよい紳士の生活に欠かせない狩猟と射撃を習っていたのに、ピアニストになりたいという熱い願望を抱くようになって、家族を落胆させる。それでも妥協が成立し、二年後にイギリスに帰ってプロのピアニストの意見に従うことを承知したうえで、若者は音楽の勉強をするためドイツに渡る。

いよいよその時が来た。ミュンヘンから帰ったばかりのジョージがピアノの前にすわる。その日のために著名なピアニストのリー・マカルトが招かれ、家族全員が集まった。ジョージは音楽に没頭し、ショパンを「元気いっぱいに」弾いた。しかし何かがおかしい。語り手もそれを認めている。

正直、私は音楽にそれほど詳しくないので、彼の演奏を正確には描写できない。しかし、その演奏にはたしかに力があり、若々しさにあふれていたが、ヴィクトリア朝初期を彷彿とさせるショパン特有の魅力、優しさ、繊細な哀愁、切ない喜び、少し色あせたロマンスが欠けているように感じられた。それにまたもや、ほとんど気づかないくらいかすかだが、何となく両手の動きがきちんと合っていないような感じがする。フェルディーに目を向けると、彼はかすかな驚きの表情を姉に見せていた。ミュリエルの視線はピアニストにじっと注がれていたが、今は下を向き、あとはずっと床を見つめていた。父親も彼をじっと見て、視線を動かさなかったが、私の勘違いでなければ、その顔は青ざめて落胆のようなものを浮かべている。音楽は一族が先祖代々譲り受けてきたものであり、生まれてこのかた世界一流のピアニストの演奏を聞いてきた彼らは、本能的な的確さで評価していたのだ。ただ一人、感情を顔に出さなかったのはリー・マカルトだった。彼女はとても注意深く耳を傾け、壁のくぼみに飾られた像のようにじっと動かない。

とうとうマカルトが判定を伝えた。

「もしあなたに芸術家の素質があると思うなら、ためらうことなく芸術のためにすべてをなげうつように懇願するべきでしょう。大切なのは芸術だけです。芸術にくらべれば、富や階級や権力など、わら一本の価値もありません。……もちろん、あなたが一生懸命に努力したことは私にもわかります。それが無駄だったと考えてはいけません。ピアノが弾けることはどんなときも喜びであり、そのおかげで、ふつうの人には望むべくもないほど深く、すばらしい演奏を味わうことができます」

しかしジョージには一流のピアニストになる腕も耳も「絶対にない」、と彼女は続けた。

ジョージとコーデリアは二人とも、音楽の才能に救いようのない欠陥があったが、その形はまったくちがった。ジョージには気迫、活力、熱心さ、そして音楽への情熱があるが、基本的な神経学的能力がない――音感に欠けているのだ。一方のコーデリアには絶対音感があっても、（本人は気づいていないが）音楽的な感性とセンスがまったくないので、これからも楽節のまとめ方がわからないだろうし、「ベタベタした」音色はよくならないし、いい音楽と悪い音楽の区別がつけられないだろう、と感じさせてしまうのだ。

音楽への感性――最も一般的な意味での「音楽的才能」――にも、特定の神経学的な潜在能力が必要なのだろうか。たいていの人は、自分の希望と能力と機会が合致してうまくいくことを願うだろうが、ジョージのように能力が希望に合わない人や、コーデリアのようにあらゆる才能をもっているのに、いちばん大切な判断力やセンスだけがないように思える人は必ずいる。認識や情緒の能力をすべてもっている人はいない。チャイコフスキーでさえ、自分にはすばらしいメロディーを生み出す才能はあるが、それにくらべて音楽の構造を理解する力がないことを、はっきり自覚していた——が、彼はベートーヴェンのような構成の優れた作曲家になることを望まず、旋律の優れた作曲家であることに十分満足していた[1]。

私が本書で取り上げている患者や、私に手紙をくれる人の多くは、何らかの音楽的なアンバランスを自覚している。彼らの脳の「音楽的」部位が本人の支配下に入りきっていなくて、独自の意志をもっているかのように思えることがある。たとえば音楽幻聴の場合がそうで、本人は求めていないのに押しつけられる。したがって、その幻聴によって生じる音楽的心象やイメージは、人が自分自身のものだと感じるものとはまったく異なる。演奏について言えば、音楽家の筋失調症の場合がそうで、指が本人の意志にしたがうことを拒否し、縮こまって自分の「意志」を示す。そのような状況では、脳の一部が本人の意図、本人の自己と反目し合っている。

心と脳が対立するほどの著しい不調和がない場合でも、ほかの才能と同じように、音楽的才能も独自の問題を引き起こすことがある。ここで思い浮かぶのは、著名な作曲家であり、たまたまトゥレット症候群の患者でもあるトビアス・ピッカーだ。私と会ってすぐ、彼は生まれてこのかたずっと自分を「苦しめている先天性障害」がある、と話してくれた。私は彼がトゥレットのことを話しているのだと思ったが、本人はそうではないと言った——先天性障害とは、彼の優れた音楽的才能のことだった。それは天性のもののようで、彼は生まれてすぐにメロディーを認識して拍子をとり、四歳でピアノを弾き始め、作曲をするようになった。七歳のころには、長くて複雑な音楽作品を一度聞いただけで再現できるようになり、いつも音楽によって引き起こされる感情に「圧倒されて」いた。彼が言うには、自分は音楽家になるのであり、ほかのことをするチャンスはないだろうと、物心ついたころからわかっていた。それほど彼の音楽的才能は激烈なのだ。彼にほかの道はなかったと思うが、彼は自分が音楽的才能に支配されているのであって、その逆ではないと感じる場合があっただろう。同じように感じた経験のあるアーティストや演奏家は大勢いるにちがいない。音楽の場合（数学の場合と同じように）、そのような能力はとくに早熟なので、幼いときにその人の人生を決める傾向がある。

ピッカーの音楽を聴き、彼が演奏したり作曲したりするのを見ると、彼がもっているのは特殊な脳、私のものとはまったく異なる音楽家の脳だという気がする。異なる働きをして、私のものにはない接続や活動野をもつ脳なのだ。そのような差異が、どの程度ピッカーが言うように「先天性」なのか、それとも訓練の結果なのか、知ることは難しい――ピッカーも多くの音楽家と同様、幼いころに徹底した音楽の訓練を始めているので、なかなかわかりにくい問題なのだ。

一九九〇年代に脳撮像技術が発達したため、音楽家の脳を実際に視覚化し、音楽家でない人のものと比較することができるようになった。ハーバード大学のゴットフリード・シュラウグらは、MRI外形計測を用いて、さまざまな脳構造の大きさを慎重に比較した。そして一九九五年に発表した論文で、プロの音楽家は、脳の左右の半球をつなぐ太い交連線維束である脳梁が肥大していること、絶対音感のある音楽家は、聴覚野の一部である側頭平面が非対称に肥大していることを示した。シュラウグらはさらに、大脳皮質の運動野、聴覚野、視覚空間野だけでなく、小脳でも、灰白質の量が増えていることも明らかにした。[2] 視覚芸術家、作家、または数学者の脳を識別することは、今日の解剖学者でもほとんど不可能だろう——だが、プロの音楽家の脳は一瞬のためらいもなく見分けることができる。[3]

このような差異は、どの程度が生来の性質の表れなのか、どの程度が幼少期の音楽訓練の結果なのか、シュラウグは疑問に思った。もちろん、音楽の才能に恵まれた四歳児が音楽の訓練を始める前、その脳にどのような特徴があるのかはわからないが、そのような訓練の影響が非常に大きいことを、シュラウグらは明らかにしている。音楽家の脳に見られる解剖学的変化には、音楽の訓練を始めた年齢、そして練習や稽古の激しさと、強い相関があったのだ。

ハーバード大学のアルバロ・パスカル゠レオーネは、脳がいかにすばやく音楽の訓練に反応するかを明らかにした。五本指でのピアノの練習を用いて訓練の効果を調べ、そのような練習を数分間続けるうちに、運動皮質に変化が見られることを実証したのだ。さらに、脳のさまざまな部位の局部血流を測定することによって、大脳皮質の各部位だけでなく、大脳基底核と小脳でも活動が増えていることを示した——体を使った練習だけでなく、イメージトレーニングだけでも。

人それぞれ持てる音楽の素質が千差万別なのはたしかだが、生まれながらの音楽的才能はほとんどの人にあることを示唆するものは多い。このことを最も明確に示しているのは、幼い子どもに耳と真似だけでバイオリンの弾き方を教える鈴木メソッドだ。耳が聞こえる子どもはほぼ全員、そのような訓練に反応する。(4)

短い期間クラシック音楽に触れるだけで、子どもの数学能力、言語能力、視覚空間能力が刺激されたり、高められたりすることがありえるのだろうか。一九九〇年代初頭、カリフォルニア大学アーバイン校のフランセス・ローシャーらが、音楽を聴くことで音楽に関係ない認知力が変化するかどうかを調べる一連の研究を考案した。そしていくつかの綿密な論文を発表し、そのなかで、モーツァルトを聴くと(「リラクゼーション」音楽を聴く、または静かな場所にいるのにくらべて)、たしかに抽象的な空間推論が一時的に向上することを報告した。モーツァルト効果と呼ばれるようになったこの現象は、科学者のあいだに議論を巻き起こしただけでなく、マスコミでも大きく取り上げられ、おそらく必然的に、もともと研究者たちが書いた地味な報告書とはかけ離れた、大げさな主張が書き立てられた。そのようなモーツァルト効果の妥当性にはシュレンバーグなどによって異論が唱えられたが、議論の余地がないのは、若く柔らかい脳に対して徹底した音楽の訓練がおよぼす効果だ。藤岡孝子らは、脳磁図を使って脳内の聴性誘発反応を調べ、わずか一年でもバイオリンの訓練を受けた子どもの左脳半球には、訓練を受けていない子どもとくらべて、著しい変化があることを記録した。(5)

このような研究結果が幼少期の訓練について示唆するところは明白だ。ほんの少しモーツァルトを聴いただけで子どもが優秀な数学者になるわけではないかもしれないが、音楽に定期的に触れること、とくに積極的に音楽に参加することが、脳のさまざまな部位——音楽を聴いたり演奏したりするために協調しなくてはならない部位——の発達を刺激する可能性があることはまちがいない。大半の生徒にとって、音楽は読み書きとまったく同様に、教育上重要なのだ。

音楽の能力は言語能力と同じように、人間の普遍的な潜在能力と見ていいのだろうか。どんな家庭でも言語に触れる機会があり、ほぼすべての子どもが四歳から五歳までに（チョムスキーが言うところの）言語能力を身につける[6]。音楽についてはそうはいかないだろう。音楽とはほとんど無縁の家庭もあるだろうし、音楽の潜在能力は、ほかの潜在能力と同様、完全に発達するためには刺激が必要だからだ。誘因や刺激がないと、音楽の才能は伸びないかもしれない。しかし、言語の習得には幼少期にかなりはっきりした重要な期間があるのに対し、音楽の場合はそういうものがほとんどない。六歳か七歳で言語を習得していないのは悲劇だが（そうなる可能性があるのは、手話も発話も利用する機会がない聴覚障害児の場合だけ）、同じ年齢で音楽を習得していないからといって、将来的にも音楽を習得できないとはかぎらない。友人のゲリー・マークスは、ほとんど音楽を聞くことなく育った。彼の両親はコンサートに行かなかったし、ラジオで音楽を聞くのもまれで、家のなかには楽器も音楽に関する本もなかった。クラスメートが音楽について話すのを聞いてもわけがわからず、なぜそんなに興味をもつのか不思議だったという。

「僕は音痴だった。メロディーを歌えなかったし、人が正しい音程で歌っているかどうかわからなかったし、一つの音と別の音を聞き分けることもできなかった」と彼は語っている。早熟な子どもだったゲリーは天文学に情熱を燃やしていて、音楽とは無縁の科学の世界で生きる準備が万端なように見えた。

しかし一四歳のとき、彼は音響学、なかでも振動する弦の物理学に魅力を感じるようになった。関係する本を読み、学校の実験室で実験をしたが、だんだんに自分で弦楽器をつくるようになる。一五歳の誕生日に両親からギターを贈られ、すぐに独学で弾き方を覚えた。ギターの音と弦をはじく感触に興奮を覚え、あっという間に習得して、一七歳のときには、高校の「最優秀音楽家」コンテストで第三位に入賞している（彼の高校の友人で幼いころから音楽好きだったスティーヴン・ジェイ・グールドが第二位だった）。ゲリーは大学で音楽を専攻し、ギターとバンジョーを教えることで生計を立てるようになった。それ以来ずっと、音楽への情熱は彼の人生の核になっている。

それでもやはり、自然が定める限界もある。たとえば、絶対音感は幼少期の音楽訓練にかなり左右されるが、そのような訓練だけで絶対音感が保証できるものではない。しかも、コーデリアの場合のように、絶対音感があるからといって、ほかのもっと高度な音楽の才能もあるとはかぎらない。コーデリアの側頭平面はまちがいなく十分に発達していたが、おそらく前頭前皮質、つまり判断力の発達が少し足りなかったのだろう。一方のジョージは、音楽に対する情緒反応に関係する脳の部位には恵まれていたにちがいないが、ほかの部位が欠けていたのかもしれない。

ジョージとコーデリアの例から導き出されるテーマは、これからさまざまな臨床例で繰り返され、検討されるだろう——音楽的才能と呼ばれるものには、最も初歩的な音高とテンポの知覚から、最高次の音楽的知能や感性にいたるまで、非常に幅広い技量と感性が含まれていて、原則としてそれらのすべてはまちまちな発達を示す、という話だ。実際、人それぞれ音楽的才能には強い面もあれば弱い面もあるので、私たちはみなコーデリアにもジョージにも似たところがある。

（注1）逆のことを強調する人もいるだろう。その一例がストラヴィンスキーで、彼は著書『音楽の詩学（*Poetics of Music*）』で、ベートーヴェンとベリーニについて次のように論じている。「ベートーヴェンは、粘り強い生産活動の結果としか思えない音楽を、財産として蓄えた。ベリーニは、まるで『ベートーヴェンにないものをおまえにやろう』という天の声があったかのように、求めてもいないのに美しい旋律を受け継いでいた」

（注2）たとえば、Gaser and Schlaug, 2003 の論文や、Hutchinson, Lee, Gaab, and Schlaug, 2003 を参照。

（注3）ニーガ・クラウスらは（Musacchia et al. を参照）、音楽家の脳の聴覚野、視覚野、運動野、そして小脳の変化に衝撃を受け、脳幹レベルの基礎知覚のメカニズムも、音楽家の場合は強化されているのだろうかと考えた。そして確かに差異があることを発見している。「音楽家は、音楽家でない対照群の人々にくらべて、言語音声と音楽刺激の両方に、すばやく大きな脳幹反応を示した。……音の開始から一〇〇分の一秒という早さだ」。この強化は「音楽訓練の長さと強い相関があった」

音楽家の脳幹におけるこのような機能の変化は、はっきり目に見える脳梁や大脳皮質や小脳の肥大ほど劇的ではないように思えるかもしれないが、やはり注目に値する。そこまで基礎的な知覚メカニズムにも経験と訓練が影響しえるとは、ほとんどの人が考えたこともなかっただろう。

(注4)重い聴覚障害のある人も、音楽的才能を生まれもっている傾向がある。耳の聞こえない人はたいてい音楽が大好きで、音としてではなく振動として感じるリズムにとても敏感だ。絶賛されているスコットランドのパーカッショニスト、エヴェリン・グレニーは、一二歳のときから重い聴覚障害を抱えている。

(注5)とくにアメリカでは、多くの公立学校が音楽の指導を行っていないので、子どもが音楽の訓練を受けることは難しい、または不可能である。作曲家であり、新しい音楽技術の開発にも長けているトッド・マコーヴァーは、この問題に取り組むために、音楽を「民主化」しよう、つまり音楽を誰にでも利用できるものにしようとしている。マコーヴァーとMITメディア研究所の同僚は、「ブレイン・オペラ」、「トイ・シンフォニー」、そして人気のビデオゲーム「ギター・ヒーロー」のほか、ハイパーインスツルメントやハイパースコアなどのインタラクティブなシステムも開発しており、ジョシュア・ベル、ヨーヨー・マ、ピーター・ガブリエルから、イン・カルテットやロンドン・シンフォニエッタにいたるまで、さまざまなプロの音楽家に利用されている。

(注6)これにはごくわずかだが例外がある——一部の自閉症児と先天性失語症児だ。しかしたいていの場合、神経や発達に著しい問題がある子どもでも、機能的な言語を身につける。

第8章　ばらばらの世界——失音楽症と不調和

人は自分の感覚を当たり前と思っている。たとえば目に見える世界は、奥行き、色、動き、形、そして意味がすべて完璧に調和し、同期しているものとして感じる。このように見かけが調和しているので、目の前のたった一つの場面がじつは種々雑多な要素で構成されていて、そのすべてが別々に分析されてから統合される必要があるとは、思いもよらないだろう。この視覚認識の複合性は、画家や写真家にはよくわかっていることかもしれない。あるいは、何らかの損傷や発達不全のせいで要素のどれかが欠けたり失われたりすると、はっきりわかるようになるかもしれない。色を認識するにはそのための独自の神経基盤があり、奥行き、動き、形などの認識についても事情は同じだ。しかし、たとえそれらの予備的な認識がすべて機能していても、見えているものを意味のある場面、あるいは対象として、統合するのが難しい場合もある。そのような高次の欠陥——たとえば視覚失認症——がある人は、他人が理解できるように絵を複製したり、一つの場面の絵を描いたりすることはできても、自分自身はそれを理解できない。

聴覚についても同じで、音楽の特殊な複雑さもまたしかりである。関係する要素がたくさんあり、そのすべてが音と時間の認識、解釈、そして統合に関係しているので、失音楽症、俗に言う音痴の形もさまざまである。A・L・ベントンは（クリッチュリーとヘンソン編『音楽と脳』のなかの失音楽症に関する章で）、「受容」と「解釈」と「演奏」の失音楽症をそれぞれ区別し、両手にあまる種類を特定している。

たとえばリズム音痴にも、軽いものと重いもの、先天性と後天性、さまざまな形がある。チェ・ゲバラはリズム音痴だったことで有名で、オーケストラがタンゴを演奏しているときにマンボを踊っているのを目撃されたことがある（彼はかなりの音程音痴でもあった）。しかし、とくに左半球の脳卒中のあとは、音程音痴ではないのに重症のリズム音痴になることがある（右半球の脳卒中のあと、リズム音痴ではないのに音程音痴になることがあるのと同じだ）。しかし一般に、リズムは脳の広い範囲にかかわりがあるため、完全なリズム音痴はまれである。

文化的なリズム音痴もある。エリン・ハノンとサンドラ・トレハブが報告しているように、生後六カ月の赤ん坊はいつでもあらゆるリズムの変化を感知できるのに、一歳になると、変化には敏感になるが、感知できる幅は狭くなる。以前に体感したことのある種類のリズムを容易に感知できるようになる。自分たちの文化に合ったリズムのセットを学び、自分のものにしているのだ。大人になるとさらに、「異文化の」リズムの特徴を感知するのは難しく感じられる。西洋のクラシック音楽で育てられた私は、その比較的単純なリズムと拍子記号には苦労しないが、タンゴやマンボのようなもっと複雑なリズムにはとまどう――ジャズやアフリカ音楽のシンコペーションやポリリズムは言うまでもない。文化や体験は調性に対する感受性も左右する。だから私のように、七音から成るいわゆる全音階《ダイアトニック・スケール》のほうがインド音楽の二二音階よりも「自然」でなじめると思う人もいるだろう。しかし特定の種類の音楽に対する、生来の神経学的な好みというものはないようだ。特定の言語に対する好みがないのと同じだろう。音楽に必須の要素は、一つひとつ別々の音とリズム構成だけである。

調子をはずさずに歌ったり口笛を吹いたりすることができない人は大勢いる。ただし、たいていそのことを十分意識している。これは「失音楽症」ではない[1]。しかし本物の音痴がおそらく全人口の五パーセントは存在し、そのような失音楽症の人は、気づかないうちに音程がはずれていることや、ほかの人が調子はずれに歌っているのを認識できないことがある。

並はずれてひどい音痴というものもありえる。私がかつて通っていた小さな礼拝堂に採用された先唱者は、不快なほど音をはずす傾向があり、本来の音と三分の一オクターブも離れた音を出すこともあった。彼はとくに朗唱者を自任していて、非常に優れた音感を必要とするような複雑な楽曲の旅に出るのだが、そこで完全に迷子になってしまう。ある日私がこの先唱者の歌についてラビに控えめに不満を漏らしたところ、「彼はとても敬虔な人で、最善を尽くしているのです」と言われた。そこで私は「それはまちがいありませんが、音痴の先

唱者はありえないことで、音楽好きの人間にとっては、不器用な外科医の手術を受けるようなものです」と言い返した。(2)

ひどい音痴の人でも、音楽を楽しみ、歌うことを楽しむことができる。絶対的な意味での失音楽症――完全な失音楽症――は、また別の問題だ。なぜなら、その場合は音が音として認識されないので、音楽が音楽として経験されないからだ。

神経学の文献に載っている典型的な症例のなかに、このことを説明しているものがある。アンリ・エカアンとマーティン・L・アルバートは、そのような人たちにとって「メロディーは音楽的な性質を失い、非音楽的で不快な特性を獲得することがある」と指摘している。彼らが記述している元歌手の男性は、「音楽を聞くたびに『車のブレーキのキーッという音』が聞こえると不満を言った」

私はこんな話はほとんど想像できないと思っていたが、一九七四年に二度、自分が失音楽を経験して考えが変わった。最初のとき、私はブロンクス・リヴァー・パークウェイを運転しながらラジオでショパンのバラードを聴いていた。すると音楽が奇妙に変質した。美しいピアノの音色が高さと特性を失い、二、三分のうちに、不快な金属性の反響を伴う単調な騒音に変わったのだ。まるで鉄の板にハンマーを打ちつけてバラードを演奏しているかのようだ。旋律が全然感じられなくなったが、リズム感はまったく損なわれていなかったので、リズム構成でバラードだとわかる。数分後、ちょうど作品が終わろうとしたとき、正常な音調が戻った。何が何だかわけがわからず、私は家に帰るとラジオ局に電話をかけ、何かの実験かジョークかと尋ねた。もちろんそうではないと言われ、ラジオを点検してもらうことを勧められた。

二、三週間後、ショパンのマズルカをピアノで弾いていたとき、似たようなことが起こった。またもや音の高低がほとんどなくなり、音楽が崩壊して、不快な金属性の反響を伴う不穏な騒音になったかのようだ。しかし今回は同時に、視野の半分に明るくきらめくジグザグが広がった。私はよく、片頭痛に襲われているとき、そのようなジグザグを経験する。これで私が片頭痛の前兆《アウラ》の一部として、失音楽を経験していることがわかった。それでも階下に下りて大家と話をすると、私の声と彼の声は完璧に正常に聞こえる。奇妙な変化が起きるのは、一般的な発話や音ではなく、音楽だけだった。(3)

神経学の文献に記述されているものの大半がそうだが、私の経験も後天的な失音楽症だ。私はびっくり仰天し、おびえたが、同時に関心も抱いた。同じくらい極端な失音楽症を先天的に抱えている人もいるのだろうか。そして『ナボコフ自伝——記憶よ、語れ』に次のくだりを見つけて驚いた。

残念なことに、音楽は私にとって、おおむね不愉快な音が気まぐれに連なっているだけだ。……コンサートのピアノもどんな管楽器も、少しなら退屈だし、たくさんなら苦しみだ。

これをどう解釈するべきか、私にはわからない。というのも、ナボコフは冗談好きで皮肉屋なので、人は彼の言葉を真剣に取っていいかどうか確信がもてないのだ。しかし少なくとも、彼の無数の才能が詰まったパンドラの箱には、ひょっとすると重い失音楽症も入っていたのかもしれない、と考えられる。(4)

私はフランス人神経学者のフランソワ・レルミットに会ったことがあり、彼は音楽を聞いても、それがフランス国歌かそうでないかしかわからない、と言っていた。彼のメロディーを認識する能力はそこで止まっている。(5)彼はそのことを悩んでいないようだったし、その神経基盤を調べたいという気を起こしたこともなかった。それが単純にありのままの自分であり、つねにそうだったのだ。私は彼にどうやってフランス国歌だと認識するのか訊くべきだった。リズムなのか、特定の楽器の音なのか。それとも、周囲の人の態度や注目なのか。そして実際彼にはどう聞こえているのか。いつ、どうして自分の失音楽症に気づき、人生に影響がもしあったのなら、どんな影響だったのだろうか。しかし一緒にいたのはわずか数分で、会話はほかの話題にそれていった。私が別の完全な先天性失音楽症者に出会ったのは、それから二〇年も経ってからのことで、神経科学と音楽の研究の先駆者である同僚のイザベル・ペレッツのおかげだった。

二〇〇六年の年末近く、ペレッツがL夫人を紹介してくれた。彼女は知的で若々しい七六歳の女性で、ほかの音や話は問題なく聞こえ、認知し、記憶し、楽しんでいるようなのに、音楽を「聞いた」ことがなかった。L夫人は、幼稚園児だったときの思い出を語ってくれた。

園児たちは「わたしの、なまえは、メアリー・アダムス」というふうに、自分の名前を歌うように言われた。彼女はそれができなかったし、「歌う」というのがどういうことなのかわからなかったばかりか、ほかの子どもたちが何をしているのか理解できなかった。二年生か三年生のときには音楽鑑賞の授業があって、『ウィリアム・テル』の序曲など、五つの曲がかけられる。「どの曲がかけられているのか、私にはわかりませんでした」。彼女の父親はこのことを聞いて、蓄音機と五作品のレコードを手に入れた。「父が何度も繰り返しかけてくれたんですが、役に立ちませんでした」。さらに父親は番号で弾くことができる小さなおもちゃのピアノや木琴も買ってくれて、彼女はその方法で〈メリーさんの羊〉や〈フレール・ジャック〉などを弾けるようになった——けれども、自分が「物音」以外のものを発しているという感覚はなかった。ほかの人がその曲を弾いているとき、その人がまちがったかどうかはわからなかったが、自分自身がまちがった場合は、「耳ではなく指で」そのことを感じたという。

彼女の家族はとても音楽好きで、みんなが楽器を演奏する。母親はいつも彼女に「なぜあなたはほかの子たちと同じように音楽が好きじゃないのかしら」と言っていた。学習の専門家だった家族の友人が、L夫人に音高のテストをしたことがある。一つの音が別の音より高ければ立ち上がり、低ければすわるように言われたが、これもうまくできなかった。「一方の音が他方より高いかどうかわからなかったんです」

夫人は小さいころ、詩の朗読をする声が単調だと言われた。そして一人の教師から、ドラマチックに読むことができるように、声に変化と抑揚をつける方法を個人指導された。この試みはどうやら成功したようだ。というのも、私は彼女の発話に異常を感じなかったのだ。それどころか、今の彼女はバイロンやウォルター・スコット卿について熱心に語り、私の頼みに応じて〈最後の吟遊詩人の歌〉を、表情豊かに気持ちを込めて朗唱してくれる。彼女は詩を読んだり、芝居を観たりすることが好きだった。人の声は難なく認識し、水が流れる音、風が吹く音、車の警笛の音、犬が吠える声など、周囲のどんな種類の音も問題なく理解する。(6)

L夫人は子どものころタップダンスが大好きで、たいへん得意でもあり、スケートでもタップを踊ることができた。彼女いわく、自分は「ストリート・キッズ」で、ほかの子どもたちと一緒に街で踊るのが好きだった。そういうわけで、彼女の体には優れたリズム感が備わっているようだ(そして今ではリズミカルなエアロビクスを好んでいる)が、音楽の伴奏があると、混乱してダンスがうまくできなくなる。私がベートーヴェンの第五やモールス信号のような単純なリズムを鉛筆でトントンと叩くと、彼女は楽にそれを真似ることができた。しかしリズムが複雑な旋律に埋め込まれている場合、ひどく苦労し、聞こえてくる騒々しい混乱全体のなかにリズムが消えてしまいがちだった。

L夫人は中学生のとき、軍歌が好きになった(一九四〇年代半ばの話だ)。「歌詞でそれとわかったんです。歌詞があるものは何でも大丈夫です」。父親はまたやる気を出して、軍歌のレコードを買ってきたが、彼女の記憶では「オーケストラがバックで演奏していると、頭がおかしくなりそうでした。音が四方八方から聞こえてくるようで、どうしようもない騒音なんです」。

人からよく、音楽がかかっているとき何が聞こえるのかと訊かれ、彼女は「キッチンでありったけの鍋釜を床に放り出したときの音、それが私に聞こえるもの！」と答える。のちに、「高い音にとても敏感」で、オペラに行くと「すべてが金切り声のように聞こえる」のだと話している。

夫人はこうも言っている。「アメリカ国歌が流れても気づきませんでした。ほかの人たちが立ち上がるまでわからないんです」。教師になって、〈ハッピー・バースデー・トゥー・ユー〉のレコードを「少なくとも年に三〇回は生徒の誰かの誕生日に」かけていたのに、その曲も認識できなかった。

L夫人が大学に通っているとき、ある教授が教え子全員に聴力検査をして、彼女に「とても信じられない結果」だったと告げた。彼女はじつは音楽を認識できるのではないだろうか、と教授は思った。そのころ彼女はボーイフレンドとデートをするようになり、『オクラホマ！』など「いろんなミュージカルを観に行った」という（「父はしぶしぶ九〇セント席のチケット代を出してくれました」）。ミュージカルが上演されるあいだ、ずっとすわっていて、歌っているのが一人だけで声があまり高くなければ、それほど悪くはなかったそうだ。

夫人の話によると、母親が脳卒中を起こして養護施設に入ることになったとき、彼女を喜ばせ、落ち着かせる活動がいろいろあったが、とくに音楽に関するものが効果的だったという。しかしもし自分が同じ立場だったら、音楽で病状が悪化し、頭がおかしくなるだろうとも言った。

七、八年前、L夫人は、『ニューヨーク・タイムズ』紙で失音楽症についてのイザベル・ペレッツの研究に関する記事を読んで、夫に言った。「私はこれよ！」母親は彼女の問題を「心理学的」または「情緒的」なものと思っていたようだが、彼女はそのように考えたことはなかった。しかし「神経学的」なものだとはっきり思ったこともなかった。彼女は興奮してペレッツに手紙を書き、そのあとペレッツとクリスタ・ハイドに会って、その症状が「現実」であって想像ではないことを確かめた――そしてほかにも同じ症状を抱える人がいることも。彼女はほかの失音楽症の人たちと連絡を取るようになり、今では、自分はれっきとした「病気」なのだから、音楽イベントに行くことを断ってもいいのだと感じている（失音楽症という診断を、七〇歳ではなく七歳のときに下してほしかった、と彼女は思っている。もしそうだったら、ただ礼儀として行っていたコンサートで、退屈な思いをしたり苦しんだりせずに生きてこられただろう）。[7]

二〇〇二年、エイオットとペレッツとハイドは、一一人の患者の調査に基づいた「先天性失音楽症――音楽特異性障害に苦しむ成人のグループ研究」という論文を『ブレイン』誌に発表した。患者の大半は、発話や周囲の物音は正常に認識したが、メロディーの認識と音程の聞き分けに重度の障害があり、隣接音と半音離れた音を区別できなかった。このような基本的構成単位がないので、調性の中心音や主音の感覚も、音階や旋律や和声の感覚もありえない――音節なしで単語を話せないのと同じだ。[8]

　L夫人が音楽の音響を、鍋や釜を台所中に放り投げた音になぞらえたとき、私は理解に苦しんだ。音程の識別能力がいくら損なわれていても、それだけでそんな経験は生じないように思えたからだ。音楽の音の全体的な性質、つまり音色が、根本的におかしくなっているのだ。

（音色とは、楽器や声が生み出す音の特定の性質、あるいは音響の深みであり、音高や音量から独立している。ピアノで鳴らす中央のドの音と、サクソフォンで鳴らす同じ音とを区別するものだ。音色は、倍音の周波数や音響波形の開始、高まり、減退など、さまざまな要因に影響される。音色の恒常性の感覚を維持する能力は、聴覚脳における多層の複雑なプロセスであり、色の恒常性の場合に似ているかもしれない。実際、色を表す言葉は音色にも応用されることが多い）

　音楽が「車のブレーキがキーッと鳴る音」に聞こえると言った男性に関する、エカアンとアルバートの症例を読んだときも、ショパンのバラードが鉄の板を叩きつけているように聞こえた私自身の経験についても、似たような印象をもった。そしてロバート・シルバーズは、「ジャーナリストのジョゼフ・アルソップはよく『あなたの称賛する音楽も、というかどんな音楽も、私には馬にひかれた荷車が砂利道を通る音のように聞こえる』と話していた」と書き送ってきた。このようなケースはL夫人の場合と同じで、二〇〇二年にアイオットが記述した純粋な音高の失音楽とはいくぶん異なる。

そのような経験を表すのに「音色知覚障害」という言葉が使われ始めている。音高識別不全と共存することもあれば単独で起こることもある、別の形の失音楽症として認知するためでもある。ティモシー・グリフィスとA・R・ジェニングスとジェイソン・ウォーレンが最近、四二歳の男性の衝撃的な症例を報告している。その男性は右半球の脳卒中に襲われたあと、音高知覚は何も変わらないのに、音色知覚障害を生じた。L夫人は、先天性の音色知覚障害と音高知覚不全の両方をもっているようだ。

楽音に対する完全な音色知覚障害があると、発話の音もまったく異なるものになり、ひょっとすると不明朗になるのではないかと思えるかもしれない。しかしL夫人の場合はそうではなかった(実際、ベリンとザトーレらは、知覚皮質に「声の選択」部位を発見している。その部位は音楽の音色の知覚にかかわる部位と解剖学的に関連がない)。

私はL夫人に、音楽を「理解」できないことについて、どう感じるかと尋ねた。ほかの人たちが感じていることを知りたいのだろうか。子どものときは知りたかった、と彼女は答えた。「願いがあるとしたら、ほかの人が聞いているとおりに音楽を聞くことでしょう」。しかし彼女はもう、そのことについてあまり考えない。ほかの人たちが大いに楽しんでいるものを認識したり想像したりすることはできないが、面白いことはほかにもたくさんあり、彼女は自分に「障害がある」と思っていないし、人生に大事な要素が欠けているとも思っていない。今の自分がありのままの自分であり、つねにそうだったのだ。(9)

一九九〇年、モントリオールのイザベル・ペレッツらは、失音楽症を評価する特殊な一連のテストを考案し、多くの症例で、ある種の失音楽症に明白な神経系との相関を確認することができた。音楽知覚は基本的に二つに分類されるようだった——一つはメロディーの認識にかかわる知覚、もうひとつはリズムや時間間隔の認識にかかわる知覚だ。メロディーの機能障害は通常、右脳半球の損傷に伴って起こるが、リズムの心象形成はもっとずっと活発で広範囲にわたり、左脳半球だけでなく、大脳基底核、小脳、その他の部位のさまざまな皮質下システムがかかわっている。[10]さらに特異性はたくさんあり、だからこそ、リズムがわかるのに拍子がわからない人もいれば、その逆の問題を抱える人もいる。

ほかにもまださまざまな形の失音楽症があり、そのすべてにおそらく独自の特殊な神経基盤があるのだろう。不協和音（たとえば、長二度音程によって生まれる調和しない音）の知覚能力が損なわれることもある。不協和音は通常、赤ん坊でも認識して反応するものだ。ペレッツの研究所のゴッセリンとサムソンらは、この能力の喪失（だけ）が、特定の神経学的損傷によって起こる場合があると報告している。彼らは大勢の被験者を対象に、不協和でない音楽と不協和の音楽を識別する力を検査し、感情的な判断に関与する部位、つまり傍海馬《ぼうかいば》回皮質《かいひしつ》に広範囲の損傷がある人だけが、影響を受けていることがわかった。そのような患者は、協和音の音楽を心地よいと判断し、音楽が幸せか悲しいかを判断することはできたが、不協和音の音楽にはふつうの反応を示さず、「少し心地よい」と評価した（種類はまったく異なる——音楽鑑賞の認知的側面とは関係がないので——が、音楽の知覚は損なわれていないにもかかわらず、通常音楽によって喚起される気持ちや感情が部分的に、あるいは完全になくなるというケースもある。これにもまた独自の特殊な神経基盤があり、第24章「誘惑と無関心」で詳しく論じる)。

たいていの場合、メロディーが聞こえないのは、音高の識別力が非常に弱く、楽音の知覚が歪められているからだ。しかし、要素としての音は完璧に聞こえていて、識別できているのに、メロディーを認識する能力がない人もいる。これは高次の問題だ。「メロディー音痴」あるいは「失メロディー症」は、単語そのものは完全なのに、文の構造や意味がわからないのに似ているかもしれない。この症状の人の場合、音の連なりは聞こえているのに、その連なりが気まぐれなもの、何の論理も意図もないものに思え、音楽としての意味をなさない。「そのような失音楽症に欠けていると思われるのは、音高と音階をマッピングするのに必要な知識と手順である」とアイオットらは書いている。

最近、友人のローレンス・ウェシュラーから来た手紙に、次のように書かれていた。

私の場合、リズム感はとてもよいが、別の意味でほぼ完全に失音楽症だ。私に欠けている要素は、音と音の関係を聞き取り、それが相互にどう作用し、絡み合っているかを聴覚で十分に理解する能力だ。たとえば一オクターブ以内にあるような比較的近い二つの音を、きみがピアノで弾いたとしても、私はどちらが高い音なのか言えないだろう。一連の音列を高いほうに向かって順番に弾き、次に低いほうに下がり、また上がっていったのか……あるいはその逆なのかも、わからないだろう。

おかしなことに、私はメロディーの感覚、というよりメロディーの記憶力は比較的よい。一つの節を耳にしてから数日後、数週間後でも、テープレコーダーのようにハミングで再生することができるし、かなり忠実に口笛やハミングで再現するのが習慣にさえなっている。でも、自分のハミングなのに、旋律トリルの音が上に行っているのか、下に行っているのかもわからない。前からいつもこんなふうだ。

いくぶん似かよった話がカーリーン・フランツからの手紙にも書かれていた。

高い音域の音楽、とくにソプラノの声やバイオリンを聴いていると、痛みを感じます。一連の音がポンポンとスピーディーに耳のなかで鳴って、ほかの音をすべてかき消してしまい、これがとても不快です。赤ん坊の泣き声が聞こえるときも同じ感じがします。音楽を聞くといら立ちを感じることが多くて、引っかくような音を思い出します。ときどき、頭のなかで単一のメロディーラインが聞こえることはありますが、オーケストラオーケストラや交響曲を聞くというのがどういう意味なのかわかりません。子どものころに何年も音楽の授業を受けましたが、音程を合わせることができませんし、たいていの場合、一つの音の高さが別の音より高いか低いかがわかりません。なぜ人がCDを買ったりコンサートに行ったりするのか、理解できたことがありません。夫や娘が演奏するコンサートにはいつも行きますが、音楽を聞きたいという気持ちとは関係ありません。音楽と感情の結びつきは私にとって謎です。音楽が人々にさまざまな感情を引き起こすことに気づきませんでした。音楽はテンポやタイトルで幸せや悲しみを表しているのだと思っていたのです。先生の本を読んではじめて、私には何かが欠けているのかもしれないと気づきました。

数年前、同僚のスティーヴン・スパーが自分の患者であるB教授のことを話してくれた。彼は非常に才能豊かな音楽家で、トスカニーニが指揮するニューヨーク交響楽団でコントラバスを弾いたこともあり、音楽鑑賞の教科書の著者であり、アルノルト・シェーンベルクの親しい友人でもある。スパーによると、B教授は「九一歳になった今も、はっきり物を言い、精力的で、知的にも活発だが、脳卒中に襲われたあと突然、〈ハッピー・バースデー〉のような単純な曲も認識することができなくなってしまった」。音高とリズムの知覚はまったく変わっていない。それをメロディーに合成する力だけがなくなってしまったのだ。

しかしB教授は左半身が弱ったために入院することになり、入院当日、合唱団が歌う幻聴を聞いた。彼は（ベッドサイドの音楽チャンネルから流れる）ヘンデルの『メサイア』と、（スパー博士が彼に向かってハミングした）〈ハッピー・バースデー〉を、識別することができなかった。そしてどちらの音楽も認識できないのに、自分に問題があるとは認めない。認識できないのは、「録音装置の忠実度が低い」せいであり、スパー博士のハミングはたんなる「擬似発声」だと主張した。

B教授は楽譜を読むとすぐにメロディーがわかる。音楽をイメージする力は損なわれていなかったのだ。自分ではごく正確にメロディーをハミングすることができる。問題はもっぱら聴覚作用であり、聞いた音の連なりを記憶しておくことができない。

頭のけがや脳卒中のあとに、このようなメロディー音痴が生じるという話はたくさんあったが、ハーモニー音痴は聞いたことがなかった——レイチェル・Yに会うまでは。

レイチェル・Yは才能ある作曲家であり奏者でもあり、二、三年前に私のところに来たときは四〇代前半だった。乗っていた車がスリップして木に激突し、彼女は頭と脊椎に重傷を負って、両脚と右腕が麻痺した。数日間の昏睡のあと、数週間朦朧《もうろう》とした状態が続き、そしてとうとう意識を回復する。そして気づいてみると、知力や言語能力は失われていないのに、音楽の知覚に何か異常なことが起こっていた。そのことを彼女はこう手紙に表現している。

事故「前」と事故「後」があるんです。それほどたくさんのことが変わり、たくさんのことがちがっています。比較的受け入れやすい変化もありますが、いちばん受け入れがたいのは、音楽の能力と知覚が前とまったくちがうことです。

自分の音楽能力をすべて思い出すことはできませんが、何であれ音楽にまつわることをやろうとすると、よどみなく楽にできたこと、「苦もなく」という感覚があったことは憶えています。

音楽を聴くのは、形式、ハーモニー、メロディー、調性、時代、器楽編成をすばやく分析する複雑なプロセスでした。……聴くことには、線状の伸びだけでなく水平への広がりもありました。……すべてがよく知っていること、耳になじんでいることでした。それなのに頭を強打して、すべてが一変したのです。絶対音感は消えました。今でも音の高さを聞き分けることはできますが、その名前と音楽的空間における位置を認識することができません。たしかに聞こえますが、ある意味で、聞こえすぎるのです。すべてを等しく吸収するので、本当に苦痛を感じることがあるほどです。フィルタリングシステムなしにどうやって聴けばいいのでしょう?

象徴的な話ですが、私が意識を十分に取り戻してから最初にどうしても聴きたくなったのは、ベートーヴェンの作品一三一でした。難しい弦楽四重奏曲で、とても主情的で深遠です。聴くのも分析するのも楽ではない作品です。自分の名前さえもほとんど思い出せないようなときに、そのような作品があることを思い出したことさえ不思議です。

音楽が届いたとき、私は第一バイオリンの最初のソロ楽節を何度も繰り返し聴きましたが、二つのパートを結びつけることができませんでした。第一楽章をすべて聴いたとき、私に聞こえたのは四つの別々の音、四つの別々の方向に向かう細くて鋭いレーザービームでした。

事故からほぼ八年経った今でも、私には四つのレーザービーム……四つの激しい音が、等しく聞こえます。そしてオーケストラを聴くと、二〇の強烈なレーザーのような音が聞こえます。その別々の音すべてを統合し、意味のある何かにするのは途方もなく難しいことです。

レイチェルの担当医は彼女についての手紙のなかで、こう説明している。「和音楽節のハーモニーに対する感覚を維持できないので、すべての音楽が別個の対位法的な旋律に聞こえるという、彼女にとって苦悶に満ちた経験です。聴くことには線状の伸び、そして垂直方向と水平方向への広がりがあったのに、今では水平方向だけになってしまったのです」。彼女がはじめて私のところに来たとき、いちばんの不満として訴えたのは、このハーモニー知覚異常、異なる声や楽器音を統合できないことだった。

しかし彼女にはほかにも問題があった。けがのせいで右耳が聞こえなくなっていたのだ。そのことに最初は気づかなかったが、あとになって、自分の音楽知覚の変化に関係があるのだろうかと思ったそうだ。絶対音感がきれいさっぱり消えたことには気づいていたが、音と音の間隔の心象である相対音感も衰えたことで、よけいに能力が低下した。そうなると、一語一句、声に出してみるしかない。「音高を思い出せるのは、ひとえに、歌うとどう感じるかを憶えているからです。歌うプロセスを始めると、あっ、そうだった、と思うんです」[11]

レイチェルは、目の前に楽譜があれば、少なくともハーモニーの視覚的・概念的なイメージはつかめることに気づいたが、それだけで失われた知覚が補われるわけではない。「メニューだけでは食事にならないのと同じです」と彼女は言う。しかしそれは作品を「枠にはめる」、つまり音楽が「辺り一帯に広がる」のを防ぐのには役立つ。さらに彼女は、音楽をただ聴くのではなくピアノを弾くことが、「音楽情報を統合するのに役立ち……触覚と知力の両方で理解する必要があるので……注意を向ける方向を音楽の別々の要素間ですばやく切り替えられるようになって、それらの要素を一つの音楽作品にまとめ上げられる」ことに気づいた。しかし、この「形式的な統合」は、まだかなり限定されたものだった。

脳のなかには音楽知覚を統合するレベルがたくさんあるので、統合が失敗したり、弱められたりするレベルもたくさんある。統合が難しかったのは音楽だけでなく、レイチェルは同じような問題をほかの音でもある程度経験した。彼女の聴覚環境は、独立したばらばらの成分に分裂することがあったのだ。たとえば、通りの騒音、家のなかの物音、または動物の鳴き声が、ふつうの聴覚世界の背景や風景に溶け込まずに浮き出すせいで、突然耳についてそれしか聞こえなくなる。神経学者はこれを同時失認と呼んでいて、聴覚よりも視覚でよく見られる。[12] レイチェルは同時失認のせいで、聴覚環境の全体像を、ふつうの人よりもはるかに意識的に、意図的に、要素を一つ一つ集めて、つくり上げなくてはならない。しかも逆説的だが、これにはメリットもあった。以前は聞き逃していた音を、尋常でないほど注意深く真剣に聞く必要があったからだ。

けがを負ったあとの数カ月間、右手がまだほとんど麻痺していたときは、ピアノを弾くことが不可能だった。しかしその期間に彼女は、左手で字を書くなど、何でもやるように練習した。注目に値するのは、彼女がこの期間に左手を使って絵を描き始めたことだ。「事故の前には絵を描くことなどありませんでした」と彼女は話してくれた。

まだ車椅子生活を余儀なくされ、右手に添え木が当てられているとき、私は左手でものを書き、刺繍をすることを独学で覚えました。……けがに生活を左右されるつもりはなかったんです。心底ショックを受けました。それでも、燃えるような創作への衝動はおさまらず、私は絵を描くことに向かいました。……歯と左手を使って絵の具のチューブのふたを取り、縦二四インチ、横三六インチのカンバスに描いた私の最初の絵は、左手だけで描かれたものでした。

時間と理学療法のおかげでレイチェルの右手は回復し、少しずつ、また両手でピアノを弾けるようになっていった。はじめて会ってから二、三カ月後に彼女のもとを訪れると、彼女はベートーヴェンのバガテル、モーツァルトのソナタ、シューマンの『森の情景』、バッハの三声のインヴェンション、そしてドヴォルザークの『連弾のためのスラヴ舞曲集』を練習していた(最後の作品は毎週彼女のところに来るピアノの先生と一緒に弾いていた)。レイチェルの話では、音楽の「水平方向」を統合する力は著しく改善していた。彼女は少し前に、モンテヴェルディの短篇オペラ三本立ての公演に行って、最初は音楽を楽しみ、事故以来はじめてハーモニーを感じたという。ところが数分後、それが難しくなった。「ひもをより合わせておくには、認識力をものすごく働かせなくてはならないんです」。そしてそのあと音楽がばらばらにはじけ、それぞれ別々の声のカオスになった。

最初はとても楽しかったのですが、すぐに音楽環境がバラバラになってしまいました。……難題になり、だんだんに拷問に変わっていきます。……モンテヴェルディはいい例です。彼は対位法的には複雑ですが、使うオーケストラはとても小さく、同時に三声以上にはならないのです。

この話を聞いて、私は自分の患者のヴァージルを思い出した。彼は生涯をほとんど盲目で過ごしてきたが、五〇歳のとき、目の手術を受けて視力を回復した。[13] しかし彼の視力はごく限られていて弱かった（その原因は主として、幼いころに視野が非常に限られていたため、彼の脳が確固とした視覚認知システムを発達させなかったことにある）。そのため彼にとって「見ること」はとてもやっかいで、たとえば、ひげを剃るとき、最初は鏡のなかの自分の顔が見えて認識できるのだが、二、三分すると、認識できる視覚世界にしがみつくために必死に努力しなくてはならなくなる。そして最後には、視覚でとらえた自分の顔の像が認識できない断片に分解してしまうので、あきらめて触覚を頼りにひげを剃る。

じつは、レイチェルには事故のあとに視覚の問題、具体的には奇妙な視覚統合の問題も生じた——例によって才覚のある彼女は、その問題をなんとか前向きに活かしていたが。場面全体の要素をひと目見ただけではなかなか統合できないのだ。聴覚の場合に似た視覚の同時失認である。そのため、一つのものに注目し、それから別のものに注目し、そして三番目に目を向ける。注意が別々の要素によって順次呼び出されるので、ゆっくり苦労しながらようやく場面を全体としてつなぎ合わせることができる。それは知覚による作用というより知力によるプロセスだ。彼女は絵を描いたりコラージュをつくったりするのに、この弱点を活用し、視覚世界を分解してから新しく組み立て直すことで、逆に強みに変えている。

レイチェルのアパートには今、たくさんの絵やコラージュが飾られているが、彼女は一九九三年の事故以来、音楽を書くことができていない。そのおもな理由は、また別の種類の失音楽症、すなわち音楽をイメージする力を失ったことだ。事故の前、彼女はいつもピアノを使わず頭のなかで作曲し、直接五線紙に書いていた。しかし今では、自分が書いているものが「聞こえ」ないのだという。かつては音楽が生き生きと頭に浮かんだし、楽譜――自分のものでも別の作曲家のものでも――を見たとたんに、頭のなかでフルオーケストラや合唱団の複雑な音楽が聞こえたものだった。この音楽をイメージする力は、けがによってほぼ消滅してしまい、そのために彼女は即興でつくったものを音符にするのに苦労している。なぜなら、五線紙に手を伸ばしたとたん、そしてペンを手に取るとすぐ、頭のなかで奏でたばかりの音楽が消えてしまうのだ。イメージするのが難しいだけでなく、作業記憶も困難なので、作曲したばかりのものを保持することができない。「これは大きな損失です。仲介役がいないと紙に記録できないのですから」と彼女は言った。ところが二〇〇六年、彼女にとって決定的な突破口が開かれた。若い協力者を得て、一緒に音楽処理用コンピューターの使い方を学んだのだ。コンピューターはレイチェルが自分のなかに保持できないものをメモリーに保持してくれるので、彼女はピアノでつくった主旋律を検討し、それを譜面に、あるいはほかの楽器の音に、転換することができるようになった。協力者とコンピューターの助けを借りて、自分の作曲を継続できるようになり、それをオーケストラ用に編曲したり、さらに展開したりすることもできる。

レイチェルは今、一三年前の事故以来はじめて、大規模な作曲に取りかかっている。事故前に書いた最後の作品の一つである弦楽四重奏曲を選び、それを分解して新しく組み立て直すことにした――「ばらばらに切り離し、要素を集め、新しい形に組み立てる」という。彼女は、意識するようになった周囲の音を取り入れ、「本来音楽になるものではない音を織り込み」、新しい種類の音楽をつくりたいと思っている。それを背景に、彼女自身が即興でささやき、歌い、さまざまな楽器を奏でる(彼女を訪ねたとき、作業台にはアルトリコーダー、中国の翡翠の笛、シリアのフルート、配管工の真鍮の管、鈴や太鼓、そしてさまざまな木製の打楽器がのっていた)。音が、音楽が、彼女の撮った写真による視覚的な形と模様の映像と絡み合うことになる。

彼女は私のために、でき上がった作品の短いサンプルをコンピューターで演奏してくれた。始まりは「呼吸する……暗闇」。彼女は、音楽が表現するのは音楽自身だけだというストラヴィンスキーの意見に賛成しているが、このオープニングを作曲したとき、彼女の頭は昏睡と臨死のことでいっぱいだった。それは何日間も、人工呼吸器で増幅された自分の呼吸音だけしか聞こえなかったときのことだ。この冒頭の一節のあとに、「何もかもつじつまが合わなかった」ときの、彼女自身の崩壊した認識を表現する「ばらばらの断片、閉ざされた世界」が続く。ここには、激しく興奮した律動的なピッツィカートと、種々雑多の思いがけない音が入る。そして次に、彼女の世界が再構成されたことを示す、とても豊かなメロディーの一節が来る。そして最後は再び暗闇と呼吸である——だが今度は「和解、受容」を表す「自由な呼吸」だという。

レイチェルは、この新しい作品は自伝的な要素があり、「アイデンティティの再発見」だと考えている。そして来月その作品が演奏されるとき、それは彼女にとって作曲と演奏の世界への、そして世間への、一三年ぶりの復帰となるだろう。

（注1）スティーヴン・ミズンは、人は歌えるようになるかどうかという疑問に取り組んだ——自分自身を被験者として。「私の研究から、音楽的才能はヒトゲノムに深く埋め込まれていて、話し言葉よりもずっと古い進化のルーツがあると確信した」と、二〇〇八年に『ニュー・サイエンティスト』誌に寄せた魅力的で率直な記事に書いている。「しかしこの私は、音をはずさずに歌うことも、リズムに合わせることもできなかった」。そしてさらに、学校でクラスのみんなの前で歌わせられることがひどい「屈辱」だったために、三五年以上も音楽にかかわることには一切参加せずにきたと語っている。彼は一年間の歌のレッスンによって、自分の旋律や音程やリズムを改善できるかどうか確認することを決意

した――そしてそのプロセスをｆＭＲＩに記録することを。

ミズンの歌は確かに――目覚ましくではないが、かなり――うまくなり、ｆＭＲＩには、下前頭回と上側頭回の（右寄りの）二ヵ所が活性化されていることが示された。この変化は、音の高さをコントロールし、声をはっきり出し、音楽的表現を伝える能力が向上したことを表している。最初は意識的な努力を必要としていたことが無意識になるにつれて、特定の部位の活動の減少も見られた。

（注2）生前、カーネギー・ホールの満員の聴衆を魅了したソプラノ歌手のフローレンス・フォスター・ジェンキンスは、自分は偉大な歌手だと思っていて、非常に難しいオペラ楽曲、つまり完璧な音感と並はずれた声域を必要とする楽曲に挑戦した。しかし彼女の歌はひどく音がはずれ、めりはりがなく、金切り声のようでさえあったが、彼女は自分の歌がそうであることに（どうやら）気づいていなかった。彼女のリズム感もひどかった――が、聴衆は相変わらず彼女のコンサートに集まった。コンサートはつねに、すばらしい演出と衣装替えが呼び物だった。ファンが彼女を熱烈に愛したのは、彼女に音楽的才能が欠如していたにもかかわらずだったのか、それとも欠如していたからこそだったのか、それはわからない。

（注3）二〇〇〇年に、ピッチリリ、スキアルマ、ルッツィが、発作を起こした若い音楽家に突然始まった失音楽症について記述している。「音楽的なものがまったく聞こえません」と彼はこぼした。「すべての音が同じに聞こえます」。それに反して話はふつうに聞こえるし、リズム感も変わっていなかった。

（注4）ナボコフの息子のドミトリが話してくれたところでは、彼の父親は本当にどんな音楽も認識できなかったという（彼は両親の共感覚についても、リチャード・シトーウィックとデイヴィッド・イーグルマンの近刊書の序文に書いている）。

（注5）ダニエル・レヴィティンの指摘によると、ユリシーズ・S・グラントは「音痴で、歌を二曲しか知らなかったと言われている。彼は『一曲は〈ヤンキー・ドゥードゥル〉、もう一曲はそうでない歌だ』と話していた」

（注6）先天性失音楽症の人は、発話の認知とパターンはほぼ正常なのに、音楽の認知に重度の障害があるというのは、じつに衝撃的な事実だ。発話と音楽はそれほど音質がちがうのだろうか。エイオットらは当初、失音楽症の人が話の抑揚を認知できるのは、話には音楽ほど細かい音高の区別を必要とされないからだろうと考えた。しかしパテル、フォクストン、グリフィスは、発話から音調曲線を抽出すると、失音楽症の人はそれを聞き分けるのにとても苦労することを示した。したがって、重度の音痴の人がほぼ正常に発話し、話のニュアンスを理解できることには、単語や音節や文のようなほかの要因が決定的な役割を果たしていることは明らかだ。ペレッツらは、中国語のようにもっと音節の高低に依存する言語を話す人たちの場合もそうなのかどうか、研究を始めている。

（注7）失音楽症が医学文献ではじめて詳しく記述されたのは、一八七八年にグラント・アレンが『マインド』誌に寄せた論文だった。

意識の上で、およそ半オクターブ（あるいはもっと）離れた二つの音を聞き分けられない男女が少なからずいる。この異常のことを私はあえて「楽音難聴」と呼ぶ。

アレンの長大な論文には、彼が「観察と実験を行う機会に恵まれた」若者についての詳細な事例研究が含まれている──一九世紀後半に実験神経学を確立した、詳細な事例研究の類だ。

しかしチャールズ・ラムはもっと前の一八二三年に、『エリア随筆』のなかの「耳についての章」で、失音楽症を文学的に描写している。

私は心情的にはハーモニーを欲しているとさえ思う。しかし器質的には曲を奏でることができない。生涯を通じて〈国王陛下万歳〉を人目につかない隅のほうで、口笛で吹いたりハミングをしたりして練習しているが、いまだにたくさんある八分音符がうまくできていないと言われる。……科学的に、音楽のなかの音とは何かを（苦心したにもかかわらず）理解できていないし、人がどうやって音符の音を区別するのかもわからない。もちろん、声のソプラノとテノールを聞き分けられない。……音楽に対して［耳は］受動的にはなりえない。少なくとも私の耳は、不器用なのに迷路をすり抜けようと懸命に努力する。未熟な目が苦労して象形文字を凝視しているようだ。私はイタリア・オペラの上演中ずっとすわっていたが、純然たる痛みと不可解な苦悶のせいで、とうとう混雑した街のいちばん騒々しい場所へと逃げだした。そして、たどる必要のない音で自分自身を縛る。……誠実で気取らない日常的な音の集まりのなかに逃げ込む――すると「立腹した音楽家」の煉獄が私のパラダイスになる。……何よりも、このような耐えられない協奏曲が、そして音楽作品なるものが、災いをもたらし、私の不安を募らせる。言葉は大切なものだが、たんなる音の果てしない連続にさらされると……

（注8）かぎられた音域の音しか再生できない人工内耳をつけている人は、L夫人が神経学的基盤のある失音楽症なのと同じように、事実上、技術的基盤のある失音楽症になる。人工内耳はふつうの耳がもつ三五〇〇個の内有毛細胞を、わずか一六ないし二四個の電極に置き換える。そのような貧弱な周波数分解能でも発話は理解できるが、音楽は難しい。一九九五年、人工内耳をつけたマイケル・コロストは

自分の音楽体験を「美術館のなかを色が識別できない状態で歩く」ようなものだと言った。電極を体内の湿った環境のなかで近づけすぎると、互いをショートさせてしまうので、人工内耳の電極をもっと増やすのは難しい。しかしソフトウェアのプログラミングを利用して、物理的な電極のあいだにバーチャルな電極をつくり、一六個の電極の人工内耳を一二一個の電極と同等のものにすることができる。新しいソフトウェアを使うと、コロストが聞き分けられる音の周波数差は、七〇ヘルツ——中くらいの周波数帯域の半音三つから四つに相当——から、三〇ヘルツまで狭まった、と報告している。それでもまだふつうの耳の分解能より劣っているが、彼の音楽鑑賞力はかなり向上した。このように、科学技術による失音楽症は科学技術的な手段によって対処することができる（コロストの魅力あふれる回想録『サイボーグとして生きる』と、『ワイヤード』誌に寄せた記事「生体工学でボレロを聴く」を参照）。

（注9）のちに、このことについてあれこれ考えていたとき、L夫人は私の著書『色のない島へ』のなかで、衝撃を受けたくだりのことを話し出した。私が記述した先天性全色盲の友人は、「子どものころ、色がわかるのはすてきなことだろうと考えていた。……音痴の人に突然メロディーが聞こえるようになるのと同じように、新しい世界が開けるのかもしれないと思う。たぶんすごく面白いことなんだろうけど、きっと混乱するだろう」と話していた。

L夫人はこのくだりに興味をそそられ、こう言った。「何かの奇跡が起こって、私にメロディーが聞こえるようになったら、私も混乱するのでしょうか。まず、メロディーとは何かを学習しなくてはならないのでしょうか。自分が何を聞いているのか、どうしたらわかるのでしょう」

音楽を「理解」できたことがないのは大変なことだが、それを聞く能力を失うのは、もっと深い影響をおよぼすかもしれない。とくに音楽が人生の中心にあった場合は。このことは、サラ・ベル・ドレッシャーからの手紙に浮き彫りにされていた。「音楽は私の人生、私の喜び、生きがいでした」と彼女は書いている。しかし五〇代のとき、メニエール病のせいで聴力をほとんど失ってしまった。

私の知っている人生の終焉が始まりました。半年後には大きい音も聞こえなくなり、一年後には音楽が聞こえなくなりました。……非常に強い補聴器をつければ、不完全でも話を聞き取ることはできたのですが、音楽の音域はまったく消えてしまいました。……重度の聴覚障害のせいでさまざまな活動に携わることができなくなりましたが、私の人生に巨大な穴をあけているのは、音楽を失ったことです。……音楽のある生活の楽しさは、何ものにも代えがたいのです。

（注10）神経外科医のスティーヴン・ラッセルとジョン・ゴルフィノスは、自分たちの患者について書いているが、そのうちの若いプロ歌手は、右側の主要な聴覚皮質（ヘシュル脳回）に神経膠腫ができていた。それを取り除く手術の結果、音高の識別がひどく難しくなり、この患者は〈ハッピー・バースデー・トゥー・ユー〉を含めて、どんなメロディーも歌うことも認識することもできなくなった。しかしこの問題は一過性で、三週間後には彼女は以前の、音楽を歌ったり認識したりする能力を取り戻した。その原因が組織の回復なのか、脳の可塑性なのかはわからない。同様の失音楽症は左のヘシュル脳回の腫瘍では見られない、とラッセルらは強調している。

最近、先天性失音楽症の患者は、右下前頭回の白質部位があまり発達していないことが明らかになった。この部位は、音高の符号化とメロディーの音高記憶に関与していることが知られている（Hyde, Zatorre, et al., 2006を参照）。

（注11）この話で、ジョン・ハルのことを思い出した。彼は著書『光と闇を越えて』のなかで、中年になって視力を失ったこと、そしてかつては鮮明だった視覚的な心象について語っている。彼は今では、

指で空中に書かないと数字の3を視覚化することができない。失ってしまった画像的な記憶の代わりに、行動によって、あるいは手順を追って、思い出さなくてはならないのだ。

（注12）一過性の同時失認に似たことが、大麻や幻覚剤による酩酊とともに起こる場合がある。そうなると強烈な感覚の万華鏡のなかにいるようで、色、形、におい、音、触感、味が分離して、互いのつながりが弱まる、あるいは失われる。アンソニー・ストーは『音楽する精神』のなかで、幻覚作用のあるメスカリンを服用したあとにモーツァルトを聴いたときの様子を説明している。

耳に届く音の拍動と振動を、弦にかみ合う弓を、そして感情が直接揺り動かされるのを、感じていた。それに引き換え、形式を識別する力はひどく弱まっていた。主題が繰り返されるたびに驚かされる。主題それぞれは魅惑的なのに、互いの関係が消えてしまっていた。

（注13）ヴァージルのことは『火星の人類学者』の「『見えて』いても『見えない』」に述べられている。

第9章　パパはソの音ではなをかむ――絶対音感

絶対音感のある人は、あらゆる音の高さを、思案することも外の基準と比較することもなく、即座に何気なく言い当てることができる。実際に聞こえる音だけでなく、想像する音や頭のなかで聞こえる音でも同じだ。実際、耳鳴りについて手紙をくれたプロのバイオリニストのゴードン・Bは、自分の耳鳴りは「高いファの音」だとこともなげに書いている。私が思うに、そんなことを言うのは決してふつうではないことに、彼は気づいていなかった。しかし、何百万人といる耳鳴りがする人のうち、自分の耳鳴りの音高がわかる人はおそらく一万人に一人もいないだろう。

絶対音感の精度はさまざまだが、もっている人のほとんどは、可聴範囲の中間領域で七〇以上の音を特定できるとされていて、彼らに言わせると、その七〇の音それぞれに、ほかの音との絶対的な差異を表す唯一固有の特性がある。

子どものころの私にとって、『オックスフォード音楽ガイド（*The Oxford Companion to*

Music)』は『アラビアン・ナイト』のようなものだった。音楽にまつわる物語の無尽蔵の宝庫で、絶対音感についての面白い事例も豊富に載っている。たとえば、オックスフォード大学の音楽教授だったフレデリック・ウーズリーは「生涯、絶対音感がずばぬけていた。五歳のときに『パパはソの音ではなをかむ』ことを感知できた。雷がソの音で鳴る、風がレの音で吹いている、（二音チャイムつきの）時計がシのフラットで鳴る、などという彼の主張をテストすると、どれも正しいことが判明した」。たいていの人にとって、そのように正確な音高を認識する能力は超人的に思える。赤外線やX線が見える能力のように、望むべくもない別の感覚のようなものだ。しかし絶対音感をもって生まれた人にとっては、まったく当たり前のことに思える。

フィンランドの昆虫学者で、虫の羽音のエキスパートであるオラヴィ・ソタヴァルタにとって、絶対音感をもっていることが研究に大いに役立っていた。虫の羽音の高さは羽ばたきの振動数で決まるからだ。ドレミのような音名だけでは飽き足らなかったソタヴァルタは、正確な振動数を耳で判定することができた。蛾の *Plusia gamma* が出す音は低いファのシャープだが、彼はもっと正確に、毎秒四六サイクルという振動数を推定できた。このような能力には、もちろん優れた音感だけでなく、音高との相関がありえる尺度や振動数の知識も求められる。

そのような相関はたいへん印象的ではあるが、注目すべき絶対音感の真の驚異はほかのところにある。絶対音感のある人にとって、あらゆる音《トーン》、あらゆる調《キー》は、質的に異なり、それぞれに独自の「味」や「感じ」、独自の特性があるように思えるのだ。絶対音感のある人はそれをよく色になぞらえる。私たちに青の色が即座に反射的に「見える」のと同じように、彼らにはソのシャープが「聞こえる」のだ（実際、本来色の彩度を表す「クロマ」という言葉が、音楽理論で使われることもある）。

絶対音感は、あればどんな音楽もすぐに正確な音程で歌ったり記録したりできるので、うれしいおまけの感覚のように思えるかもしれないが、問題を引き起こすこともある。そのような問題の一つは、楽器のチューニングが不均一だった場合に起こる。だから七歳のモーツァルトは、自分の小さいバイオリンを友だちのシャクトナーのバイオリンとくらべて、「僕がきみのバイオリンを最後に弾いてからチューニングを変えていないのなら、きみのは僕のバイオリンよりも八分音低いよ」と言ったのだ（と、『オックスフォード音楽ガイド』には書いてある。モーツァルトの音感についてはさまざまな話があり、明らかな作り話もある）。私の古いピアノは弦がいまだに一九世紀に製造されたときのままで、現代のピアノの標準である毎秒四四〇サイクルに調律していないのだが、作曲家のマイケル・トーキーは聞いて即座に三分音低いと言い当てた。そのように全体的に音が高い、または低いことに、絶対音感がない人は気づかないだろうが、絶対音感がある人にとって、それは悩ましく、支障をきたすことさえある。またもや『オックスフォード音楽ガイド』には、その事例がたくさん載っている。たとえば、ある著名なピアニストは、ピアノソナタ『月光』（「小中学生がみんな弾く」曲）を弾いているとき、ピアノがいつもどおりの音高に調律されていなかったため、

「ひどく苦労して」ようやく弾き終え、「弾いている調と聞こえる調がちがうことに苦しんだ」

ダニエル・レヴィティンとスーザン・ロジャーズによると、絶対音感のある人が「よく知っている楽曲がちがう調で演奏されているのを聞くと、たいていの場合、いら立ちや不安を感じる。……それがどんな感じかを理解するには、一時的に視覚作用がおかしくなったせいで、青果店のバナナがみんなオレンジ色に、レタスが黄色に、リンゴが紫色に見えるところを想像してほしい」

音楽を一つの調から別の調に移すことが難なくできる音楽家もいるが、難しいと思う人もいるだろう。しかし、絶対音感のある人にとってはとくに難しいかもしれない。彼らにとって、調にはそれぞれ独自の特性があり、いつも聞いている調だけがぴったりのものに感じられる傾向がある。絶対音感のある人にとっての楽曲の移調は、まちがった色で絵を描くのに似ているかもしれない[1]。

もう一つの難点は、絶対音感のある神経学者で音楽家のスティーヴン・フルフトが話してくれた。彼はときどき、一つ一つの音の高さばかり気になって、音程やハーモニーが聞こえにくくなるという。たとえば、ピアノでドとその上のファのシャープが演奏されている場合、ドがドであること、ファのシャープがファのシャープであることを意識しすぎて、それが三全音になっていて、たいていの人が顔をしかめる不協和音であることに気づかないのだ[2]。

絶対音感は音楽家にとってもそれほど重要とはかぎらない。モーツァルトにはあったが、ワーグナーやシューマンにはなかった。しかし絶対音感がある人は、それを失うと重大なものをなくしたように感じるのかもしれない。私の患者の一人であるフランク・Vの場合、この喪失感がはっきり表れていた。彼は作曲家で、前交通動脈瘤の破裂によって脳に損傷を受けた。フランクは音楽の才能に恵まれていて、四歳のときから音楽教育を受けており、記憶にあるかぎりずっと絶対音感をもっていたが、今では「消えてしまったか、明らかに衰えた」という。絶対音感は音楽家としての強みだったので、彼はその「衰え」を痛感している。もともとは、色を認識するのと同じように、すぐさま無条件に音高を認識していた。そこに「知的作用」はいっさい関与せず、推測することも、ほかの音高や音程や音階を参考にすることもなかった。この形の絶対音感がきれいに消えてしまったのだ。この点では「色覚異常」になったかのようだ、と彼は言っている。しかし脳損傷が快方に向かうにつれ、自分にはまだ、特定の曲と特定の楽器の音高のたしかな記憶があって、それを基準にしてほかの音高を推測できることに気づいた——「瞬時の」絶対音感にくらべると、ゆっくりしたプロセスではあったが。

そして主観的には、今では状況はまったく異なるものになってしまった。なぜなら、以前はすべての音とすべての調に、自分にとって区別できる味わい、ほかにはない固有の特性があった。今ではそれがすべて消えてしまい、彼にとって、一つの調と別の調のあいだに本当の差異はもうないのだ。[3]

絶対音感がこれほどまれ（一万人に一人より少ないと推定される）というのは、ある意味で妙な話に思われる。なぜ人はみな、青色を見たり、バラの香りを感じたりするのと同じように、反射的に「ソのシャープ」を感じないのだろうか。二〇〇四年に、ダイアナ・ドイチュらはこう書いている。「絶対音感に関する本当の疑問は、『なぜ一部の人にそれがあるのか』ではなく、『なぜ万人に共通ではないのか』である。色を認識し、色と色の差異を区別することができるのに、それを言語ラベルに関連づけることができない色名健忘症のような、音程のラベルづけに関係する症候群に、ほとんどの人がかかっているかのようである」

ドイチュは個人的な経験も語っている。最近送られてきた手紙にこう書いてあった。

四歳のとき、ほかの人たちは前後関係のない音の名前をなかなか言えないことを知って、自分には絶対音感があること──そしてそれがふつうではないこと──を認識し、たいへん驚きました。私がピアノで一つの音を鳴らすと、ほかの子どもたちはどの鍵が押されたのかを見なければ、その名前を言えないことを知ったときのショックを、いまだにありありと憶えています。

絶対音感がある人にとって、それがないことがいかに不思議かという感覚をわかってもらうために、似たものとして色の呼称を例にとりましょう。誰かに赤いものを見せて、その色の名前を言うように指示したとします。そしてその人が「色を認識することはできますし、ほかの色と見分けることもできるのですが、ただその名前を言えません」と答えたと考えてください。次に青いものを並べて置き、その色の名前を言ったら、彼は「わかりました、この二番目の色が青ですから、最初の色は赤にちがいありません」と答えました。たいていの人はこのプロセスをかなり変だと思うでしょう。けれども、絶対音感のある人から見ると、これはまさに、ほとんどの人が音高の名前を言うときのやり方です。つまり、名前を言うべき音の高さと、すでに名前がわかっている別の音の高さの関係を判断するのです。……私が音楽の音を聞いてその高さを特定するとき、その音高を連続体の一点（あるいは一領域）に置いているだけでなく、もっといろんなことが起こっています。私がピアノから出るファのシャープを聞いたとしましょう。私は「ファのシャープであること」をよく知っていると強く感じます。よく知っている顔を認識したときの感覚に似ています。その音高は、その音のほかの属性——音質（非常に重要）、音量など——と一緒に束ねられています。絶対音感のある人の少なくとも一部は、絶対音感をもっていない人よりはるかに具体的に、音を知覚して記憶するのだと思います。

絶対音感がとくに興味深いのは、ほとんどの人にはまるで想像がつかない、別の知覚領域、感覚質《クオリア》の領域の存在を実証しているからであり、音楽的才能とも、ほかの何ものとも本質的なつながりがほとんどない、孤立した能力だからであり、そしてその表出に、遺伝子と経験の相互作用が示されるからだ。

絶対音感が一般人よりも音楽家によく見られることは、個々の事例によってだいぶ前に明らかになっていたが、そのことは大規模な調査によって確認されている。音楽家のなかでは、幼いころから音楽の訓練を受けている人に絶対音感のある人が多い。しかしその相関がつねに有効とは限らない。徹底した早期教育にもかかわらず、絶対音感が育たなかった優秀な音楽家も大勢いる。絶対音感をもつ人が多い家系もあるが、それは遺伝的な要素だからなのだろうか、それとも音楽に恵まれた環境のおかげなのだろうか。幼少期の視覚障害と絶対音感には特筆すべき関連性がある（生まれつき目が見えない子ども、あるいは幼少時に失明した子どものおよそ五割に、絶対音感があると概算している研究もある）。

とくに興味深い相関の一つに、絶対音感と言語的背景の関係が挙げられる。この二、三年間、ダイアナ・ドイチュらはその相関を詳しく調べ、二〇〇六年の論文に「ヴェトナム語と北京語を母語として話す人たちは、単語のリストを読むときに非常に正確な絶対音感を示す」と述べている。その被験者たちの大半は、単語を読むときの声の音高のブレが四分音未満だったという。ドイチュらは、二つの音楽学校の一年生を母集団として、絶対音感の発生率の劇的な差異も示した。母集団の一つはニューヨーク州ロチェスターのイーストマン音楽学校、もう一つは北京の中央音楽学校だ。「四歳から五歳のあいだに音楽の訓練を始めた生徒の場合、中国人の生徒のおよそ六〇パーセントが絶対音感の基準を満たしたのに対し、アメリカの非声調言語（訳注　中国語、ヴェトナム語、あるいはネイティブアメリカン諸語のように、意味の区別に音の高低のパターンを用いる言語を声調言語という）を話す生徒で基準を満たしたのは約一四パーセントにすぎなかった」。六歳から七歳のあいだに音楽の訓練を始めた生徒の場合、その値は両グループとも同じように減り、約五五パーセントと六パーセントだった。さらに遅く、八歳から九歳に音楽の訓練を始めた生徒では、「およそ四二パーセントの中国人生徒が基準を満たしたのに対し、アメリカの非声調言語を話す生徒で満たした者はいなかった」。どちらの集団も性別による差はなかった。

この著しい差を知ったドイチュらは、「機会を与えられれば、幼児は発話の特徴として絶対音感を獲得でき、それが音楽に持ち越されることがありえる」と推測した。英語のような非声調言語を話す人々の場合、「音楽の訓練による絶対音感の獲得は、第二言語の発音を習得するのに似ている」。彼女らの意見では、絶対音感の発達にとって決定的に重要な期間が、八歳くらいよりも前にある。母語でない言語の音素を覚えること（つまり第二言語をネイティブのアクセントで話すこと）が、とても難しいと気づく子どもの年齢とだいたい同じだ。したがって、すべての幼児は絶対音感を獲得する潜在能力をもっている可能性があり、その潜在能力が、言語の習得にとって「決定的な期間に、幼児が音高と言語ラベルを結びつけられるようになると発現する」のかもしれない、とドイチュらは述べている（とはいえ、彼女らは遺伝学的な差異も重要であるという可能性を排除していない）。

絶対音感のある音楽家とない音楽家の脳を、精密な構造的脳画像（ＭＲＩ画像計測）を使って比較し、さらに、被験者が音楽の音高と音程を特定するときの脳を機能的脳画像で示すことによって、絶対音感と神経の相関が解明されている。ゴットフリード・シュラウグらの一九九五年の論文は、発話と音楽の知覚にとって重要な脳構造である側頭平面の左と右の大きさが、絶対音感のある音楽家の場合ひどく非対称である（絶対音感のない音楽家ではそうでない）ことを示している。同様の側頭平面の大きさと活動の非対称は、絶対音感のあるほかの人でも確認されている[4]。

絶対音感は音高知覚だけの問題ではない。絶対音感のある人は、音高の差を正確に知覚できるだけでなく、それにラベルづけをして、音階の音符や名前をつけて並べられなくてはならない。この能力こそ、フランク・Ｖが脳動脈瘤の破裂による前頭葉損傷で失ったものだ。音高とラベルを相関させるために必要な追加の脳のメカニズムは前頭葉にあり、このこともまた、ｆＭＲＩの研究で確認できる。したがって、絶対音感のある人が音や音程の名前を言うように言われると、ＭＲＩは、前頭皮質の特定の連合部位が集中的に活性化することを示すだろう。相対音感しかない人の場合、この部位は音程の名前を言うときにだけ活性化する。

このような明確なラベルづけを絶対音感のある人はみな習得するのだが、これには、連想や学習に依存しない事前のカテゴリー知覚が含まれないかどうかはわかっていない。絶対音感のある人は、どの音高にも固有の知覚できる性質——「色」や「彩度」——があると主張することから、明確なラベルを学習する前に、純粋に知覚による類別があると考えられる。

ウィスコンシン大学のジェニー・サフランとグレゴリー・グリーペントログは、音列の学習テストを行い、八カ月の赤ん坊を、音楽の訓練を受けている大人と受けていない大人と比較した。その結果、赤ん坊のほうが絶対音感の手がかりに頼るところがはるかに大きく、大人は相対音感の手がかりに頼るところが大きかった。このことから、絶対音感は乳幼児には共通で適応性が高いが、のちに適応性がなくなり、そのために失われることがうかがえる。「絶対音感でしかメロディーを追えない赤ん坊は、調を変えて歌われると同じ歌を聞いているのだと気づかないし、異なる基本周波数で話されると同じ言葉だと気づかない」とサフランらは指摘している。とくに、言語の発達は必然的に絶対音感を抑制するので、ふつうでない状況でなければ絶対音感を保持することはできない（声調言語の習得は、絶対音感の保持と、おそらく強化にもつながる「ふつうでない状況」なのかもしれない）。

ドイチュらは二〇〇六年の論文で、自分たちの研究は「発話と音楽の処理におけるモジュール性の問題」だけでなく、両方の「進化上の起源の問題も含んでいる」と述べている。とくに絶対音感は、のちの変化がどうであれ、発話と音楽両方の発生にとって決定的に重要だったと見ている。スティーヴン・ミズンは著書『歌うネアンデルタール――音楽と言語から見るヒトの進化』で、この考えをさらに推し進め、音楽と言語は起源が共通であり、ある種の原始音楽と原始言語の結びついたものがネアンデルタールの知力の特徴だったと述べている。(5) このような意味のある歌う言語を、彼はHmmm（全体的 holistic・模倣的 mimetic・音楽的 musical・多様式的 multimodal の略〔訳注　同時に〝なるほど〟という意味の擬音でもある〕）と呼ぶ。そしてそれを支えていたのが、模倣能力や絶対音感など、さまざまな独立したスキルの集合だったと考察している。

ミズンは、「構成的言語と構文の規則」が発達したことで「限られた数のHmmmのフレーズとはくらべものにならない膨大な数のことを言い表せるようになり、……赤ん坊と子どもの脳が新しいスタイルで発達するようになった結果の一つとして、大部分の人間は絶対音感をなくし、音楽能力が縮小した」と書いている。この大胆な仮説を支持する証拠はまだほとんどないが、期待をかき立てられる仮説ではある。

太平洋沿岸のどこかに、住民全員が絶対音感をもつ孤立した谷があると聞いたことがある。そういう場所には、いまだにミズンの描いたネアンデルタールの状態のまま、語彙だけでなく音楽性もある原始言語でコミュニケーションを取っている、模倣能力豊かな古代民族が住んでいると想像したい。しかし絶対音感の谷は、美しいエデンの園のメタファーか、ひょっとすると、もっと音楽が生活に深くかかわっていた過去の集合記憶として以外には、存在しないのではないだろうか。

（注1）ということは、モーツァルトにとって、特定の調で書かれた作品には固有の特性があり、移調されると同じ作品ではないことになる。手紙をくれたスティーヴ・セーレムソンは次のように問いかけている。

今日のオーケストラが出す四四〇ヘルツのラは、モーツァルトのオーケストラのラよりもおよそ半音高いという事実はどうなのでしょう。今日私たちが聞いているモーツァルトの交響曲四〇番ト短調は、モーツァルトにとっては嬰ト短調になるのでしょうか。

（注2）三全音――増四度（あるいは、ジャズ用語では減五度）――は歌いにくい音程であって、たいがい不快で、怪しげで、悪魔的とさえ考えられている。初期の教会音楽では使用が禁じられ、昔の理論家は「ディアボラス・イン・ムジカ（音楽のなかの悪魔）」と呼んだ。しかしだからこそタルティーニは、バイオリン・ソナタ『悪魔のトリル』に使ったのだ（そしてスティーヴ・セーレムソンが言っているように、「レナード・バーンスタインは『音楽のなかの悪魔』を『ウェスト・サイド・ストーリー』の歌〈マリア〉に、とても効果的に繰り返し使っている」）。

三全音そのものはとても耳ざわりに聞こえるが、別の三全音を加えて、減七の和音をつくりやすい。そして『オックスフォード音楽ガイド』によると、これには「心地よい効果がある。……この和音はすべてのハーモニーのなかで最も変幻自在である。イギリスでは、『ハーモニーのクラッパム・ジャンクション』の異名がついている。由来となったロンドンの鉄道駅クラッパム・ジャンクションでは、非常にたくさんの線が接続しているので、いったんそこに着けば、ほぼあらゆる場所に向かう列車に乗ることができる」

（注3）絶対音感は年齢とともに変わる可能性があり、それがしばしば年配の音楽家にとって問題になる。ピアノの調律師のマルク・ダマシェクが、そのような問題について手紙に次のように書いている。

私が四歳のとき、姉が私に絶対音感があることを発見しました。鍵盤のどの音でも、見ないで即座に何の音かを言えたのです。……自分が知覚するピアノの音高が、おそらく一五〇セント［四分の三度］高いほうにずれていることがわかって驚きました（そして動揺しました）。……今、レコードの曲や生演奏を聞くとき、どの音が出ているかについての私の最善の推測は、つねに、問題にならないほど高いのです。

ダマシェクは、これを簡単に補うことはできないと話している。なぜなら「私はいつも、自分が聞いている音は、自分がつねに正確な名前で呼んできたものと一致するという確信があって、いまだにファに聞こえるのですが、いまいましいことに、それはファのフラットなんです」

一般的には、音楽家でピアノ調律師のパトリック・バロンが手紙に書いているように、「高齢のピアノ調律師は最高音域のオクターブをかなり高く調律する傾向があり、最後の三つか四つの音は信じられないほど高くする（半音以上高いこともある）。……おそらく原因は、内耳の基底膜に何らかの衰えがあるか、有毛細胞が硬化していることだろう」

脳卒中、頭のけが、脳の感染症など、一時的あるいは恒久的な絶対音感の変化を引き起こす疾患もありえる。ある人がくれた手紙によると、彼の絶対音感は多発性硬化症を患っているあいだ半音変化し、そのあともずっとわずかにずれているという。

（注4）このような非対称は、興味深いことに、絶対音感のある目の見えない被験者には見られない。そういう人たちの場合、脳が根本的に再編成されていて、視覚皮質がさまざまなほかの聴覚知覚や触覚知覚だけでなく、音高の感知にも利用されているのかもしれない。

（注5）この考えはミズンによって好奇心をそそるように詳述されているが、決して新しいものではない。ジャン＝ジャック・ルソー（哲学者であり作曲家でもあった）は『言語起源論（*Essai sur l'origine des Langues*）』のなかで、原始社会において発話と歌は区別がなかったと述べている。ルソーにとって、原始言語はモーリス・クランストンが書いているように「実用的で散文的というより旋律的で詩的」だったのであり、発音されるというより歌われるものだった。

プルーストが『失われた時を求めて』に表現している考えはいくぶん異なる。音楽サロンにすわっているスワンは一つの楽節に恍惚となり、「周囲の無意味なおしゃべり」にいらだつ。

言語の発明、言葉の形成、思考の分析が邪魔をしなければ、人の霊魂と霊魂は交信していたかもしれない。その手段の例としてただ一つ挙げられるのが、音楽なのではないだろうか。しかし可能性は無に帰したようで、人類は別の方向に進化したのだ。

第10章　不完全な音感——蝸牛失音楽症

その弦を狂わせれば、どんな不協和音が聞こえることか！

シェイクスピア『トロイラスとクレシダ』

ダーウィンは眼を進化の奇跡と考えたが、耳は耳で同じくらい複雑で美しい。音の振動が外耳道から入り、鼓膜を経て、中耳の小骨から、カタツムリの形をした蝸牛《かぎゅう》に到達する道は、一七世紀にはじめて解明された。当時、音は耳によって伝えられ、蝸牛のなかで「楽器のなかと同じように」増幅されることが示唆されていた。一世紀後、蝸牛の渦巻き管がだんだん細くなっている形は、根元で高い音を、先端で低い音を受容するように、可聴周波数の範囲にぴったり合ったつくりであることがわかった。一七〇〇年までに、蝸牛は液で満たされ、振動する一連の弦、つまり共振体と考えられる膜で覆われていることが明らかになった。一八五一年、イタリア人生理学者のアルフォンソ・コルティが、現在コルチ器と呼ばれている複雑な感覚器が蝸牛の基底膜の上にあって、そのなかに最終的な聴覚受容体である内有毛細胞が三五〇〇個ほど入っていることを発見した。若い耳は、一〇オクターブの音、振動数にして毎秒三万から一万二千回の範囲の音を聞き取ることができる。平均的な耳は、一七分の一音離れた音を聞き分けられる。最高から最低まで、およそ一四〇〇の音を識別するのだ。目とちがって、コルチ器は不測の損傷から十分に守られている。頭の奥深くにあり、堅い側頭骨に包まれているうえ、体内で最も緻密であり、しかも突発的な振動を吸収する液のなかに浮かんでいる。しかしひどい傷害から守られているとはいえ、繊細な有毛細胞をもつコルチ器は、ほかの意味で脆弱だ。そもそも、大きな音に弱い（飛行機、ロック・コンサート、がんがん鳴るiPodなどは言うまでもなく、救急車のサイレンが鳴ったりゴミ収集車が来たりするたびに損害を受ける）。有毛細胞は、老化の影響や遺伝性の蝸牛聴覚障害にも弱い[1]。

六〇代後半の著名な作曲家であるジェイコブ・Lは、二〇〇三年に私の診察を受けに来た。彼の話によると、問題が始まったのは三カ月ほど前だったという。「一カ月ほどあまり演奏も作曲もしていませんでした。そして突然、自分が弾いているピアノの高音がひどく調子がずれていることに気づいたんです。ひどく高くて……調子はずれなんです」。具体的にいうと、主観的には最高音のオクターブが四分音ほど高く、次のオクターブが半音高かった。ジェイコブに不平を言われてピアノの持ち主はびっくりし、「ピアノは調律したばかりだし、問題があると言ってきた人はほかにいない」と反論した。困惑したジェイコブは家に戻り、つねにぴったりチューニングしてある電子シンセサイザーで聴力をテストしてみた。すると、同じように高音域が高くなっていることを知り、愕然とした。

そこで彼は、六、七年前から（高音域の聴力低下のために）診察を受けるようになっていた耳の専門医に予約を入れた。ジェイコブ自身と同じように耳の専門医も、彼の聴力低下と聴覚の歪みがどちらも二〇〇〇ヘルツ（中央のドよりほぼ三オクターブ上）から始まっていること、そして左耳で聞く音のほうが右より高い（その差はピアノの鍵盤のいちばん上で長三度だった）ことを知って驚いた。ジェイコブによると、この高音化は「厳密には線形な変化ではない」という。一つの音がほとんど高くならないのに、その両側の音は著しく高くなることもあるうえ、日によっても変わる。さらにもう一つ奇妙な例外があった。中央のドより一〇音上のミは、聴覚がおかしい音域ではないのに、四分の一ほど低くなっていて、そのような低音化はその両側の音では起きないのだ。

影響のある音域の音が高くなることには、それなりの一貫性、それなりの論理があったが、離れているミが低くなることに、ジェイコブはひどくショックを受けていた。「コルチ器がいかに厳密に調律されているかがわかります。良好な状態の有毛細胞のどちらかの側の細胞が二つ三つ壊れると、正常なはずの音域にある音が一つだけ低くなる——ピアノの弦が一本だけ狂っているようなものです」

彼は自分で「状況による補正」と呼ぶものについても心配していた。問題がじつは耳ではなく、脳にあるのではないかと思ってしまう奇妙な現象だ。たとえば、低音楽器と高音のフルートかピッコロしかない場合、ひどく調子はずれに聞こえるのだが、オーケストラのように音色と音高に厚みがあるとき、歪みにはほとんど気づかないのだ。二、三個の有毛細胞だけの問題であるなら、なぜ、こんな補正が起こるのだろうか。神経学的にも何かが起こっているのだろうか。

この歪みはジェイコブにとって非常に悩ましかっただけでなく、支障をきたすものでもあった。場合によっては、自分自身の音楽を指揮するのも難しい。というのも、本当はそうではないのに、調子がはずれている楽器がある、あるいは音をまちがえた演奏者がいる、と思ってしまうからだ。たいていピアノでやっている作曲も容易ではない。私は半分真剣に、ピアノかシンセサイザーを、彼の知覚の歪みを相殺するのに必要なだけ、はずした音に調整するよう勧めた。そうすれば、ほかの人には調子はずれに聞こえても、彼には正常に聞こえるだろう(彼も私もこの理屈に確信がなく、彼の作曲に役立つか、それとも問題が悪化するだけかはわからなかった)。補聴器をわざと調子はずれに調整できるかどうかも考えたが、これについて彼はすでに耳の専門医と話し合っていて、医者はジェイコブの聴覚の歪みが不安定で非線形である、すなわち予測不可能なので、そのような試みは無駄だろうと考えていた。

高音の聴力低下だけだったときには、ジェイコブは非常にうまく対応していた——より強力な補聴器が補ってくれた——のだが、歪みが始まると不安を感じるようになった。ただ音楽を聴くことの楽しみが損なわれることは言うまでもなく、自分の指揮者生命も終わるのではないかと恐れたのだ。しかし歪みが始まって三ヵ月後、彼はいくらか順応していた。たとえば、高音の楽節をつくるときは、鍵盤上の歪む音域より低いところで弾いたあとに、その音楽を正しい音域の音符に記す。そうすればうまく作曲を続けることができるわけだ。

彼にこれができたのは、音楽をイメージする力と記憶する力が損なわれていないからだった。音楽が——自分のも他人のも——どう聞こえるはずか、彼にはわかっている。歪んでいたのは彼の音楽の知覚だけだった(2)。損傷を受けていたのはジェイコブの耳であって脳ではなかったのだ。それにしても、ジェイコブの脳には厳密に何が起こっていたのだろうか。

蝸牛管(渦巻き管)は、音の周波数それぞれに合わせて調律された弦楽器にたとえられるが、そのような比喩表現は、脳にまで広げる必要がある。なぜならその脳で、蝸牛管から出る八ないし一〇オクターブの可聴音が、音の高低にしたがって聴覚皮質にマッピングされるからだ。大脳皮質のマッピングは動的で、状況が変われば変化する可能性がある。眼鏡や補聴器を新調したときに、これを経験している人も多い。最初、新しい眼鏡や補聴器は、歪んで見えたり聞こえたりする耐えがたいものに思えるが、数日から数時間のうちに、脳がそれに順応し、人は改善された新たな視覚や聴覚をフルに活用できるようになる。これは、感覚器官からのインプットや体の使い方に変化があるとすばやく順応する、脳による体のイメージのマッピングにも似ている。たとえば、指が動かなくなったり、なくなったりした場合、大脳皮質の指の表象が小さくなって、あるいは完全に消えて、手のほかの部位の表象が拡大し、指の場所を埋める。逆に、指が頻繁に使われる場合、たとえば目の不自由な人が点字を読む人差し指は、弦楽器奏者の左手の指のように、大脳皮質の表象が大きくなる。

損傷のある蝸牛管からの音のマッピングにも、似たようなことが起こるのではないかと予想される。高周波数の音がはっきり伝わらなくなった場合、大脳皮質のその表象は縮小し、狭く圧迫される。しかしそのような変化は固定的でも静的でもなく、ジェイコブが自覚したように、刺激が続くかぎりは、さまざまな音がたくさんインプットされることで、その表象が再び拡大する可能性がある。(3) そして音に注意したり集中したりすると、それによっても一時的に皮質による表象が拡大し、少なくとも一、二秒は鋭くはっきりした音になる。そのように集中することによって、ジェイコブは音の誤った知覚を正すことができるのだろうか。彼はこの質問について考え、できると答えた。歪みに気づいたとき、意志の力で本当にそれを弱められることがあった。危険なのは、歪みに気づかないかもしれないことだ、と彼は言った。彼はその意図的な修正のようなものを、顔にも花瓶にも見える図形を目にして花瓶を「見よう」とするようなものだ、と話していた。

このことは、大脳皮質における音の動的なマッピング、そして状況に応じてその表象を拡大したり変更したりする能力という観点からで、すべて説明できたのだろうか。ジェイコブは、一つの音を集中力で引きとめたとき、そしてそれがまた逃げてしまったとき、自分の知覚が変わると感じていた。ということは、たとえ一、二秒にしても、彼は実際に自分の蝸牛管を再調整できたのではないだろうか。

これはばかげた考えに思えるかもしれないが、最近の研究によって、脳から蝸牛管へ、そして外有毛細胞へとつながる、遠心性の太い接続（オリーブ蝸牛束）が実証されたことで、その考えが裏づけられた。外有毛細胞はとくに内有毛細胞を調整、または「調律」する役割を果たしていて、もっぱら遠心性の神経支配をうけている。つまり、神経インパルスを脳へ伝えるのではなく、脳から命令を受け取るのだ。したがって、脳と耳は単一の機能システムをつくっていると考える必要がある。そのシステムは双方向性で、大脳皮質の音の表象を修正するだけでなく、蝸牛のアウトプットそのものも調整する能力がある。集中することで発揮されるパワー——周囲の環境から小さいけれども重要な音を選びだす力、込み合うレストランで周囲の騒音から一人の人の低い声にねらいを定める力——は驚異的だが、この力は純粋な脳のメカニズムだけでなく、この蝸牛の機能を調節する能力にも依存しているように思える。

心と脳が蝸牛に対して遠心性の支配を行う能力は、訓練と音楽活動によって高めることが可能で、（クリストフ・ミッシェルらが示したように）とくに音楽家では強い。もちろんジェイコブの場合、音程の歪みと毎日対決し、それをコントロールしなくてはならないので、この能力はつねに鍛えられている。

少なくともある程度は状況を自由意志によって制御できることを知って、ジェイコブの無力感は弱まり、どうすることもできない崩壊に襲われているという感覚はなくなって、希望が感じられるようになった。彼は改善が長続きすることを望めるのだろうか。彼の音楽家としての脳——音高を鮮明かつ正確に記憶していて、物事がどう聞こえるかを厳密かつ詳細に知っている、この音楽的才能にあふれる脳——は、故障した蝸牛管の変調を補い、克服することはできないのだろうか。

しかし一年後の彼からの報告によると、歪みは「悪化し、さらに不安定になり……音によっては高さが大きく変わってしまって、短三度以上も狂うことがある」そうだ。一つの音を繰り返し弾くと、その高さが変わる場合があるが、調子がはずれ始めたとき、少なくともしばらくのあいだ、それを「引きとめる」ことができる場合もあるという。彼は「本当」の音と歪められた「幻」の音を表現するのに、「音の幻想」という言葉を使い、それがモアレパターンや多義図形の二つの形のように、絡み合って交互に現れる様子について話してくれた。この変化や交代は、音高の差が四分音から全音以上に広がった今、以前よりはるかに目立つようになった。歪む音域も「じわじわと下がって」いる。「いちばん上とその次のオクターブは、私にとってどんどん役に立たなくなっています」

ジェイコブの蝸牛機能がまだ劣化していることは確かだが、彼は低いほうの音域で演奏し、作曲し続けていた。「自分がもっている耳で仕事をするんですよ」と彼は皮肉っぽく言った。「自分がほしい耳ではなくてね」。ジェイコブは陽気な人だったが、それでもこの一年がつらかったことは明らかだ。自分がつくった曲も、現実には心の耳で聞くほどはっきり聞こえないので、リハーサルが難しい。それでも、たとえばバッハのチェロ組曲のような、低音域ばかりの音楽を楽しむことはできるが、高音域の音楽を聴いて、歪みなしで味わうことはできない。総じて、「音楽は以前ほど甘美に聞こえない」し、かつてのような「すばらしいゆったりした響き」がない、と彼は感じていた。ジェイコブの父親も音楽家で、年を取るにつれてひどく耳が遠くなっていった。最終的にジェイコブは、ベートーヴェンのように、自分の頭のなかで聞こえるもの以外の音楽をいっさい聞くことができなくなるのだろうか。

ジェイコブが最初に私のところに来たとき、彼がもう一つ心配していたのは、自分と同じような症状の人に会ったこともなければ、そういう話を聞いたこともないことだった。彼が相談した耳科《じか》学者や耳の専門医も同じだったようだ。自分が「唯一」であるはずがない、と彼は思っていた。そのため彼も私も、実のところ、聴覚低下が進んでいる人たちのあいだで音高の歪みは比較的よくあることなのだろうか、と考えるようになった。(4)

音楽家でない人は、そのような変化に気づかないかもしれない。そしてプロの音楽家は自分の聴覚が「ずれて」いることを、少なくとも公には、認めるのを嫌がるだろう。二〇〇四年の初め、ジェイコブは『ニューヨーク・タイムズ』紙からの切り抜き記事（ジェイムズ・エストライヒによる「交響楽団の沈黙」）を送ってきた。その記事には、現代のオーケストラの音量レベルがどんどん上がっていることから、音楽家の聴力に問題が起こっていることが詳述されている。彼はそのページから、とくに次の部分を抜粋して強調していた。

演奏者自身の楽器とほかの人の楽器の両方から生じる難聴の問題は、世界中のクラシック音楽家のあいだで現実的な問題だ。難聴は高周波数の知覚力の低下や、音高知覚の微妙な変化として現れることがある。……しかし難聴は広がっている可能性があるにもかかわらず、ほとんど論じられない。演奏者はそのことにも、仕事に関係するほかのどんな病気にも触れたがらない。自分が働ける世界での地位を失うのが怖いのだ。

ジェイコブは話をこう結んでいる。「というわけで、聴力低下に伴う症状としての音高の歪みも、病気は秘密にされているのではないかという私たちの疑いも、両方とも裏づけられたのです。……もちろん私は、これまで何ヵ月もやってきたように、今後も受け入れて順応するつもりです……が、この特殊な病気に関するかぎりは、結局、ほかにもたくさん仲間がいることがわかって、知的好奇心も満足し、精神的にも安心しました」

私はジェイコブが、自分の人生と芸術にとってとても大切な能力がだんだん失われていくことを受け入れている、その達観した態度に感動した。意識の集中や意志の力によって、たくさんの音楽に囲まれることによって、そしてもっと一般的な言葉で言えば、音楽活動によって、耳に入る音の高さを少しのあいだ修正できる能力にも、私は興味をそそられた。損なわれた蝸牛管を補う脳の能力と可塑性《かそせい》を武器に、彼は歪みと闘うことができたのだ――あるところまでは。しかし私がいちばん驚いたのは、最初の診察から三年経って、ジェイコブが次のような手紙を送ってきたときだ。

> すばらしいニュースをお伝えしたいと思います。もっと早くお知らせしなかったのは、それが本当の出来事で、根拠のない空想でも、すぐに逆戻りしてしまう一過性のものでもないことを、確認したかったからです。私の症状は大幅に改善しました。ほとんど正

常になる日もあるくらいです！　もう少し具体的にお話しさせてください。

二、三ヵ月前、大規模な弦楽オーケストラといくつかのソロ楽器のための曲をつくる仕事の依頼が来ました。いくぶん不協和な一二音技法と、フルオーケストラの音域を使う必要がある曲です。……要するに、蝸牛管の失音楽症である私にとっては、作曲するのが最も難しいタイプの音楽です。しかし私は飛びこみました。……レコーディングの立ち会いもこなすことができました。長年つき合っている音楽プロデューサーと一緒に、レコーディングブースで、音程の問題やまちがっている音をチェックしたり、バランスが正しいかを確認したりするのです。立ち会っているあいだ、確かに予想どおり、高音の楽節がいくつか正確に聞こえないという問題が起こりましたが、それが「おかしく」聞こえたときも、プロデューサーはきちんと聞いていてすべてをチェックしていることがわかっていました。……いずれにしろ、すばらしい楽曲ができ上がりました。

信じられないことに、それがすべて終わった数週間後、ピアノやシンセサイザーに向かっているとき、自分の失音楽症がよくなっていると思うようになったのです。安定していなくて、また悪くなる日もあればよくなる日もあり、比較的よい音域もあれば、次の日どころか次の瞬間に、別の音がおかしくなることもありますが、全体としては改善しています。朝いちばんにチェックして、最初はほとんど正常なのに、数秒後には異常に逆戻りすることもあります。でもそういうときは、意志の力で、あるいは一オクターブか二オクターブ下で同じ音を弾いて正確な音に引き戻すことによって、「修正する」

努力をするのですが、それがうまくいく回数が増えていることに気づきました。このように行きつ戻りつではありますが、全体として改善しているプロセスは、ほぼ二カ月続いています。

この改善が始まったのは、極端に音域が広くてハーモニー的にも構造的にも複雑な音楽を作曲し、製作し、指揮し、そして聞こう——心の耳と体の耳の両方で——としていた直後だったように思います。ひょっとすると、そういう活動が幅広い音楽神経の柔軟体操のようなものになって、老いた頭脳のなかに存在する意志のメカニズムがだんだん強化され、そのメカニズムがこの問題に集中的に対処できるようになったのかもしれません。……この四、五カ月、ほかの音楽プロジェクトもあって非常に忙しかったことにも、触れておくべきかもしれません。……私が最初に歪みに気づいたのは、作曲活動が比較的少なかった期間のあとのことでした。そして今、とても変化に富んだ真剣な作曲活動の期間を経て、歪みが減っているのです。(5)

もちろんジェイコブはこの変化をとても喜んでいる。一度閉ざされた扉が再び開き、彼の音楽生活と音楽の楽しみがまた全開になることが約束されたのだ。そして、彼の老化した蝸牛管からのまばらで不安定なアウトプットが、音楽家の脳による再調整で補われたこと、さらに真剣な音楽活動、注意力、そして意志によって、ジェイコブの脳が文字どおり自らを再形成したことが、神経学者である私には不思議でたまらない。(6)

(注1) このような問題は、iPodなどで音楽を大音量でかける人たちの場合、幾何級数的に増えると予測できる。現在、若者の一五パーセント以上にかなりの難聴があると言われている。すでに騒がしい環境で音楽を聴き、ほかの騒音をかき消すために音楽を使うと、ほぼまちがいなく、有毛細胞が壊れるだろう。

(注2) この意味で彼は、視覚皮質の色彩を構築する部位に損傷を受けたために色がまったく見えなくなったI氏とは、根本的に異なる。I氏は色を認識できなくなっただけでなく、想像する、つまり心の目で見ることもできなくなった。I氏の受けた損傷が脳の視覚野ではなく網膜の色を感じる細胞だったら、まだ色を想像し、記憶することができただろう。I氏の話は『火星の人類学者』のなかの「色覚異常の画家」で語られている。

(注3) 状況の影響は視覚野でも同じようにはっきりしている。蝸牛と同じように網膜も、大脳皮質上に体系的にマッピングされ、そこに損傷を受ける（または浮腫ができる）と、視覚に奇妙な歪みが起こる可能性があり、魚眼レンズを通して見ているかのように水平線と垂直線が歪むこともある。このような歪みは、個々の対象をちらりと見る場合に、とくに顕著になる傾向がある。長方形は辺が曲線になると同時に台形になり、カップやソーサーの形が奇妙に歪む。しかしこのような歪みは、風景や豊かな情景を見る場合、弱まったり消えたりする。背景が大脳皮質の網膜マッピングを正常化するのに役立つのだ。

そのような状況では、ほかの感覚を使った調整も可能かもしれない。たとえば、網膜の変形によってまっすぐな窓枠が波形に見える傾向があっても、その枠に指をゆっくり滑らせると、指が脳に縁はまっすぐだと伝えるので、視覚の歪みが消える。しかし、指がいったん通り過ぎてしまうと、歪みが再び現れるだろう。視覚を集中させるだけでは、効果ははるかに低い。曲面に書かれたかのように非ユークリッド的に膨らんでいる三角形が見えているとき、知識や意志の力で無理に正しい形を取り戻すことはできない。網膜の像の断片は、損なわれた蝸牛管からの音高の歪みほど容易には、再調整できないようだ。(注4) 数カ月後、私はそのような歪みが一過性の形で起こることがあり、珍しくはないことを知ることになる。私の友人でピアノ調律師のパトリック・バロンから、ひどくうるさい騒音にさらされたあと、片方の耳のほうがもう片方よりひどい難聴を一時的に経験したことがあるという話を聞いたのだ。

ピアノのいちばん上とその次のドのシャープを調律するのが、不可能ではないにしても難しかった。その音高には中心がないように思えて……その特定の音高(または同族の音高、つまり一オクターブ離れている二つの周波数)だけ聴覚器官に穴があいているような感じなんだ。半年以上、おそらく一年のあいだ、その二つのドのシャープについては電子調律装置に頼るしかなかった。その障害が隣の音に移るように思えることもあった。言ってみれば、半音二つ三つ分の範囲まで膨らむみたいな感じだね。でもふつうはドのシャープだけだったよ。

バロンの体験は、有毛細胞かコルチ器の狭い範囲に、ごく局所的な調音のずれが生じて、それが数週間から数カ月で消える場合があることを示唆しているようだ。(注5) ジェイコブが気づいた自らの状況は、アルノ・ルーニャとジョス・エッガーモントが二〇〇五年に動物実験で報告した現象と似ている。「騒音トラウマ」にさらされたあと、静かな環境のなかで二、三週間育てられたネコは、難聴になっただけでなく、一次聴覚皮質の音の高低のマッピングに歪みが生じたことがわかった（ネコが話せたら、音高の歪みについて不満を言っただろう）。しかし、騒音トラウマのあとに数週間、質の高い音響環境におかれた場合、ネコの難聴はそれほど重くなく、聴覚皮質のマッピングの歪みは起こらなかった。

（注6）ジェイコブの話を最初に発表したあと、ジェイコブと同じように、両耳に進行性の音高の歪みを経験したバイオリニストから手紙をもらった。さらに彼には、それぞれの耳が異なる音高を知覚すると、聴覚インプットがぶつかって耐えがたい不調和を起こす複聴もあった――複視の聴覚版だ（ジェイコブの両耳の聴力がアンバランスだったことを考えると、彼がこの特殊な症状を経験していなかったことのほうが驚きである）。このバイオリニストの場合、症状が悪化するにつれて演奏はどんどん難しくなり、音楽を聴くことが激しい苦痛になっていった。しかしそのあと、ジェイコブの場合と同じように、問題が自然に解決し始めたのだ。

何かがひどく歪んでしまったことに私がはじめて気づいたのは、一〇年か、ひょっとすると一二年前にちがいありません。私は人生のほとんどを、室内楽か室内管弦楽、とくに弦楽四重奏を演奏してきました。そして、ラの音叉を左耳に近づけてチューニングをする習慣がありました。ある日、何気なく音叉を右耳にも近づけてみて、その結果にショックを受けました――左がラ、右はシのフラットだったのです。しばらくは脳が（興味深げに）対応するように思えましたが、やがてチューニングが本当に難しくなりました……。

悲しいことだが自分の悩みはどうしようもないのだ、そう私は思い込んでいました。……ところが、しばらく前から（信じられないことに）だんだんに元に戻っていることに気づいたのです。複雑でない全音階の音楽が――モーツァルトやベートーヴェンのオーケストラ作品や、室内音楽も――正しい調べで心地よく聞こえます。ただし、その場合でも移調にはやはり混乱しますが。音をほとんどはずさずに歌うことができますし、辛抱強い友人と、(あまり難しくない) 室内音楽を一緒に演奏することもできます。何よりも説得力があるのは、今では音叉の音が両方の耳に同じ音高で聞こえることです。確かにまだ改善の余地はたくさんありますが、これでどれだけ元気が出たか、先生なら理解してくださるでしょう。

第11章　生きたステレオ装置——なぜ耳は二つあるのか

一九九六年、私はノルウェーの医師、ヨルゲン・ヨルゲンセン博士と手紙のやり取りを始めた。彼は聴神経腫を切除したあと、右耳の聴力を完全に失ってから、音楽の認識が突然、根本的に変わったことについて、手紙に書いてくれた。「音楽の特性——音高や音色——の知覚は変わりませんでした。ところが、音楽の感情表現を受け取ることができなくなったのです。妙に平板で、二次元しかない感じでした」。とくに、かつてはマーラーの音楽から「強烈な」影響を受けていたのに、手術後まもなくコンサートに行って、マーラーの交響曲七番を聞いても、「どうしようもなく味気なく退屈に」聞こえた。

半年以上経ってから、彼はその状況に適応し始めた。

擬似ステレオ効果を獲得したので、以前と同じというわけにはいかないにしても、かなり補正されました。音楽はステレオではなかったのですが、同じくらい幅が広く厚みがありました。ですから、マーラーの五番の冒頭の葬送行進曲で、トランペットが葬列の深い憂鬱を告げたあと、フルオーケストラのフォルテッシモに、私は椅子から飛び上がりそうになりました。

「これは失ったものに対する私なりの心理的な順応かもしれません」とヨルゲンセン博士はつけ加えている。「［しかし］私たちの脳はすばらしい道具です。機能している私の左耳からインプットを受け取るために、聴覚線維が脳梁で交差したのかもしれません。……それに、私の左耳は七〇歳の割によく聞こえていると思います」

私たちは音楽を聴くとき、ダニエル・レヴィティンが書いているように、「実際にはたくさんの属性、つまり『次元』を知覚している」。その属性として彼は、音質、音高、音色、音量、テンポ、リズム、音調曲線（全体の形、メロディーの上がり下がり）を挙げている。人はこれらの特性のいくつか、またはすべての知覚に損傷があるとき、失音楽症のことを口にするが、ヨルゲンセン博士はそういう意味では失音楽ではなかった。健康な左耳での知覚は正常だったのだ。

レヴィティンはさらに、別の二つの次元について語っている。空間的位置は「音楽が奏でられている部屋やホールの広さと関連した、音源からの距離の知覚であり……広いコンサートホールで歌う場合と、シャワー室のなかで歌う場合の、ゆったり感の差を表す」。そして反響は「感情を伝え、全体的に心地よい音をつくるのに一役買っているが、その役割は正当に評価されていない」

ヨルゲンセン博士がステレオで聞く能力を失ったときに感じられなくなったのは、まさにこの二つの特性だった。コンサートに行ったとき、ゆったり感、ボリューム感、豊かさ、余韻がないことに気づいた。それが音楽を「味気なく退屈」にしていたのだ。

この話は、片目が見えなくなったのに、立体的に奥行きを感じることができる人たちの経験に、驚くほどよく似ている。[1] 立体知覚喪失の影響は意外なほど広範囲にわたり、奥行きと距離の判断が難しくなるだけでなく、視覚世界全体が知覚的にも情緒的にも「平板になる」ことがありえる。この状況にある人たちは、「切り離されている」感じのことを口にする。自分が見ているものに、空間的にだけでなく、感情的にも自分を結びつけられないように感じるのだ。そうなった場合、両眼視力が回復すれば、世界がまた視覚的にも情緒的にも豊かに見えるので、大きな喜びと安心を感じることができる。しかし両眼視力が回復しなくても、ゆっくりした変化が起こりえる。それはヨルゲンセン博士が語ったものに似た順応——擬似立体効果の発生だ。

ここで「擬似立体」という言葉を強調する必要がある。本当の立体知覚は、視覚にしても聴覚にしても、二つの別々の目や耳によって伝えられるものの差異——目の場合は空間の差異、耳の場合は時間の差異——から、奥行きと距離（そして丸み、ゆったり感、ボリューム感などの特性）を推測する、脳の能力に依存している。ここでいう差異はとても小さく、視覚の場合の空間的差異は二、三秒角（一秒角は三六〇〇分の一度）、聴覚の場合の時間的差異は二、三マイクロ秒（一マイクロ秒は一〇〇万分の一秒）だ。この能力によって、フクロウのような夜行性の捕食者をはじめとする一部の動物は、周囲の環境をまさに音で把握することができる。私たち人間はこのレベルには届かないが、それでも、自分の位置を確認し、周囲に何があるかという判断やイメージづくりをするのに、視覚的な手がかりと同じくらい両耳の知覚の差異を利用する。立体音響効果があるからこそ、コンサートに行く人は、できるだけ豊かに、繊細に、立体的に聴くことができるように設計されたコンサートホールで、オーケストラや合唱団の複雑で豊かな楽音と壮麗な音響を楽しむことができるのだ。そしてその経験を、二つのイヤホン、ステレオ・スピーカー、またはサラウンド・サウンドによって、できるだけうまく再現しようとする。人はステレオの世界を当たり前と思う傾向があり、ヨルゲンセン博士のような災難に見舞われてはじめて、耳が二つあるという当たり前に思えることが、じつはとても重要なのだと、突然はっきりと痛感する。

片目または片耳をなくすと、純粋な立体知覚は不可能だ。しかしヨルゲンセン博士が気づいたように、びっくりするほどの調節や順応が起こることがあり、それにはさまざまな要因が関係する。その一つが、片方の目または耳で判断する能力が向上すること、つまり片目または片耳がとらえる手がかりを高度に使えるようになることだ。片目の手がかりには、視野、閉塞状態、運動視差（自分が動くと変わる視覚世界の見え方）などがあり、片耳の手がかりはおそらく似たようなものだが、聴覚特有の空間的なメカニズムもある。音が距離とともに拡散することは、両耳と同じように片耳でも知覚することができる。外耳、つまり耳介《じかい》の形は、そこに届く音の方向と左右差の両方に関する貴重な手がかりをとらえてくれる。

立体視覚または立体聴覚を失った場合、人は自分の環境を、自分の空間世界を、測り直さなくてはならない。そしてここでは動きがとくに重要であり、かなり小さい頭の動きでも非常に多くの情報をとらえてくれる。エドワード・O・ウィルソンは自伝『ナチュラリスト』で、自分が子どものころに片方の目を失ったにもかかわらず、距離と奥行きをごく正確に判断できることについて語っている。彼に会ったとき、奇妙にうなずくのが印象的だったが、私はそれを癖かチックだと思った。しかし彼が言うにはそうではなくて、（健常者なら二つの目がとらえる）視野を、残っている目で交互に見るために考えた手法なのだ。その視野を本物の立体映像の記憶と結びつけると、一種の擬似立体映像が見える、と彼は考えていた。両目の視野がほとんど重なり合っていない動物（たとえば鳥やワニなど）が似たような動きをするのを見て、この頭の動きを取り入れたのだという。ヨルゲンセン博士は同じように頭を動かすとは言っていなかった――コンサートホール内ではあまり評判がよくないだろう――が、そのような動きは、より豊かで変化に富んだ音風景をつくるのに役立つかもしれない。

ほかにも、音がもつ複雑な性質や、音波が周囲のものや面で跳ね返るときの変動からも、手がかりが生まれる。そのような反響には、片耳に届くものだけでも膨大な量の情報が含まれていて、ダニエル・レヴィティンが述べているように、感情と喜びを伝えるのに不可欠の役割を果たしている。だからこそ、音響工学は重要な科学技術なのだ。コンサートホールや講堂の設計がまずいと音が「殺され」、声や音楽が「死んで」いるように思える。教会や会衆席の建築技術には何世紀にもわたる経験が蓄積され、建物を歌わせるのが非常にうまい。

ている。ヨルゲンセン博士は、自分のよいほうの耳は「七〇歳の割によく聞こえる」と思うと言っている。人の耳や蝸牛管が年を取るにつれてよくなるはずはないが、ジェイコブ・Lがはっきり実証したように、脳そのものが手に入る聴覚情報すべてを活用する能力を高める可能性はある。これは脳の可塑《かそせい》性の力だ。ヨルゲンセンが示唆しているように、「聴覚線維が脳梁で交差して」反対の耳につながったかどうかは疑問だが、彼が片耳の生活に順応するにつれ、脳のなかに大きな変化が起こったことはまちがいない。新しい接続が生まれ、新しい領域が取り込まれたにちがいない（そして十分に精密な脳撮像技術によって、そのような変化をはっきり示すことも可能だろう）。さらに、視覚と聴覚はふつう補い合い、どちらかが衰えるとその穴を埋める傾向があるので、ヨルゲンセン博士は聴覚空間の感覚を補強する方法として、意識的にせよ無意識にせよ、視覚と視覚データを使ってオーケストラの楽器の位置、コンサートホールの大きさ、広がり、そして形をマッピングしている。

知覚は決して今この瞬間だけのものではなく、過去の経験に頼る必要がある。だからこそ、ジェラルド・M・エデルマンは「記憶された現在」と言っている。私たちはみな、ものごとが以前どう見え、どう聞こえたかを詳細に記憶していて、その記憶は新しいものが知覚されるたびに呼び起こされ、そこに混ぜられる。とても音楽好きな人や、ヨルゲンセン博士のように習慣的にコンサートに行く人の場合とくに、そのような記憶の混ざった知覚が強力なはずであり、とりわけ知覚器官からのインプットがかぎられている場合、知覚を補うために必ず心象が取り込まれる。エデルマンは「あらゆる知覚作用は、ある程度、創造行為である」と書いている。このように、脳の順応性や柔軟性に加えて、その経験と知識も必要なのだ。ヨルゲンセン博士の例で注目すべきは、あれほど機能が著しく低下し、ふつうなら回復する可能性はないにもかかわらず、かなりの機能再建が見られ、失ってしまい取り戻すことができないと思われたものの多くを、彼が再び手に入れられるようになったことだ。数カ月かかったが、あらゆる予想に反して、彼は自分にとって非常に大切だったものの大部分を取り戻すことができた――音楽の豊かさ、響き、そして感動を呼ぶ力を。

片方の耳が突然聞こえなくなることの影響に関して、私が最初に知ったのはヨルゲンセン博士の話だったが、彼から手紙をもらったあと、その体験が決して珍しいものではないことを知った。私の友人のハワード・ブランドストンが、二〇年前に突然めまいに襲われ、そのあと右耳がほとんど聞こえなくなったことを話してくれた。「それでも右側の音は聞こえたけれど、言葉を聞き分けたり、音のちがいを区別したりすることはできなかった」

次の週のコンサートチケットを持っていたんだが、演奏は味気なく、退屈で、私が大好きな美しい旋律はなかったね。そう、音楽を認識することはできたが、期待していたような感動的な経験ではなく、涙が出るほど気がめいった。

ほかにも問題があった。ハワードは狩猟が大好きで、聴力を失ってからはじめて出かけた鹿猟で、音の発生場所を突き止める能力がかなり衰えていることに気づいた。

身じろぎせずに立っていると、シマリスの走る音、リスが餌を探す音が聞こえたが、その音がどこから聞こえてくるか特定する能力が消えてしまっていたんだ。うまく狩りをしたいのなら、感覚のハンディキャップを補えるようになる必要があると、だんだんにわかってきたよ。

数ヵ月後、ハワードは片耳の聴力低下を補う方法をいろいろと見つけていた。場面を視覚と聴覚で交互に分析し、二つの知覚器官のインプットを融合しようとしている。「しばらくすると、頭を左右に動かしながら、ほんのちょっと上下にも動かすことによって、目の前のシーンを探り続けていれば、目を閉じる必要がなくなった。それからだいぶ経ったら、危険な獲物の狩りにも行けるくらい違和感がなくなってきた。このごろは、自分にとってなじみのある音を探したりしてたよ」(2)

ハワードはコンサートホールで頭を少しだけ回すことを覚えた。「バイオリンのときは左、低音と打楽器のときは右、というように、その瞬間に演奏されている楽器を見るみたいな感じにね」。触覚も視覚と同じように、音楽空間の感覚を再建するのに役立っていた。ステレオのサブウーファーで試したところ、「自分が聴いている音には触覚で感じられる物理的な性質があって、それがとてもよくわかった」と彼は話している。最高級ステレオに合わせて完璧なリスニング環境になるよう設計したトロフィールームで、彼は音と空間の記憶とイメージを「かき集める」ためにサブウーファーの力を利用している。私たちはみな無意識のうちに、音楽知覚を完全なものにするために、聴覚だけでなく視覚と触覚の手がかりも利用しているのかもしれない。ハワードはここに挙げたことだけでなく、ほかにも意識的・無意識的にかかわらず多くの適応を実現し、今ではヨルゲンセン博士と同じように擬似ステレオ効果を獲得し、再び音楽を楽しんでいる。

追記

二〇〇七年一一月、ヨルゲンセン博士の話を読んだイギリスの音楽評論家、ニック・コールマンから連絡をもらった。彼自身も数カ月前に突然片耳が聞こえなくなってから、聴覚、とくに音楽知覚が、劇的に変化したという。音楽はコールマンの生活の中心であり、立体音響を失った今、音楽の豊かさやゆったり感だけでなく、感動を呼ぶ響きも奪われていた。彼はその後、この経験について『ガーディアン』紙に詳しく書いている。

　かりにも音楽好きな人なら、頭のなかに立体感のようなもの、面だけでなく量も表し、質感だけでなく被写界深度も感じさせる、そういう次元があるのではないだろうか。私自身のことを話すと、私はかつて音楽を聞くときは必ず「建物」が聞こえていた――建

「見える」建物がその建築術の実体と張力をもつ三次元のものだ。典型的な共感覚としてその建物が「見える」というより、感覚中枢で感じていた。音楽には「床」と「壁」と「屋根」と「窓」と「地下室」があった。容積が表現されていた。互いに支え合って調和する連結した面からできていた。私にとっての音楽はつねに、均整のとれた三次元の入れ物、器であって、その意味では、山小屋や大聖堂や船と同じくらいリアルで、内側と外側があって、内部空間がさらに区分されていた。音楽がつねにあれほど私の感情を支配していた理由と、この「建築物」が関係していることは絶対に確かだ……

この建築物のことについてはずっと胸に秘めてきた。その理由は……一つには、「建築物」が本当に私の言いたいことなのかどうか、あまり自信がなかったからだ。「音楽を建築物として聞く」というのは、単に私がうまく表現できないからかもしれない。

しかし今では自信がある。「建築物として」というのはまさにぴったりだった。今音楽を聴いているときに聞こえるものは、平板な二次元の表象だ。文字どおり平板で、線が引かれている一枚の紙のようだ。かつては建物だったものが、ただの設計図になっている。その設計図が何を示しているか解釈することはできるが、実際の構造はわからない。音楽に入ることができないし、内部の空間を認識することもできない。技術的な図面に胸を打たれたことはない。これが本当につらいところだ。私はもはや音楽に感情で反応することがない。

聴力低下から半年後、バランスと前庭機能に関してはある程度の順応や回復があったが、音楽は「いまだに狭い空間のなかで平板に知覚される」と彼は書いている。新しいやり方でなんとか「読む」ことを覚えたので、分析して美しさを評価することはできると感じるが、それでもまだ感情のレベルでは「あまり何も」感じない。しかし結論を出すにはまだ早い。そしてコールマンはいつの日か音楽が三次元空間に戻って、また建築物を見せてくれることを熱望している。ヨルゲンセン博士の体験に励まされ、コールマンは毎日音楽を聴くようにして、かつてと同じように聴く努力をしている。両耳で聞こえるのがどういうものだったか、まだ記憶やイメージは残っている。

（注1）私はこのようなケースを、小論「ステレオ・スー」で詳しく説明している。

（注2）作曲家で民族音楽学者でバーチャル・リアリティーのパイオニアでもあるジャロン・ラニアーは、バーチャル・リアリティーを視覚的にも聴覚的にも、できるだけ現実に忠実に設計するよう心を砕いている。彼が強調するのは、無意識に起こる頭の反射的なほんの一瞬のごくわずかな動き（数ミリの動き、あるいはわずかな回転）は、両耳が完璧に聞こえる人にも見られるもので、じつは、音の発生場所を正確に特定するために必要なのだということである。ブランドストンが説明している（そして片目または片耳を失った人のほとんどに見られる）頭の動きは、少なくとも部分的には、このような正常な頭の微小な動きを増幅したものと思われる。

第12章　一〇〇〇曲のオペラ——音楽サヴァン症候群

私がはじめて出会った大人の音楽サヴァンは、勤め先の養護施設に入所してきた知的障害者の男性だった。[1] マーティンは生まれたときは正常だったが、三歳のときに髄膜炎にかかり、そのせいで発作を起こし、手足と声が痙攣するようになった。さらに知力と人格にも影響がおよび、衝動的な「変人」になり、学校でクラスメートとうまくつき合うことができなくなった。しかしそのような問題とは別に、彼は奇妙な能力を伸ばしていく。音楽に魅了され、とても熱心に聴き、耳にしたメロディーを、痙攣する手足と声が許すかぎり上手に歌ったり、ピアノで弾いたりするようになったのだ。このことについてはプロのオペラ歌手だった父親に大いに励まされた。

音楽の能力に加えて、マーティンは驚異的な暗記力を身につけていた。生まれつきの非常に重い視力障害を矯正するメガネをかけるようになるとすぐ、熱心に本を読み始め、読んだものをすべて憶えた（ただし理解していないことも多かった）。そしてこれは彼の音楽記憶力と同様、聴覚によるものだった。彼は読むものを何でも心の耳で聞いていて、それが父親の声になることもある。写真のような記憶力をもっていると言われる人がいるように、マーティンには蓄音機のような記憶力がある。

マーティンには孤独癖があったが、自立して生活し、熟練を必要としない単純な仕事をすることができた。しわがれた痙攣する声では独唱者になることはできなかったが、それでも教会の聖歌隊で歌うことを唯一の楽しみにしていたようだ。しかし六一歳になると、身体の障害（とくに関節炎と心臓病）が重くなったため、養護施設に入ることになった。

一九八四年に私が会ったとき、彼は『メサイア』や『クリスマス・オラトリオ』だけでなく二〇〇〇曲以上のオペラ、それにバッハのカンタータをすべて知っていると話してくれた。私はそのうち数曲の楽譜をもってきて、できるかぎりのテストをしてみたが、彼のあら探しをするのは不可能だと知った。彼が憶えていたのはメロディーだけではない。演奏を聴いて、それぞれの楽器が何を演奏するか、それぞれの声が何を歌うかも憶えている。彼が聞いたことのなかったドビュッシーの曲を私が演奏すると、彼はそれをピアノでほとんどまちがえずに繰り返すことができた。しかも次にそれを別の調に移し、ドビュッシー風に即興を交えて演奏する。彼は耳にしたどんな音楽も、それが知らない曲や趣味に合わない曲でも、そのルールと約束事を理解することができた。ほかの点では知力がかなり弱い人間に、これほど高次の音楽家魂が潜んでいたのだ。

マーティンの音楽能力の源は何だったのだろうか。彼の父親は豊かな音楽的才能に恵まれており、音楽の才能はバッハ一族の七世代のようにしばしば遺伝する。彼は音楽的な家庭に生まれ育った。それだけだろうか。それとも、視力が弱かったせいで、聴力と潜在的な音楽的能力が強化されたのだろうか（ダロルド・トレッファートは『なぜかれらは天才的能力を示すのか――サヴァン症候群の驚異』のなかで、音楽サヴァンの三分の一以上が、盲目または視力が非常に弱いと指摘している）。マーティンには生まれつき非常に重い視力障害があったが、三歳近くになるまで、その障害は認識も矯正もされなかったので、それまでのあいだ彼はほとんど目が見えず、聴覚を頼りに自分の居場所を知り、周囲の世界を把握していたにちがいない。あるいは、大脳皮質の制御力や高次の能力を奪った髄膜炎が、それまで埋もれていたサヴァンの力を刺激した、あるいは解き放ったのだろうか。

「イディオ・サヴァン（白痴の天才）」という言葉は、一八八七年にロンドンの医師、ラングドン・ダウンによって、ときに驚異的とも言えるほどの特別な「才能」をもつ「知能の低い」子どもを指すのにはじめて使われた。そのような才能として、非凡な計算力、絵を描く能力、機械に関する能力、そして何よりも、音楽を記憶し、演奏し、ときに作曲する能力が挙げられる。音楽の才能はサヴァンの能力のなかでも最も一般的で、おそらく最もドラマチックと言えるだろう。なぜなら、すぐに世間が気づき、注目を集めるからだ。一八六〇年代、幼いときから驚異的な音楽の能力を見せたアメリカの奴隷、ブラインド・トムが世界中から注目された。(2) ダロルド・トレッファートは『なぜかれらは天才的能力を示すのか』の多くのページを音楽サヴァンに割き、レオン・K・ミラーは一人の音楽サヴァン、エディーの話だけで本を一冊書いた。(3) ロンドンのビート・ヘルメリンらはサヴァンの才能と、とくに音楽サヴァンの能力の詳細な研究を行い、そのような能力が、基本的な音楽の構造とルールの認識(おそらく潜在的で無意識下)に依存していることを確認している。ふつうの人の音楽スキルの場合と同じだ。異常は能力そのものではなく、その突出にある。言語や抽象的思考の発達が著しく遅れがちな頭脳にあって、その能力だけが異常に、ときに驚異的に、発達しているのだ。

ある教師が、自閉症に加えて軽度の知的障害と脳水腫と癲癇の発作を抱える生徒について、次のように手紙に書いてきた。

彼は靴のひもを結べませんし、三足す二の計算ができませんが、ベートーヴェンの交響曲の楽章を演奏し、それをどんな調にも移せます。様式化されたハーモニーの「文法」を深く理解しているようです。もっと複雑なハーモニー(ドビュッシー、ベルクのピアノソナタ、『トリスタン』の序幕、リゲティのピアノエチュードなど)を聴かせたところ、今ではそのハーモニーの「言語」を使って即興で演奏できます。……彼は音楽をとても愛していて……上手に弾いているとき(いつもとは限りませんが)、その演奏はすばらしく美しくて感動的です。

自閉症のイギリス人の天才、スティーヴン・ウィルトシャーは、視覚サヴァンとして広く知られている。複雑な建物だけでなく都市全体の景観でも、場合によっては一目見ただけで、驚くほど詳細に描くことができる。(4) 彼はそのイメージを頭のなかに、何年間も、ほとんど欠けることも歪めることもなく、とどめておくことができる。六歳で学校に通い始めたとき、先生は彼の絵が「これまで見たなかでいちばん子どもらしくない絵」だったとコメントしている。

スティーヴンは音楽サヴァンでもある。サヴァンの能力は通常、一〇歳になる前に現れるが、音楽サヴァンの才能はとくにそれが言える。しかしスティーヴンの指導者であるマーガレット・ヒューソンが私に電話をかけてきて、「スティーヴンが音楽の才能をほとばしらせています。ものすごい才能です!」と言ったとき、彼はすでに一六歳だった。マーティンと同じように、スティーヴンも絶対音感があり、複雑な和音をすぐに再現し、数分間の長さであれば聞いたことのないメロディーでも演奏し、それを難なく移調することができる。即興で演奏する能力も見せている。なぜスティーヴンの音楽の才能が比較的遅く現れたようだったのか、その理由は不明だ。幼いころから豊かな音楽の潜在能力をもっていたのに、彼自身が消極的なうえ、ほかの人が視覚的な才能に注目していたために、気づかれなかった可能性はある。ひょっとすると、青年期という時期が影響したのかもしれない。なぜなら、スティーヴンはこの時期に突然スティーヴィー・ワンダーとトム・ジョーンズに執着するようになり、彼らの音楽だけでなく、動きや癖も熱心に真似たがったのだ。

特定の能力が高まる一方で、ほかの能力には障害や発達不全があるというのが、サヴァン症候群の特徴——まさに決定的な特徴——である。(5) サヴァンの能力のなかで高まるのが例外なく具象的な力であるのに対し、弱いのは抽象的な力、たいていは言語能力である。そして、そのような強みと弱みの結びつきがどうして生まれるのかについては、さまざまな見解がある。

脳の機能は相対的に（絶対的ではない）左右で分化しており、抽象化と言語の能力の発達はとくに左脳半球に関係し、認知スキルは右脳半球に関係していることは、一世紀半前から知られている。この脳半球の非対称は人間では非常にはっきりしていて（程度は弱いにしても霊長類やほかの哺乳類にもある）、子宮のなかでも認められる。胎児や、おそらく生まれたばかりの子どもは、大人と逆の状態になっている。右脳半球のほうが左より早くからめきめきと発達するので、知覚機能は生後数日ないし数週間で確立される。左脳半球のほうが発達に時間がかかるが、生まれてからも根本的な変化を続ける。そして発達して独自の（おもに概念形成と言語の）能力を獲得すると、右脳半球の（知覚）機能の一部を抑制したり阻止したりするようになる。

胎児や乳幼児の左脳半球は機能が（そしておそらく免疫も）未熟なので、ふつうは損傷に弱く、ゲシュウィンドとガラバーダの仮説のとおり、そこに損傷が生じると、右脳半球の代償的過剰発達、すなわちニューロンの移動によって可能となる事実上の肥大が起こるかもしれない。これが正常な流れを逆転させ、ふつうは左脳半球が優位になるところが、変則的に

右脳半球が優位になる場合がある。(6)

左脳半球が損傷を受けた場合、右脳半球優位への転換は、誕生後でも少なくとも五歳までなら、起こる可能性がある(ゲシュウィンドがこの現象に関心を抱いた一つのきっかけは、幼児が左脳半球切除——難治性の癲癇を治すためにたまに行われる思い切った処置で、左脳半球全体が取り除かれる——をしても、一生、言語を習得できないわけではなく、術後に右脳半球に言語機能が発達する、という驚くべき事実だった)。このようなことが髄膜炎を患ったあとの三歳のマーティンに起こったと、考えられなくもないようだ。そのような脳半球の転換は、程度は低いにしても、おもに脳の左側に損傷を受けた成人にも起こりえる。

サヴァンに似た才能が人生の後半で現れることもある。脳損傷、脳卒中、腫瘍、前頭側頭認知症のあと、とくに損傷が最初は左側頭葉に限定されている場合、そのような才能の発現があったという事例がいくつか記述されている。15章で詳述されているクライヴ・ウェアリングは、ヘルペス脳炎に感染して、とくに左の前頭側頭域が冒され、ひどい記憶障害に襲われたのに加えて、サヴァンのような高速の計算力と語呂合わせの能力を示すようになった。これたそのような状況では、サヴァンの才能がみるみる発現することから、左の側頭葉が右脳半球の機能に対する制止や抑制を解く、すなわち脱抑制することがうかがえる。

一九九九年、アラン・シュナイダーとD・J・ミッチェルは、なぜサヴァンの才能はこれほど珍しいのか、という通常の疑問を逆転させ、なぜ私たちみんなにサヴァンの才能がないのだろうか、と考えた。そして、そのような能力を発揮するメカニズムは幼少期には誰にでもあるが、脳の成熟とともに、少なくとも自覚のある意識がそれを抑制するようになる、と提唱した。彼らの説によると、サヴァンは「内観では利用できない下層の情報にアクセスできる特権をもっている」という。その後、彼らはこの学説を経頭蓋磁気刺激（TMS）を使って実験的に検証し始めた。今ではTMSを使うと、脳のさまざまな部位の生理的機能を短期間、ほぼ瞬間的に、抑制することができる。シュナイダーらは、健常のボランティア被験者の左側頭葉に二、三分間、TMSを使い、この部位がつかさどっている抽象的で概念形成的な思考を抑制するように考えられた刺激を与えれば、右脳半球の知覚機能が一時的に解放されると予想した。この実験は、決して劇的ではないが示唆に富む結果を示した。見たところ二、三分のあいだは、描画や計算や校正などのスキルが向上したのだ（ボッソマイヤーとシュナイダーは、絶対音感がTMSによって解放されるかどうかも調べている[7]）。

ロビン・ヤングらも同様の手法を使ったところ、解放効果を再現できたのは被験者一七人のうちわずか五人だった。彼女らは「これらのメカニズムは誰にでも使えるものではなく、そのようなメカニズムにアクセスできる能力や、そもそもそのようなメカニズムをもっているかどうかが、人によって異なる可能性がある」と結論づけた。それが真相かどうかは別にして、「正常な」成人の過半数には達しないが相当の割合、おそらく三〇パーセントくらいには、サヴァンの潜在能力が隠れているか抑制されていて、それをTMSのような技術によって、ある程度解放できるのは確かなようだ。さまざまな病状――前頭側頭認知症、優位半球の脳卒中、頭のけがや感染症――がサヴァンに似た能力の発現につながる場合があることを考えると、これはまったく驚くにあたらない。

少なくとも、とても具体的な心象を頭に焼きつけて記憶する力をもっている人は多く、その力はふだんは隠れているが、特別な条件がそろうと、表面化したり解き放たれたりすることがある、と推論せざるをえない。そのような潜在能力の存在は、かつては適応的な価値があった知覚や認識が、今ではほかの形のものに抑制され、取って代わられているのだと、進化および発達の観点から理解するしかない(8)。

先天的と後天的、両方のサヴァン能力を数多く研究しているダロルド・トレッファートは、「にわか」サヴァンは存在せず、サヴァンになる楽な道はないことを強調している。サヴァンになるには、みんな同じものかどうかは別として、特別なメカニズムが必要かもしれないが、それだけでは十分でない。サヴァンはみな何年もかけて、ときに取りつかれたように、ときに特殊な才能を発揮することの喜びに突き動かされて、自分の能力を伸ばしたり磨いたりしている。自分自身の総体的な知的障害とくらべると、あるいは自分の力を人から認められ褒められると、その喜びはさらに強くなるのかもしれない。サヴァンであることは、たとえその土台がたった一つのメカニズムや能力であっても、一つの生き方であり、一つのまとまった人格なのだ。

(注1) マーティンのことは『妻を帽子とまちがえた男』の「生き字引き」の章にはじめて書いた。

（注2）サヴァンは「白痴」ではないし、必ずしも知的な発達が遅れているわけではないが、ほぼ確実に自閉症だ。自閉症は一九四〇年代まで存在を認められていなかったが、今では、サヴァンの大半が自閉症であることがわかっている。しかも、典型的な自閉症のある人の一〇パーセント以上に、サヴァンの才能があると推定されている。ブラインド・トムについての現代の記述（ブラインド・トムをコンサートで見たフランス人医師のエドゥアール・セガンのものなど）は、彼には自閉症者に共通の癖やステレオタイプな行動が多く見られたことを示唆している。

ピアニストのジョン・デイヴィスはブラインド・トムの音楽についていろいろ記録し、彼についての記事をいくつか書いている。現在、ブラインド・トムと彼の時代についての本を執筆中である。

（注3）ミラーの本『音楽サヴァン――知的障害者の非凡な能力（*Musical Savants: Exceptional Skill in the Mentally Retarded*）』については、ハンガリー生まれの音楽的天才、エルヴィン・ニレジハージを研究したゲエザ・レェヴェスの『ある音楽的天才の心理学（*The Psychology of a Musical Prodigy*）』もあわせて参照されたい。ニレジハージは（並はずれて幅広い理路整然とした知力をもっていたが）エディーとちがってサヴァンではなかったが、音楽に関しては、二人の才能あふれる少年には共通点が多かった。

アダム・オッケルフォードは、盲目の音楽サヴァンのデレク・パラヴィッチーニについて、本一冊分になる研究『天才のキーのなかに（*In the Key of Genius*）』を書いている。

（注4）スティーヴンの視覚と音楽の能力について、『火星の人類学者』の「神童たち」の章で詳しく説明している。

（注5）「サヴァン症候群」という用語は、精神遅滞または低機能自閉症の状態でサヴァンの才能を見せる人を指すのに使われるが、サヴァンの能力のなかでもとくに計算の才能は、一般的知能が高い人にも現れることがある（スティーヴン・B・スミスは、著書『頭のなかのすばらしい計算機（*The Great*

Mental Calculators)』でこのことを論じている)。偉大な数学者には、サヴァンの計算能力をもっていた人もいる——ガウスが有名な例——が、もっていない人も多い。計算能力はそういう意味で、絶対音感と似ている。絶対音感も「症候群」の一部として現れることがあるが、ふつうの知能の人たちにも見られる。

(注6) 幼少期の脳半球の非対称と生理学的な関連があるものとして、胎児期、誕生時、あるいは幼少期の左脳半球を傷つけるような発作や負傷に加えて、子宮内でテストステロンにさらされることが挙げられる。テストステロンは子宮内での左脳半球の発達を遅らせる。胎児は男女ともにこれにさらされるが、その量は男の胎児のほうがはるかに多い。実際、自閉症、サヴァン症候群、トゥレット症候群、失読症など、多くの先天性の症候群は女児より男児に驚くほど多く見られる(そして左利きも多い)。ゲシュウィンドはこれを、テストステロンの影響だと考えた。

それでも、レオン・ミラーが警告しているように、「ほとんどの音楽サヴァンは男性で、視覚障害があり、言語障害の病歴があるが、この要因の組み合わせがサヴァン能力の発現を保証するものではない。……このような特徴はどんな分野でも非凡な人に見られることがある」(ミラーはさらに、ほかの要因——偏執傾向、特別な機会、右脳半球の優位、遺伝素質など——についても検討したが、サヴァン能力の発現を説明する、または予言するのに十分な単一の要因はないと結論づけている)

(注7) 同じようなことが一九六五年に私にも起こった。当時の一部の医学生や医学実習生と同じように、私は大量のアンフェタミンを服用していた。そして二週間、ふだんはもっていない異常な能力が、いろいろと身についていることを自覚した(私はこの話を『妻を帽子とまちがえた男』の「皮をかぶった犬」の章で、嗅覚が鋭くなったことを中心に書いている)。

知人を全員、においで識別できただけでなく、非常に正確で安定した視覚イメージを頭のなかにとどめ、それを写生器を使うように紙の上に描くこともできた。音楽の記憶と編曲の能力も大幅にアップし、複雑なメロディーを一度聞いただけで、ピアノで再現できた。このように新たな能力を獲得し、それとともに知覚できる世界がぐんと広がったわけだが、自分の抽象的思考力が極端に弱くなったことに気づくと、楽しみは半減してしまった。それから何十年も経って、私はブルース・ミラーの患者やアラン・シュナイダーの実験のことを読んだとき、アンフェタミンが一時的に側頭葉を脱抑制し、「サヴァン」の能力を解放したのではないだろうかと考えた。

（注8）京都大学の松沢哲郎らが現在行っている、チンパンジーの数字記憶範囲についての研究が、このような「原初の」能力の例になるかもしれない。松沢は川合伸幸と共著の論文で、若いチンパンジーのアイが、就学前の子どもより多い五個以上の数列を記憶できることを示した。そして最近シカゴ大学で行われた「チンパンジーの心」というシンポジウムで、さらに訓練を受けたアイが、たいていの成人した人間を超える作業記憶力を身につけた経緯について説明した。そして「私たちに共通の先祖は、即時記憶力をもっていたのかもしれないが、進化の過程でこれを失い、言語のような技能を獲得した」と述べている（Kawai and Matsuzawa, 2000と、ジョン・コーエンが『サイエンス』誌に寄せているシンポジウムに関するニュースレポートを参照）。

第13章　聴覚の世界——音楽と視覚障害

一九三〇年代、ロンドンで子ども時代を過ごしていたとき、私はピアノ調律師のエンリコの訪問をとくに楽しみにしていた。彼はわが家のピアノを調律するために、二、三ヵ月に一度やって来た。うちにはアップライトピアノとグランドピアノが一台ずつあり、家族全員が弾くので、しょっちゅう音が狂っていたのだ。一度エンリコが病気になったとき、代わりの調律師が来た。私にとって驚きだったのだが、その調律師は白い杖を持たずに出歩いていて、どうやらふつうに目が見えるようだった。そのときまで私は、ピアノの調律師はみんなエンリコのように目が見えないと思い込んでいた。

何年も経ってから、私はこのことを友人のジェローム・ブルナーとの関連で思い出した。というのも、ほかのさまざまな才能に加えて、彼は音楽に対する感性がとても鋭く、音楽の記憶力とイメージ力が並はずれて強かったからである。そのことについて尋ねると、自分は音楽一家の出ではないが、先天性白内障があり、二歳になるまで手術を受けなかったと話してくれた。二歳で白内障の混濁部分を取り除いてもらうまでは機能的盲目で、光と影や多少の動きしか見えなかったために、あらゆる種類の音、とくに声と音楽に、注意を集中せざるをえなかった、と本人は考えている。この聴覚への特別な感受性がずっと消えていないわけだ。

ジェローム・ブルナーと同じように分厚いメガネをかけている、私の患者で音楽サヴァンのマーティンも似たような状況だった。マーティンは生まれつき二〇ジオプター（訳注　近視や遠視の度数を表し、近視はマイナス、正視がゼロ、遠視はプラス）以上というひどい遠視だったが、三歳近くになるまで診断を受けず、矯正されていなかった。彼もメガネをかけるまでのごく幼いとき、機能的盲目だったはずだ。そのことと、彼が音楽サヴァンになったこととと、関係があるのだろうか。

盲目《ブラインド》の音楽家や盲目の詩人という言葉には、まるで神様が奪った感覚の埋め合わせに音楽や詩の才能を与えたかのような、神話に近い響きがある。多くの文化で、盲目の音楽家と吟遊詩人は、放浪の楽士、宮廷の演奏家、教会の聖歌隊長といった、特別な役割を演じている。ジョン・パーサーは「ゲール族の文化では、かなりの数のハープ奏者とバグパイプ奏者が盲目、あるいはその原因になることが多かった天然痘を表す『ダル』と呼ばれていました」と話してくれた。その例としてローリー・ダル・オカハン、ローリー・ダル・モリソン、ブラインド・デニス・ヘンプソンなど、多くの名前が挙げられる。さらにパーサーは次のように語っている。

彼らの盲目の描写には、ハンディキャップ、劣等、依存という含みはまったくありません。ハープを背負う召使いの少年につき添われている姿が描かれることはなく（しばしば召使いに頼ることはあったのですが）、杖で探りながら歩いているところが表現されることもなく、生活の糧《かて》を求める物乞いとして描かれることもありません。その反対で、彼らの姿は敬意をもって描写され、放浪楽人としての地位にふさわしい心の目をもっていることを感じさせます。

何世紀にもわたって、ヨーロッパには盲目の教会オルガン奏者の伝統があった。盲目の音楽家は大勢いて、（ほかの世界にいないわけではないが）とくにゴスペル、ブルース、ジャズの世界に多く、スティーヴィー・ワンダー、レイ・チャールズ、アート・テイタム、ホセ・フェリシアーノ、ラサーン・ローランド・カーク、ドック・ワトソンなど枚挙にいとまがない。そのようなアーティストの多くは、実際、ブラインド・レモン・ジェファーソン、ブラインド・ボーイズ・オブ・アラバマ、ブラインド・ウィリー・マクテル、ブラインド・ウィリー・ジョンソンなど、自分の名前にまるで敬称のように「ブラインド」をつけている。目が見えない人を受け入れない職業がたくさんあるという認識もあって、視覚障害者が音楽の演奏に向かうのは、社会がそうさせているとは言える。しかしそこには、社会的な力と同じくらい強い内面の力も働いている。目の不自由な子どもはたいてい言葉を話せるようになるのが早く、非凡な言語記憶力を発揮する。その多くは音楽にも魅了され、音楽を生活の中心にしたいと思うようになる。視覚世界がない子どもは自然に、触感と音の豊かな世界を発見したり、つくり出したりするのだろう。(1)

少なくとも、このことを示唆する逸話はたくさんあるが、二〇年ほど前から、そのようないきあたりばったりの観察にとどまらない体系的な研究に着手しているのがアダム・オッケルフォードだ。オッケルフォードは盲学校で音楽を教えていたことがあり、今はロンドンの英国王立盲人援護協会の教育部長を務めている。彼はとくに、珍しい先天性疾患である中隔視神経形成異常（SOD）に関心を抱いてきた。この病気は視覚障害につながり、比較的軽い場合もあるが、たいていは重い障害になる。リンダ・プリング、グレアム・ウェルチ、そしてダロルド・トレッファートとの共同研究で、彼はこの疾患のある子どもをもつ三二の家族を、対照群として同じ数の家族と比較した。SODのある子どもの半数は視力がないか、光または動きしか知覚できない（この子どもたちは「盲目」に分類された）。もう半数は「弱視」だった。オッケルフォードらは、盲目と弱視の子どものほうが完全に見える子どもより、音楽に対してはるかに強い関心を抱いていることに注目した。ある母親は七歳の盲目の娘について、「彼女はつねに音楽と一緒なんです。音楽が奏でられていなければ、本人が歌っています。車のなかでも、眠ろうとするときも、いつも音楽を聴いていますし、ピアノだけでなくほかのどんな楽器でも演奏するのが大好きです」と話している。

弱視の子どもも音楽に対する強い関心を示したが、並はずれた音楽の能力——正式な指導を受けていないのに自然に表に出てきた能力——は盲目の子どもだけに見られた。したがって、盲目の子どもたちを音楽に向かわせ、その音楽能力を刺激するのに重要な役割を果たすのは、ＳＯＤそのものではなく、視覚障害の程度であり、意味のある視覚世界がないという事実であることになる。

ほかのさまざまな研究で、オッケルフォードは自分が教えた視覚障害児の四〇から六〇パーセントに絶対音感があることを発見しており、ハミルトン、パスカル＝レオーネ、シュラウグの最近の研究でも、盲目の音楽家の六〇パーセントに絶対音感があるのに対し、目の見える音楽家では一〇パーセントであることがわかった。正常に目が見える音楽家では、早くから（六歳から八歳になる前）の音楽の訓練が絶対音感の発達と維持に不可欠だ。しかし彼らが研究した盲目の音楽家の場合、音楽の訓練を始めるのが比較的遅い者でも、場合によっては思春期に入ってから始めた者でも、絶対音感は珍しくなかった。

人間の大脳皮質の三分の一以上は視覚に関与しているため、視覚器官からの入力が突然なくなると、大脳皮質では非常に広い範囲の再編成とマッピングのやり直しが起こり、場合によっては、さまざまな様相を超えた共通の感覚が生まれる。パスカル＝レオーネらだけでなくほかの研究者の成果からも、[2] 生まれつき目が見えない人、あるいは幼いときに失明した人たちの場合、広い視覚皮質は機能していないどころか、聴覚と触覚をはじめ、ほかの感覚器官からの入力に再配分され、それらの感覚の処理に特化するようになることを示す証拠がたくさん出ている。(3) 視覚障害が遅く始まった場合でも、そのような再配分は起こりえる。ナディン・ガーブらは、成人してから失明した絶対音感のある音楽家を研究し、彼が音楽を聴いているときには、左右両方の視覚に関連する部位が、広い範囲で活性化することを示している。

モントリオールのフレデリック・グーグー、ロバート・ザトーレらは「目が見えない人たちのほうが、目が見える対照群よりも、音高の変化の方向を判定するのがうまく、対照群の一〇倍のスピードで変化する場合でも判定できる——ただしそれは、幼いころに失明した場合に限られている」ことを示した。一〇倍の差は驚異的だ——ふつう、基本的な知覚能力に一〇倍の差が見られることはない。

視覚障害者の音楽能力の根底にある神経との正確な相関は、まだ十分に明らかになっていないが、モントリオール大学などで徹底した研究が行われている。

さしあたって私たちが参考にできるのは、世界中に大勢いる盲目の音楽家についての象徴的なイメージ、目の見えない子どもによく見られる音楽的才能の記述、そして個人的な回想録だけである。なかでもとりわけ美しいのは、作家でフランスのレジスタンスの英雄、ジャック・リュセランの自伝だ。彼は音楽の才能に恵まれ、七歳で失明する前からチェロを弾いていた。回想録『そして光があった(*And There Was Light*)』のなかで彼は、失明してからの自分にとって音楽は計り知れないほど重要であることを強調している。

八歳のときにはじめて入ったコンサートホールは、たちまち、どんなおとぎ話の王国よりも大切なものになった。……そのホールに入ることは、ラブストーリーへの最初の一歩だった。楽器のチューニングは私にとって婚約期間。……オーケストラが歌い出すたびに、私は感謝の涙を流した。……盲人にとっての音の世界、なんと思いがけない恵みだろう！……盲人にとって音楽は滋養だ。……食べ物と同じように、定期的に与えられ、摂取する必要がある。……音楽は目の見えない人のためにつくられたのだ。

（注1）モーツァルトの友人に、ピアニストで作曲家のマリア・テレジア・フォン・パラディスがいた（モーツァルトは彼女をとても崇拝していて、ピアノコンチェルトを捧げている）。幼いころから目が見えなかったフォン・パラディスは、聴覚の世界、とくに音楽の世界に順応していて、モーツァルトのような絶対音感と音楽記憶力で有名だった。一八歳のとき、著名なフランツ・アントン・メスメルによる治療を受けている期間、少し視力を獲得したが、そのせいで音楽の知覚、記憶力、そしてピアノ演奏の力が急激に衰えた。メスメルの治療は彼がパリを離れたときに終わり、それと同時にフォン・パラディスのわずかな視力は消えた。彼女は悲嘆に暮れたわけではない。というのも、それから彼女は音と音楽の世界に再び完全に没入することができて、輝かしい経歴を取り戻すことができたのだ。
実際のところ、人は誰でも、ほかの感覚に集中するために視覚世界を遮断することがある。私の父は考えながらピアノで即興演奏するのが好きだった。一種の瞑想状態に入り、夢を見ているような表情で目を閉じ、まるで頭のなかで聞こえているものを直接鍵盤に移しているかのように演奏した。そしてレ

コードやラジオを聴くときも、よく目を閉じた。目を閉じたほうが音楽がよく聞こえるからなのだ、といつも言っていた。視覚を締め出し、聴覚の世界に完全に浸りきることができるというのだ。

(注2) たとえば、Amedi, Merabet, Bermpohl, and Pascual-Leone, 2005を参照。

(注3) 先天的にせよ後天的にせよ目が見えない人たちは、周囲の環境のかなり正確で詳細な聴覚マップをつくることができる場合がある。そのような能力の獲得について、ジョン・ハルが著書『光と闇を越えて』のなかで見事に説明している。

第14章　鮮やかなグリーンの調──共感覚と音楽

何世紀にもわたって、人間は音楽と色の関係を探ってきた。ニュートンはスペクトルを七色に分け、まだ解明されていないが単純な規則性のもとに、音階の七つの音に対応していると考えた。音それぞれに特定の色がつけられた「色オルガン」や、それに似たような楽器は一八世紀初頭からあった。そして『オックスフォード音楽ガイド』には「色と音楽」について一八もの内容の濃いコラムが載っている。たいていの人にとって、色と音楽の結びつきは比喩のレベルを出ない。「みたいな」や「のような」という言葉がそういう比喩を象徴している。しかし、一つの感覚を体験したとたん反射的に別の感覚が生じる人もいる。真性の共感覚者にとって「のような」はなく、瞬時に感覚が結合するだけだ。これにはどんな感覚も関係する可能性がある。たとえば、文字や曜日にそれぞれ固有の色があると認識する人もいれば、どの色にも独自のにおいがあり、音程にはそれぞれの味があると感じる人もいる。[1]

共感覚（英語の synesthesia は一八九〇年代に生まれた用語）に関する初期の体系的報告

の一つとして、フランシス・ゴルトンが一八八三年に書いた『人間の能力とその発達を探る（*Inquiries into Human Faculty and Its Development*）』が挙げられる。指紋が人それぞれちがうことの発見、モンタージュ写真の応用、そしてとくに悪名高い優生学の考えなど、多岐にわたるテーマが盛り込まれた一風変わった本である。(2) ゴルトンの「心象」の研究は、場面や顔などを生き生きと、現実に忠実に、詳しく視覚化する能力の探究から始まり、その後、数字の心象に移っていった。ゴルトンの被験者のなかには、驚いたことに、特定の数字にはいつも同じ特定の色がついて「見える」——実際に見ているにせよ、想像しているにせよ——と話す者がいた。ゴルトンは最初それをたんなる「連想」だと考えたが、ほどなくそれが生理学的現象だと確信するようになった。それは生来の特殊な心的能力で、心象と似たところがあるが、もっと固定的で、その働きは本質的にワンパターンかつ反射的で、ほかの形態の心象とは対照的に、意識や意志の影響はほとんどおよばない。

私は最近まで、神経科医として共感覚のある人を診察する機会がほとんどなかった。共感覚があるからといって、患者は神経科医のところに来るものではないからだ。共感覚の発生率は二〇〇〇人に一人くらいという推定値もあるが、共感覚がある人の大半はそれを「病気」とは思っていないので、じつはもっとずっと一般的なのかもしれない。彼らは異なる感覚の融合をつねに経験しているので、誰もが自分と同じだと思い込んでいて、そうでないと知ってはじめて、それが完全に正常なふつうのことではないと気づく。そこで私は最近、ほかの症状を——人によっては何年も——診察している患者に訊いてみたところ、じつは共感覚をもっている人がいることがわかった。彼らはそのことを話そうと考えたことがなかっただけで、私も尋ねたことがなかったのだ。

共感覚があることを私がずっと知っていた唯一の患者は、頭にけがをしたあと、突然、色がまったく識別できなくなった画家である。[3] 彼は色を知覚することはおろか、想像することさえできなくなったばかりか、音楽を聞くと反射的に色が見える生来の能力も失ってしまった。これはある意味で、彼が失ったなかで最も小さなものだったが、それでも重要だった。音楽に伴う色はつねに音楽を「豊かに」していたからだ。

このことから私は、共感覚は生理学的現象であり、それが起こるには、大脳皮質のいくつかの部位が完全な状態で結合している必要があるのだと確信した。彼の場合、色の知覚や心象を組み立てるのに必要な、視覚皮質のいくつかの部位がつながっていなくてはならなかった。その部位が壊れたことで、どんな色も経験できなくなり、「色つきの」音楽も消えたのだ。

さまざまな形の共感覚のうち、音楽の共感覚――とくに音楽を聴いたり音楽について考えたりしているときに色の効果を経験するもの――は最もよくある症状で、ひょっとするといちばんドラマチックかもしれない。それが音楽家や音楽好きの人に多いかどうかはわからないが、当然のことながら音楽家のほうが自覚する可能性が高く、最近私に音楽の共感覚について話してくれた人には音楽家が多い。[4]

著名な現代の作曲家、マイケル・トーキーは、色つきの音楽の体験に深く影響されている。トーキーは幼いころ、具体的には五歳でピアノを与えられてピアノの先生についたとき、驚異的な音楽の才能を見せた。「五歳ですでに作曲家でした」と彼は言っている。先生が曲をいくつかに区分すると、マイケルは弾きながらそれを別の順番に編曲し直したのだ。

ある日彼は先生に言った。「僕はその青い曲が大好きです」

先生は聞きまちがえたのかと思った。「青い？」

「そう、ニ長調の曲……ニ長調は青ですよ」とマイケル。

「先生はそうは思わないけど」と先生は答えた。彼女にはわけがわからなかったが、マイケルも同じだった。彼は音楽の調についている色は誰にでも見えるものと思っていたのだ。この共感覚が誰にでもあるわけでないことがわかってきたとき、彼にはそれがどんなふうなのか想像できなかった。「一種の盲目」に等しいように思えた。

マイケルには、本人が憶えているかぎり最初から、この種の調の共感覚があって、演奏されている音楽、音階、分散和音など、調号のあるものすべてに決まった色がついて見える。本人の知るかぎり、絶対音感もつねにある。だからこそ、彼にとって音楽の調はそれぞれ絶対に区別できるものなのだ。たとえば、彼に言わせると嬰ト短調はト短調とちがう「風味」がある。ほかの人たちにとっても長調と短調は音質がちがうのと同じだ。実際、絶対音感がなくて調の共感覚があるのは想像できない、と彼は言っている。彼にとって、調それぞれ、音階それぞれは、音と同じように見た目もちがう（そして「独特だ」）。

その色は幼いときから変化がなく固定していて、自然に現れる。意志や想像力で変えようとしても無駄だ。彼にとってはしごく自然で、あらかじめ決まっているように思える。色はとても具体的で、たとえばト短調はただの「黄色」ではなく、「黄土色」または「黄橙色」だ。ニ短調は「火打石か黒鉛のよう」、ヘ短調は「土のような、灰のような色」。彼は適切な絵の具かクレヨンを探すように、一生懸命に適切な言葉を見つけようとする。

長調と短調の色は必ず関連がある（たとえば、ト短調は淡い黄土色で、ト長調は明るい黄色）が、そのほかには、特定の調の色を予測できるようなシステムや規則をなかなか見つけられないでいる。あるとき彼は、自分が幼少時に経験した実際のつながり——ひょっとすると、各鍵にちがう色がついているおもちゃのピアノ——を示しているのではないかと考えたが、そういうはっきりした記憶はない。いずれにしても、そんなことでは説明がつかないほど、感じる色がたくさんある（とりあえず、長調と短調に二四色、音階に六色）。しかも、周囲の世界では見たこともない、自分には表現できない妙な色合いに見える調もある。(5)

マイケルにどの感覚器官で色を「見る」のかと尋ねると、彼は光輝のことを話してくれた。その色は透明で明るい光輝のようなもので、「ベールのように」目の前にあるが、ふつうの視界を遮ったり変えたりすることはまったくないのだという。黄色い壁を見ているときにニ長調の「青」が見えたらどうなるのだろう、緑色が見えるのだろうか、と私は尋ねた。いいえ、と彼は答えた。彼の共感覚の色は完全に心のなかのものであって、外界の色と混ざることは絶対にないのだ。それでも主観的には、非常に強烈で「リアル」である。

彼が音楽の調に見る色は、四〇年以上も完全に決まっていて一貫しているので、生まれたときからあったのか、それとも新生児のときに決まったのか、彼にもわからない。彼の色と調のつながりの正確さと一貫性をテストした人がいるが、時間が経ってもまったく変わらなかった。

彼の場合、単一の音や別々の音高に色は見えない。さらに、たとえば五度の音が奏でられても色は見えない。そのような場合の五度の音はあいまいで、特定の調に結びついていないからだ。長調か短調の三和音や、基本の調号を示すのに十分な連続した音が必要である。「すべてが主調に戻る」のだと彼は言う。しかし前後関係も重要で、ブラームスの交響曲第二番はニ長調（青色）だが、ト短調（黄土色）の楽章が一つある。この楽章は、交響曲全体のなかで演奏される場合にはやはり青色だが、別個に読んだり、弾いたり、想像したりする場合は黄土色になる。

彼は子どものころ、とくにモーツァルトとヴィヴァルディが好きだったが、そのいちばんの理由は調の使い方だった。彼が言うには、「純粋で限定されていて、……シンプルな音調の展開が用いられている」。そのあと思春期には、ショパンやシューマンやロマン派の作曲家に夢中になる。ただし、入り組んだ転調のおかげで、彼の共感覚にとっては特別きつかった。

マイケルは音楽の様式、テクスチュア、リズム、楽器、作曲家、雰囲気、あるいは感情と色を結びつけていない――色があるのは調だけだ。しかし音楽とは関係のないほかの共感覚がある。文字、数字、曜日すべてに特定の色があり、特有の地形や風景もある。[6]

私はマイケルに、音楽の共感覚は創作活動に影響があるか、あるとしたらどんな影響なのか、共感覚のおかげで思考や想像が思いがけない方向に向かうのか、と尋ねた。[7] はじめて書いたオーケストラ音楽は、色と調に明白なつながりがあった、と彼は答えた。『色の音楽（*Color Music*）』という組曲で、五曲それぞれが一つの調の音楽的可能性を探究している。最初の曲は〈恍惚のオレンジ〉、ほかは〈真っ青な音楽〉、〈緑〉、〈紫〉、そして〈灰〉だ。しかしこの最初の作品をのぞけば、マイケルは自分の調の共感覚を明白な形で作品に使ったことはない。彼のすばらしい音楽はどんどん幅が広がっていて、今ではオペラ、バレエ、そして交響曲もある。彼はよく、共感覚で人生が変わったか、とくにプロの音楽家としての人生に大きな変化があったかと質問される。「少なくとも私にとって、たいしたことではありませんね」と彼は言う。彼にとってそれはふつうのことであり、まったく注目に値しないのだ。

もう一人の作曲家、デイヴィッド・コールドウェルにも音楽の共感覚があるが、まったく種類がちがう。マイケルがト長調を黄色だと言っている話をすると、彼は「それはちがいますよ！」と叫んだ。マイケルの緑色のホ長調も同じで、実際、マイケルの色とデイヴィッドの色はほとんど合わなかった（ただしデイヴィッドによると、「理屈」がわかるマイケルの色もあるという）。共感覚者にはそれぞれ独自の色の対応があるのだ。[8]

デイヴィッドの場合、色と調の関係は双方向だ。わが家の窓の下枠にはまっていた透明な山吹色のガラスを見て、彼は変ロ長調を思い浮かべた（「あの調は透明な金色です。管楽器の色でしょうか。トランペットは変ロの楽器で、管楽器音楽には変ロ調が多いんです」）。自分にとっての特定の色が何で決まっているのか、彼にはわからない。経験から月並みな連想によって生まれたのだろうか。根拠はあるのだろうか。何か「意味」があるのだろうか。

デイヴィッドには絶対音感がないが、すばらしい相対音感がある。たくさんの歌や楽器の音高を正確に憶えていて、どんな曲でも何の調で演奏されているのかをすぐに推論できる。調それぞれに「独自の質がある」と彼は言う――そして調それぞれに特有の色もある。

音楽の色は音楽に対する感性や思考の中心になっている、とデイヴィッドは感じている。なぜなら独特の色があるのは調だけではなく、主旋律、様式、コンセプト、そして雰囲気にも色があり、特定の楽器とそのパートにもあるからだ。彼の音楽思考のあらゆる段階に共感覚の色が伴う。そして「物事の基本的な構造」の模索も色に助けられていて、共感覚の色が正しいと思えるときには、自分が順調であり、目標を達成しようとしていることがわかる。色は彼の音楽思考を味つけし、豊かにし、何よりも明晰にする。しかし何に何の色が対応するかを特定したり体系化したりするのは難しい。私が共感覚の色の表をつくるように頼むと、彼は二、三日考えてから手紙を書いてきた。

表の空欄を埋めようとすればするほど、つながりが希薄に思えるのです。マイケルの場合のつながりはしっかり決まっていて、頭で考えたり気持ちが影響したりすることはないようです。しかし私の場合、私が調についてどう感じるか、作曲や演奏にどう使うかが、大いに関係しているのです。

チューリッヒの研究者、ギアン・ベーリ、ミカエラ・エスレン、ルッツ・ヤンケは、音楽と色、音楽と味、両方の共感覚をもつプロの音楽家について述べている。「彼女は特定の音程を聞くたびに、それとつねに結びつく味を反射的に舌に感じる」。彼らは二〇〇五年の『ネイチャー』誌の記事で、そのつながりを詳述している。

短二度	酸っぱい
長二度	苦い
短三度	しょっぱい
長三度	甘い
四度	(刈った草)
三全音	(むかつく)
五度	ただの水
短六度	クリーム
長六度	低脂肪クリーム

短七度　苦い
長七度　酸っぱい
オクターブ　無味

どの音程を聞いているのか、聴覚だけでは不確かでも、すぐ「味」によって補足される。なぜなら彼女の音楽共感覚の味はすぐに反射的に感じられ、いつも正しいからだ。楽器のチューニングに共感覚を使うバイオリニストや、仕事に役立てているピアノ調律師の話も聞いたことがある。

作家、視覚芸術家、そしてギター奏者でもあるクリスティン・レーヒーは、文字、数字、曜日だけでなく、それほど特定的ではないが音楽にも、強い色の共感覚がある。文字と色の共感覚がとくに強く、たとえば「赤い」文字で始まる単語は、その赤さが単語全体に広がることがある。(9)

クリスティンは絶対音感がなく、異なる調の本質的な差を認知できない。しかし文字についている色が音階の文字にもついているので、ある音がDだとわかれば、Dという文字と同じくらい鮮やかに緑色の感覚が引き起こされる。この共感覚は音符の音にも当てはまる。ギターのチューニングで弦の音高をE（青）からD（緑）へと下げていくときの色の感覚を、次のように表現した。

「深く濃い青……青があせて、ざらざらした感じになっていく……きめの粗い薄い緑……なめらかで純粋で深い緑」

EとDの間のEフラットの半音では視覚的に何が起こるのかと尋ねると、彼女の答えは「何も起こりません。空白です」。シャープもフラットも、問題なく知覚し演奏できるが、色はつかない。全音階――ハ長調の音階――を弾くと、スペクトルの順番で「虹」の色が見えて、それぞれの色が次の色に「溶け込んでいく」。しかし半音階を弾くと、色と色のあいだに一連の「空白」が入る。彼女はこれを、幼いころに冷蔵庫に貼った色つきの文字のマグネットでアルファベットを覚えたせいだと説明している。七つのグループ（AからG、HからNというふう）に分けられていて、その色が虹の七色に対応していたが、もちろん、その文字のなかにシャープやフラットに対応するものはなかった。[10]

彼女は、自分の音楽共感覚の原点は音楽ではなく言語だったかもしれないが、共感覚は音楽を高め、豊かにしてくれると感じている。私が色覚異常の画家の話をして、彼が色覚異常になると同時に音楽の共感覚を失ったことを語ると、彼女は呆然としていた。もし自分が共感覚をなくしたら、「打ちひしがれる」だろうと言った――「五感のうちのひとつをなくすようなもの」だというのだ。

心理学者で作曲もするパトリック・エレンには、とても幅広い――音楽だけでなく、楽器、車のクラクション、声、動物の鳴き声、雷にいたるまで、種々雑多の音にも――共感覚があり、そのために音の世界がたえず色と形の流れる世界に変わる。文字、数字、曜日に対する色の共感覚もある。小学校一年生のとき、先生に空中を見つめているところを見られて、何を見ているのかと訊かれたことを憶えている。「金曜日まで色を数えている」と答えると、クラス全員が爆笑し、それ以来、彼はそういうことは胸に秘めておくことにした。

一八歳になってはじめて、仲間の学生との何気ない会話のなかで「共感覚」という言葉を耳にした。そして、自分がずっと感じていて、ずっと当たり前だと思ってきたことが、じつは「病気」だということに気づいた。好奇心に駆られた彼は、共感覚についての資料を読み始め、そのことをテーマに論文を書くことについて考えた。彼の専門は共感覚ではなく別の分野——発話、談話、言語——だが、共感覚が自分を心理学者になるよう動かした、と感じている。

記憶するために使える共感覚もある（誰かが九・一一は月曜だったと言ったら、即座に自信をもってそうではないと言える。なぜなら火曜日は黄色で、九・一一も黄色だからだ）。[11] しかし、彼の感性と創作活動に不可欠な役割を果たすのが、音楽共感覚である。

パトリックの場合マイケル・トーキーとちがって、色と調のあいだに一定の関係があるわけではない（関係が固定されるには絶対音感も必要なので、音楽の共感覚としてはどちらかというと珍しいようだ）。パトリックの共感覚は、音楽のほかのほぼあらゆる側面によって引き起こされる。リズムとテンポ、メロディーの形、移調、ハーモニーの豊かさ、さまざまな楽器の音色、そしてとくに、自分が聞いているものの全体的な特徴や雰囲気だ。パトリックにとって、音楽を聴くことで生まれる豊かな視覚の流れが、音楽を大いに高める。決して邪魔したり気をそらせたりはしない。

しかし彼が共感覚をいちばん高く評価するのは、作曲しているときだ。パトリックの頭のなかには歌、歌の断片、歌のアイデアがたえず流れていて、共感覚はそれを実際の音として弾くという創作プロセスの構成要素に欠かせない。彼にとっては、音楽のコンセプトそのものに視覚が染み込んでいる。色は音楽に「付加された」ものではなく、その一部なのだ。彼はほかの人もこの一体性を感じられたらいいのにと願っていて、それを自分の歌に精いっぱい表現しようとしているのだという。

同じく共感覚者のスー・Bは、色よりも光、形、そして場所と、音楽の共感覚を経験しているようだ。彼女はその経験をこのように書いている。

私は音楽を聞くと必ずイメージを見るのですが、特定の調や音程に固有の色が結びつくことはありません。短三度はいつも青緑色です、などと言えたらいいのですが、私はそれほど上手に音程を識別できません。私の音楽能力はごく限られています。音楽を聞くと、小さい円か縦棒の光が見えて、音が高くなるとそれが明るく、白く、銀色っぽくなっていって、音が低くなると、きれいな深い栗色に変わるんです。音階を上がっていくと、明るい点か縦棒のつながりが上へと移っていって、モーツァルトのピアノソナタみたいなトリルの場合、光が点滅します。バイオリンの歯切れのいい高音はくっきり明るい線を浮かび上がらせますが、ヴィブラートをかけて演奏される音はちらちら光ります。いくつかの弦楽器が一緒に演奏されると、横棒が重なり合うか、メロディーによっては、一緒にちらちら揺らめく影のついた光の渦巻きが見えます。管楽器の出す音は扇形のようなイメージです。高い音は私の体のちょっと前、頭の高さで右のほうにありますが、低音は自分のおなかの真ん中にあります。そして和音には全身を包まれる感じです。

共感覚に対する科学的関心の歴史は、浮き沈みを何度も繰り返してきた。一九世紀初頭、キーツやシェリーなどの詩人たちが、複数の感覚を用いたとっぴなイメージや比喩を使っていたころ、共感覚は詩や想像上の思いつきにすぎないと思われていた。その後、一八六〇年代から七〇年代にかけて一連の綿密な心理学的研究が行われ、一八八三年にゴルトンの『人間の能力とその発達を探る』が書かれるに至る。これらの研究は、この現象が架空のものではないことを示すのに貢献し、その後まもなく「synesthesia（共感覚）」という言葉が導入された。しかし一九世紀末には、ランボーと象徴派の詩人たちのおかげで、共感覚の概念はまたもや詩人の思いつきと考えられるようになり、科学的調査の対象とは見なされなくなった。[12] 二〇世紀も三分の二が過ぎたころ、ジョン・ハリソンが名著『共感覚——もっとも奇妙な知覚世界』に詳述して、再び状況が変わる。一九八〇年代、リチャード・シトーウィックがはじめて共感覚者を神経生理学的に研究した。当時は技術的な限界があったにもかかわらず、この研究は脳の異なる感覚野（たとえば聴覚野と視覚野）が共感覚体験と同時に、本当に活性化されることを示しているようだった。一九八九年、彼は先駆的な『共感覚──感覚の統合(*Synesthesia: A Union of the Senses*)』を発表し、その後一九九三年に、このテーマを探究した一般書『共感覚者の驚くべき日常』を刊行する。最近の機能的脳画像の技術によって、シトーウィックが予測したとおり、共感覚者の大脳皮質は二つ以上の感覚野が同時に活性化することの動かぬ証拠が示されている。

シトーウィックがアメリカで共感覚を研究しているころ、サイモン・バロン＝コーエンとジョン・ハリソンはイギリスでこのテーマを開拓し、一九九七年に概説書『共感覚──古典と現代の書を読む(*Synaesthesia: Classic and Contemporary Readings*)』を刊行している。ゴルトンは真性の共感覚は家族性が強いと確信し、ハリソンとバロン＝コーエンは被験者の三分の一が近親者にも共感覚者がいると報告していることに注目した。ナボコフは自伝『記憶よ、語れ』のなかで、子どものころ、アルファベットのすべての文字に固有の色がついているのが見えたこと、そして色つきの文字の箱を与えられて、そのほとんどすべてが「まちがった」色であることを発見したとき、ひどく動揺したことを書いている。彼の母親も共感覚者で、色がまちがっているという彼の意見には同意したが、何色が正しいかについては意見が合わなかった(ナボコフの妻も共感覚者で、二人の息子もそうだ)。

共感覚はかなり珍しいもので、発生率はおそらく二〇〇〇人に一人、そしてかなりの性差がある(女性と男性の比率が六対一くらい)と考えられていたが、ジュリア・シムナーとジェイミー・ウォードらの最近の研究によって、どちらの推測にも疑問が投げかけられている。

彼らは一七〇〇人近い被験者を無作為に抽出し、真性と擬似の共感覚者を区別する客観的なテストを用いることによって、二三人に一人が何らかの共感覚――最も一般的なのは色つきの曜日――をもっていて、有意な性差がないことを発見した。[13]

一九九九年より前、共感覚の客観的な心理学テストはなかった。しかしこの二、三年、V・S・ラマチャンドランとE・M・ハバードが、このテストに巧みな実験的工夫をこらしている。たとえば、真性の共感覚と擬似共感覚を区別するために、真性の共感覚者にしか「パス」できないテストを考案した。その一つ（『ジャーナル・オブ・コンシャスネス・スタディー』誌に載った二〇〇一年の論文に記述されている）は、すべて黒字で印刷されたかなり似たように見える2と5の寄せ集めを被験者に見せる。ふつうの人がそれをひと目で区別するのは難しいが、色と数字の共感覚者は異なる「色」で楽に区別できる。

今では機能的脳画像によって、共感覚者が話や音楽に反応して色を「見る」とき、視覚野（とくに色彩処理の部位）が活性化することが確認されている。[14]共感覚が心理学的だけでなく生理学的にも現実であることに、もはや疑いの余地はほとんどない。

共感覚が起こると同時に、ほとんどの人では機能的に独立している感覚皮質の部位が、異常なレベルで交差活性化を起こすようだが、そのような交差活性化は、脳の異なる部位の神経接続が解剖学的に過剰になることが原因かもしれない。霊長類その他の哺乳類で、そのような「過剰接続」が胎児期および新生児期には実際に存在するが、生後数週間か数カ月で縮小する、または「刈り込まれる」ことを示す証拠がいくつかある。人間の乳児について同等の解剖学的研究は行われていないが、マクマスター大学のダフネ・マウラーが言及しているように、乳児の行動を観察すると「新生児の感覚は十分に分化せずに混じり合っていて、共感覚のように区別されていない」ことがうかがえる。

バロン＝コーエンとハリソンが書いているように、「人はみな、もともと色が聞こえる共感覚者だが、生後三カ月くらいでこの二つの部位の接続がなくなってしまうと、共感覚を失う」のかもしれない。この理論によると、正常な発達においては、共感覚による「混乱」は大脳の成熟とともに二、三カ月で消え、種々の感覚がもっと明確に区別・分離され、それによって外界とその内容を完全に認識するのに必要な、知覚の適切なクロスリファレンスが可能になる。青リンゴの見かけ、感触、味、そしてかじったときの音が、すべて調和することを確認するクロスリファレンスだ。共感覚がある人の場合、遺伝的な異常によって、この初期の過剰接続が完全に断ち切られず、そのために程度の差はあれ、成人になってもそれが残っている。

共感覚は大人より子どもによく見られるようだ。ゴルトンの本が刊行されたのと同じ一八八三年にすでに、著名な心理学者スタンレー・ホールは、面接した子どもの四〇パーセントに音楽と色の共感覚があったと述べているが、この数字は大きすぎるので誤りかもしれない。しかし、最近になってさまざまな研究が、共感覚は幼少期のほうがはるかに一般的で、青年期に消える傾向があることを認めている。これは、この時期に起こるホルモンの変化や大脳の再編成に伴うものなのか、それとも抽象的な思考への移行に伴うものなのか、わかっていない。

共感覚はたいてい生まれたばかりのときに現れるが、人生の後半にその出現を誘発するような状況もまれにある。たとえば、側頭葉発作のときや幻覚剤の影響下で、一時的に起こる可能性もある。

しかし恒久的な後天的共感覚を引き起こす、唯一の有意な原因は失明である。とくに幼少期に視力をなくすと、逆説的な話だが、視覚的心象を描く力や、あらゆる種類の感覚間の接続と共感覚が強まる場合がある。失明してすぐに共感覚が起こるので、脳のなかに構造的な新しい接続ができるのではなく、ふつうなら完全に機能する視覚システムに抑制されているものが、解放される現象が起こるようだ。このように、失明に続く共感覚は、視覚障害の増大に伴ってよく起こる幻視（チャールズ・ボネット症候群）や、聴覚障害に伴って起こることがある音楽幻聴に似ている。

ジャック・リュセランは視力を失って数週間後に、実際の音楽知覚に取って代わるほど強い共感覚が生じるようになったため、目指していた音楽家になることができなかった。

A弦でもDでもGでもCでも、鳴らしたとたんに音が聞こえることがなくなった。それが見えるのだ。音質、和音、メロディー、リズム、それぞれが即座に絵や曲線、直線、形、風景、そして何より色に変わった。……私にとってコンサートのオーケストラは画家のようだった。虹のすべての色で私を満たす。バイオリンだけになると、いきなり金と火、そして何かの色として見た記憶がないほどの燃えるような赤で満たされる。オーボエの番になると、鮮やかな緑色が私のすみずみまで流れ、夜の息づかいを感じているように冷たくなる。……私には音楽があまりにたくさん見えるので、その言葉を話すことができない。[15]

同様に、V・S・ラマチャンドランは『人間の意識の概説（A Brief Tour of Human Conscious-ness）』のなかで、四〇歳で失明してから邪魔な共感覚が「侵入してきた」と感じている患者について記述している。彼がものを触ったり点字を読んだりすると、「頭に閃光、鼓動する幻影、ときには触っているものの実際の形など、鮮明な視覚イメージが出現する」とラマチャンドランは書いている。これらのまぎらわしい感覚は、「無関係の場合も多く、決して消すことも追い払うこともできず……うさんくさくて悩ましいやっかいもの」で、人生のあらゆる場面を邪魔した。[16]

もちろん、ある条件を後天的に獲得するのと、もって生まれるのとでは、天と地ほどの差がある。幼少期半ばに獲得したリュセランにとって、色と音楽の共感覚は、たとえ美しくてもわずらわしく、音楽の楽しみを妨げるものだった。しかし、色と音楽の共感覚をもって生まれた人たちの場合、事情は異なる。

先天的な共感覚に対する態度、本人にとっての重要性、そしてその人の人生に果たす役割はさまざまだ。これは私が例として説明してきた数人だけを見てもわかる。マイケル・トーキーは非常に強くて特殊な音楽の共感覚をもっていて、一度は音楽的感性と作曲に影響を受けたが、長年のあいだに「たいしたことではない」と考えるようになった。一方、デイヴィッド・コールドウェルとパトリック・エレンは、共感覚はずっと自分の音楽的アイデンティティの中心であり、作曲プロセスに大いにかかわっていると感じている。しかし三人とも、共感覚は自然で、もう一つの感覚に近いと思っている。そのため、「それはどんな感じですか?」とか「あなたにとってどういう意味がありますか?」というような質問には答えられない。「生きているとはどういう感じですか?」とか「あなたでいるのはどんな感じですか?」と訊かれるのと同じことなのだ。

（注1）一九世紀の終わり、小説家のジョリス＝カルル・ユイスマンスは、すべてのリキュールの味は楽器に「対応している」——ドライ・キュラソーはクラリネット、キュンメルはオーボエ、クレーム・ド・マートはフルートなど——と書いたが、彼はのちにそれがただの類推だと苦しい立場で指摘した。同様の擬似共感覚的な比喩は、イーヴリン・ウォーの『ブライヅヘッドふたたび』のなかでも使われている。アンソニー・ブランシュが「本物の緑色のシャルトルーズが……舌の上でころがるときに五つの別々の味がする。スペクトルを飲み込んでいるようだ」と感激している。

（注2）共感覚が文学の世界に入り込んだのはもっと早く、ドイツのロマン派の作曲家で作家のE・T・A・ホフマンが主人公の一人、ヨハネス・クライスラーを「ホ長調色のえりがついた嬰ハ短調色のコートを着た小男」と表現している。これは比喩にしては具体的すぎるようで、ホフマン自身が色と音楽

の共感覚者だったか、この現象に精通していたことがうかがえる。

オランダのフローニンゲンから手紙をくれたポール・ヘルアーは、別の可能性を提起している。

一八世紀から一九世紀にかけて、さまざまな調を決まった特性と結びつける風潮がありました……ホ長調はきらめくような、あるいはぎらぎら輝くような調性とされていました。それに対して、嬰ハ短調は憂鬱な、悲しげな調性と表現されています。したがってホフマンは、くすんだ色のコートと対照的な色の（まっすぐ立った？）えりを描き出すのに、音楽家特有の比喩のようなものを使っていた可能性もあります。

（注3）私はこの症例を『火星の人類学者』の「色覚異常の画家」に記述している。

（注4）共感覚には音楽が関係しているもの、していないもの、どちらもさまざまな形がある。ある人が送ってくれた手紙には、その人の娘の共感覚について興味深い説明が書かれていた。

最近、一六歳の娘に共感覚があることを発見しました（以下の引用は彼女の言葉です）。文字、数字、そして単語に色、触感、性別、そしてときには人格があるというのです。「Pは紫がかったとても深い黒で、まだらで、詰まった鼻みたいに感じることもある。性別は男」「数字の4は明るい強烈な黄色、5はクレヨンの青。混じり合うと、明るい緑色の8になるはずだけど、実際は湿った土の茶色になる。私にもわけがわからない。代数ではXも茶色になる。文字はそんなふうに混乱するはずがないのに」

音楽や音一般は色と形を連想させるそうです。「高いヒューヒューいう音は、だれかが針を黄色い蛍光ペンのインクに浸して、頭の上に線を一本引いた感じ」
味が関係することもあります。「サマンサっていう名前は風船ガムみたいな味がする」

(注5) V・S・ラマチャンドランとE・M・ハバードは（二〇〇一年の『PRSL』の論文のなかで）、部分的色覚障害があり、文字と色の共感覚をもつ男性について記述している。その人は共感覚が刺激されると、自分の目では見たことのない色が見えると言い、それを「火星の色」と呼んだ。ラマチャンドランとハバードはその後、色覚障害でない共感覚者にも「火星の色効果」が起こる場合があることを発見し、二〇〇三年の論文にこう書いている。「これは、紡錘［状回］での交差活性化によって想起された色は色処理の初期段階を『バイパス』するため、想起された色に異常な（「火星の」）色合が加わる可能性があることに起因すると考えられる。このことは……感覚質《クオリア》——色彩感覚の主観的体験——は処理の最終段階だけでなく、初期段階も含めた神経活動のパターン全体に依存していることを示唆している」

(注6) 月曜は緑色、火曜は白っぽい黄色、彼の言う「地形」はここでは上りで右に曲がる。水曜はマゼンタ、「古いれんがの色に近い」色で、木曜日は深い藍色に近い紫、金曜は地形のほぼ最高地点でカバノキの色、土曜は「暗くどんより茶色に落ちていって」、日曜は黒い。

数にも風景がある。「20で右に急角度で曲がり、100で左に曲がる」。マイケルにとって、数の形だけでなく概念も重要だ。だから「ローマ数字のⅦはアラビア数字の7と同じように金色……あるいは少し薄いかもしれない」。一〇倍、一〇〇倍は似た色になるので、4が「暗い緑色」で、40は「森の緑色」、そして400はもっと淡い緑色、という具合になる。

日付に話がおよぶとたんに、色と地形の相関がマイケルの頭のなかに飛び込んでくる。たとえば、一九三三年七月九日日曜日は即座に、年、月、日、曜日に対応する色を空間に並べる。この種の共感覚は、記憶を助ける道具として使えることに、彼は気づいている。

(注7) リムスキー＝コルサコフ、スクリャービン、メシアンなど、調と色の共感覚があったとされている作曲家がいる。『オックスフォード音楽ガイド』には、リムスキー＝コルサコフとスクリャービンの「色」の比較表まで出ている。しかしこれは、実際の共感覚よりも意図的な象徴表現を表しているのかもしれない。

(注8) 「ちがう」という感覚があまりにも強くて、体に症状が出ることもある。ある人がこんな手紙をくれた。

先生の本を読んでいて、共感覚の章を読み始めたのですが、先生が引き合いに出している方がニ長調を青色だと明言しているので、三ページ目までしか読めませんでした。人がニ長調について私と同じ色（朱色）を感じないことに対して、自分が起こした反応が信じられませんでした――実際に何となくめまいと吐き気がしたのです。ほかの共感覚者と知覚について話し合ったことがありませんので、自分の反応がショックでした。

(注9) そのため彼女が本の一ページを見るとき、単語がつくる色つきの大きいピースと個々の文字による小さいピースからなる、多色のモザイクが見えることが多い。この色共感覚は、単語の意味やそれを理解する能力との関係はないが、文字を見慣れているかどうかに左右されるのは確かだ。彼女はドイツ語を理解しないが、ドイツ語のページは同じように豊かな色つきで見える。しかし韓国語のページを見ても色はまったく見えず、彼女の頭のなかでいくつかのハングル文字が英語の文字に少し似ていると

思えたときにようやく、ページにポツンポツンと色がついた。

(注10) 共感覚は読み書きにどう影響するか、とクリスティンに尋ねると、文字や単語にいろんな色がついているので読むのが遅いかもしれないが、そのおかげで、ふつうの人にはできない特別な方法で単語を「味わう」ことができる、と彼女は言った。彼女には色が理由で(とくに青と緑がお気に入り)好きな単語があり、文章を書くときに無意識のうちにその単語を使う傾向があるかもしれない、と感じているそうだ。

(注11) 多くの共感覚者が、自分の記憶力は共感覚によってマトリックス化され、信頼性が高まったと思っている。しかし、逆のことが起こることもある。スーザン・フォスター＝コーエンが「共感覚の裏切り」というタイトルの電子メールに、そのことを書き送ってきた。

私は共感覚に裏切られるせいで、しょっちゅう日付をまちがえて憶えてしまいます。1は白、2は緑、3は黄色、7は青、という感じです。金曜は黄褐色、水曜はスクランブルエッグの黄色(3より少し暗いけれど、大きくはちがいません)、そして火曜は7にとても近い青です。そこで問題が起こります。3日の水曜は簡単で、黄色が二つです。7日の水曜は黄色と青なので紛らわしく、3日の火曜もそうです。約束は7日の水曜、それとも3日の火曜だったかしら?

数字が組み合わさるときも同じです。17は白の1と青の7からできています。71も同じ色の組み合わせです。誰かに648と言われると、私は486と憶えてしまう、というか、むしろ486を想起してしまうのです。そう、色が同じでオレンジと緑と赤なのです。600いくつよりも400いくつだった可能性のほうが高いかどうかを判断するのに、きわめて特殊な統合能力が必要です。

(注12)印象的な例外は、A・R・ルリヤが一九六八年に行った、共感覚によって記憶する人の研究『偉大な記憶力の物語』だ。ルリヤの被験者のシェレシェフスキーの場合、「ほかの人たちにあるような、視覚と聴覚、聴覚と触覚や味覚を分けるはっきりした線がなかった」。シェレシェフスキーが聴いたり見たりする、すべての言葉やイメージ、つまりあらゆる知覚は、即座に同等の共感覚の爆発を引き起こす。そしてそれが一生、正確に、執拗に、頭のなかに残って、拭い去ることはできなかった。

(注13)共感覚とは厳密には感覚の融合を意味し、古典的には純粋に感覚的な現象として記述されている。しかし、概念的な形の共感覚もあることが明らかになりつつある。マイケル・トーキーの場合、七の概念は金色で、アラビア数字の7でもローマ数字のⅦでも変わらない。ほかのカテゴリーの特徴と、即座に反射的に結びつく人もいる。たとえば、曜日を男性または女性と思ったり、ある数字を「意地悪」または「親切」と思ったりする。これは一種の「高次の」共感覚、感覚よりも概念の結合である。そのような共感覚者にとって、その対応は思いつきや空想ではなく、一定不変で反論できない一生続くものである。ジュリア・シマーらとV・S・ラマチャンドランは、そのような概念的な形の共感覚を重点的に研究している。

(注14)たとえば、Paulescu, Harrison, et al. を参照。

(注15)リュセランのものを含めて、失明に対する複雑な神経学的反応については、二〇〇三年の拙著記事「心の目(The mind's eye)」でさらに掘り下げている。

(注16)先天的な共感覚者でも、それから逃れられることを感謝する場合がある。このことを明らかにしたのは、絶対音感だけでなく調と色の共感覚をもつ若い女性、チェルスティ・ベートだ。彼女は視覚をまったく伴わない音楽だけを聞きたいと思うときがあり、ロック・コンサートに行くとそれがかなう。「ヘビーメタルの歪んだ音は本質的に私の絶対音感を奪います。……ヘビメタのコンサートに行くと、

音楽が『見えない』から楽しめるのです」

同じく手紙をくれるリズ・アダムスは、言葉や名前が色と質感と、ときに動きを伴うイメージと結びつく、幅広い共感覚体験を報告してくれている。彼女は「特定の色から舌に感じる味、紫からは苦み、強烈な色合いの黄色からは耐えられないようなヒリヒリ感」を体験する。ラマチャンドランの患者と同様、彼女も「目に見えるスペクトルの外にある」色を体験したことがある。そしてこう付け加えている。

私の場合、視像が音を生みます。その騒音のなかにいると、ブラスバンドの真ん中にいるみたいで、文字どおり鼓膜が破れそうです。それが聞こえると会話が聞こえないので、きちんと聞き取るためには視界が整頓されている必要があります。私は昔、共同で芸術作品を制作していたのですが、相方のスタジオにはものがごった返していて、私にとっては騒音の渦でした。雑然としたものの寄せ集めと、そのせいで聞こえる騒音から落ち着きを取り戻すために、私は定期的に逃げ出さなくてはなりませんでした。

第3部　記憶、行動、そして音楽

第15章　瞬間を生きる――音楽と記憶喪失

音楽が続くかぎり、あなたは音楽だ。

T・S・エリオット『四つの四重奏』

一九八五年一月、イギリスの著名な音楽家で音楽学者でもある四〇代半ばのクライヴ・ウェアリングは、妻の記録によると、私が重い記憶障害の患者について書いた記事「ただよう船乗り」を読んでいた。患者のジミーは「忘却の堀か溝に周囲をぐるりと取り囲まれ、孤立して一瞬一瞬を生きている。……彼は過去（あるいは未来）のない男であり、たえず変化する意味のない瞬間に押し込められている」と私は書いていた[1]。

デボラ・ウェアリングは回想録『七秒しか記憶がもたない男』に、こう書いている。「クライヴも私もこの記事が頭から離れず、何日もそのことを語り合った」。しかしデボラが言うように、「自分たちの未来の鏡をのぞきこんでいる」のだとは知るよしもなかった。

二カ月後、クライヴ自身が深刻な脳の感染症、ヘルペス脳炎に襲われ、とくに脳の記憶にかかわる部位を冒され、私が記述していた患者よりもはるかに悪い状態に陥った。ジミーには約三〇秒の記憶があったが、クライヴの場合、それがわずか数秒だった。新しい出来事や経験はほぼ瞬時に消し去られる。デボラはこう書いている。

見たり聞いたりするものを知覚する能力は損なわれていなかった。しかし、どんなもののどんな印象も一瞬しか憶えていられないようだった。[2] 実際、瞬きすると、まぶたが開くたびに新しい場面が現れる。瞬きする前の視界はまったく忘れられていた。瞬きするたびに、視線を動かすたびに、まったく新しい景色が広がるのだ。……それが彼にとってどういう感じのするものなのか、想像してみた。つながりの悪い映画のようなものだろう。水が半分しか入っていなかったコップが次の瞬間にはいっぱいになっていたり、タバコが突然長くなっていたり、さっきまでくしゃくしゃだった役者の髪が急に滑らかになっている。しかし、物理的に不可能な部屋の変化も、彼にとっては現実だった。

新しい記憶を保てないことに加えて、クライヴには重い逆行性健忘もあり、ほぼすべての過去が消し去られていた。

一九八六年にジョナサン・ミラーのすばらしいBBCドキュメンタリー番組『意識の囚われ人』に出演したとき、クライヴはどうしようもない孤独感、恐怖、そして困惑を見せていた。彼は何か妙なもの、何か悲惨なことが問題なのだと、敏感に、たえず、苦しいほど意識していた。しかし彼がしきりに繰り返した不満は、記憶障害についてではなく、不可解で不快なことに、すべての経験が奪われること、意識が奪われ、人生そのものが奪われることについてだった。デボラはこう書いている。

目覚める瞬間はすべて、はじめて目覚める瞬間であるようだった。クライヴの頭のなかには以前に目覚めていたことを示す証拠がまったくないので、つねに自分は無意識から目覚めたばかりだと感じていた。……彼はよく言っていた。「ずっと何も聞こえず、何も見えず、何も触らず、何のにおいもしなかった。死んでいたような感じだ」

何かにしがみつきたくて、何か手がかりがほしくて、クライヴは日記をつけ始める。最初は紙の切れはしに、その後ノートに書くようになった。しかしその日記には基本的に、「目覚めた」「意識が戻った」という言葉が数分おきに何度も書きこまれることになる。「午後二時一〇分、今回はきちんと目覚めた……午後二時一四分、今回はついに目覚めた……午後二時三五分、今回は完全に目覚めた」というふうに書くのだが、それを否定する言葉も書く。「午後九時四〇分、前に書いたことに反するが、私ははじめて目覚めた」。これがまた取り消されて、「午後一〇時三五分、完全に意識が戻り、何週間かぶりに目覚めた」。そしてこれが次の記録でまた撤回される。(3)

このように、自己の存在とその連続性を肯定するつもりなのに延々とそれを否定している、強い断定と否定のほかはほとんど内容のない恐ろしい日記は、毎日新しいページが埋められ、ほとんど同じページがすぐに何百とたまっていった。それは記憶障害になってからの歳月のクライヴの精神状態、その混乱と戸惑いの、ぞっとするような心痛む証だった。ミラーの番組でデボラはその状態を「果てしない苦悶」と呼んでいる。

私が知っている別の深刻な記憶障害患者のトンプソン氏は、よどみない作話によって底知れない記憶喪失に対処していた。(4) 彼は自分のすばやい創作にどっぷり浸かっていて、実際に起こっていることに対する理解はまったくなかった。それでも本人にとっては何も問題ない。彼は私のことを自信たっぷりに友人と見なしたり、自分のデリカテッセンの客と思ったり、そのほかユダヤ教の掟にかなう肉屋や別の医者など、とにかく数分のあいだに十人以上のちがう人と認定するのだ。この種の作話は意図的なつくりごとではない。むしろ、一瞬一瞬で記憶が、そして経験が奪われてしまうときに、物語のような一種の連続性を維持するための戦略であり、必死の——無意識でほとんど反射的な——努力なのだ。

人は自分自身の記憶喪失を直接知ることはできないが、推測する方法はあるかもしれない。何かを六回繰り返したときの人の表情から見当をつける。コーヒーカップに目を落としてからっぽであることに気づいたとき、あるいは日記に自分の筆跡で書かれている記事を見たときに推し量る。記憶がなく、直接の経験的な知識がないので、記憶障害者は仮説や推論を立てる必要があり、たいていもっともらしいものを立てる。何をしていたか、どこにいたか、思い出すことができなくても、何かをしていた、どこかにいたと推測できる。しかしクライヴは、もっともらしい推測をするのではなく、つねに自分は「目覚めた」ばかりで、「死んでいた」という結論に達していた。これは私から見ると、クライヴにとって知覚がほぼ瞬時に消えてしまっていたことの表れに思えた――彼の場合のようなほんの短い時間枠のなかでは、思考そのものがほぼ不可能だったのだ。実際、クライヴはデボラに「僕は考えることがまったくできない」と言ったことがある。

病気になったばかりのころ、クライヴは自分が経験する奇妙な出来事に混乱することがあった。デボラの記録では、ある日彼女が部屋に入るとクライヴが、

片方の手のひらに何かをのせて、反対の手でそれを何度も隠したり見せたりしていた。ものを消すトリックを練習しているマジシャンのようだ。手に持っていたのは一粒のチョコレートだった。左手のなかでそのチョコレートが動いていないことは感じられるのに、それでも右手を上げるたびに、新しいチョコレートが出てくる、と彼は言った。

「見て！　新しいチョコだ！」彼の視線は釘づけになっている。

「同じチョコレートよ」と私は優しく言った。

「いや……ほら！　変わっているよ。前のはこれとはちがってた……」

二秒おきにチョコレートを隠しては出し、持ち上げて眺める。

「見て！　またちがう！　どうなってるんだろう？」

数カ月後、クライヴの混乱は苦悶に、絶望に変わった。それがミラーの番組にはっきり表れている。そして次に、今度は深い鬱が彼を襲う。以前の人生は終わり、自分はどうしようもない障害を抱えて、残りの人生を施設で過ごすことになるのだと、ふと思いあたったからだ——突然、強烈に、一瞬だけ思って、すぐに忘れてしまうとしても。

本質的な改善は何も見られないまま数カ月が過ぎるうち、本格的な回復の望みはどんどん薄くなり、一九八五年の末、クライヴは慢性精神病棟の部屋に移された——それから六年半、彼はその部屋に居住するが、自分の部屋だと認識することはできなかった。一九九〇年のある期間、若い心理学者がクライヴを診察し、彼が言うことを一語一語記録した。その記録は彼を支配していた恐ろしい雰囲気をとらえている。クライヴはあるときこう言った。「一晩が五年の長さだと想像できるかい？　夢も見ない、目覚めもしない、何にも触らない、何の味もない、何のにおいもない、何も見えない、何も聞こえない、何もない。死んでいるようなものだ。僕は自分が死んだのだという結論に達したよ」

生きていることを感じるのは、デボラが訪ねてくるときだけだった。しかし彼女が去った瞬間、彼はまた絶望し、彼女が一〇分か一五分後に家に着くまでに、留守番電話に彼からのメッセージが何度も入るのだ。「会いに来てくれよ。ずっと会っていないじゃないか。光速でここに飛んで来てくれ」

クライヴにとって、未来を想像することは過去を記憶することと同じように不可能だった

――どちらも記憶喪失の猛襲にのみ込まれた。しかしクライヴも意識のどこかでは、自分がどんな場所にいるのか、そしてそのような場所で残りの人生を、果てしない夜を、過ごす可能性が大であることに気づかないはずはなかった。

しかし発病から七年後、デボラによる多大な努力のすえに、クライヴは脳損傷患者のための田舎の小さな居住型施設に移った。病院よりはるかに心地よい場所だ。居住する患者はごく少人数で、献身的なスタッフはつねに個人として彼に接し、その知性と才能を尊敬している。彼は強い精神安定剤をほとんど服用しなくなり、ホーム周辺の村や庭園の散歩、広々とした感覚、そして新鮮な食べ物を楽しんでいるようだった。

この新しいホームでの最初の八、九年、「クライヴは前より穏やかで、陽気になることもあったし、ある程度は満足していたけれど、それでもよく急に怒り出し、何をしでかすかわからなくて、ほとんどの時間を部屋に引きこもって独りで過ごしていました」とデボラは話してくれた。しかしこの六、七年、次第にクライヴは前より社交的になり、よくしゃべるようになった。以前はからっぽで、孤独で、絶望的だった日々を、（たとえ「台本どおり」にせよ）会話が満たすようになった。

私はクライヴが病気になった当初からデボラと手紙のやり取りをしてきたが、クライヴと直接会ったのは二〇年後のことだった。二〇〇五年の夏にデボラと私が訪ねていったとき、ドアを開けてくれた彼は、一九八六年のミラーの番組で見た苦悶する人とは別人のようで、そのさっそうとした快活な印象は私の想定外だった。私たちが到着する直前にこの訪問について念押しされていて、デボラが入った瞬間、彼は彼女をさっと抱きしめた。デボラが「こちらはお医者さまのサックス先生よ」と私を紹介すると、クライヴはすぐさま「あなたがた医者は一日二四時間働くんですよね。いつも求められている」と言った。階上の彼の部屋に行くと、そこには電子オルガンと、楽譜が積み上げられたピアノが置いてあった。楽譜のなかに、オルランドゥス・ラッススの曲を編曲したものも見られる。このルネッサンス期の作曲家の作品を、クライヴが編曲したことがあったのだ。洗面台のそばにクライヴの日記があった——最後のページまで埋め尽くされた日記がすでに何十冊もあり、今使っているものはつねにこの場所に置かれているのだ。その隣に、色とりどりのしおりが何枚もはさんである語源辞典と、美しい大判の『世界で最も美しい大聖堂一〇〇選』。カナレットの複製画が壁にかかっていて、私はクライヴにヴェネツィアに行ったことがあるのかと尋ねた。「いいえ」と彼は答えた（が、デボラの話では、二人は彼の発病前に数回訪れたことがあるそうだ）。その版画を見ながら、クライヴは教会の丸屋根を指さして言った。「見てごらん、なんて高いんだろう——まるで天使みたいだ！」

クライヴは回想録のことを知っているのかどうか、デボラに尋ねると、前に二度見せたけれど、彼はすぐに忘れてしまったと話してくれた。私はいろいろ書き込みをした自分の一冊を持っていたので、デボラにもう一度彼に見せてほしいと頼んだ。

「きみは本を書いたんだね！」彼は驚いて叫んだ。「えらい！　おめでとう！」と言って、表紙に目を凝らす。「全部きみが？　すごいね！」興奮し、大喜びで飛び跳ねる。デボラが献辞のページ（「私のクライヴに」）を見せる。「僕に？」彼はデボラを抱きしめる。この場面が二、三分のあいだに数回繰り返されたが、毎回、ほぼ同じ驚き、ほぼ同じ喜びとうれしさの表現が見られた。

クライヴとデボラは、彼の記憶喪失にもかかわらず、いまだに深く愛し合っている（実際、デボラの本の副題は「愛と記憶喪失の回想録」である）。彼は何度か、まるで彼女が今到着したかのように歓迎した。つねに会ったばかりと思われること、贈り物であり恵みであると思われることは、気が狂いそうだが心をくすぐられる異常な状況にちがいない、と私は思った。

一方、クライヴは私には「殿下」と呼びかけ、ときどき、「バッキンガム宮殿にいらしたんですか？……あなたは首相ですか？……UNから来たのですか？」と訊く。私が「USですよ」と答えると、彼は笑った。このジョークというかしゃれは、なんだかこっけいで、型にはまった感じで、何度も繰り返された。クライヴは私が誰かまったくわからなかったし、誰のことも誰なのかほとんど知らなかったが、このような気さくさのおかげで人と近づき、会話を続けることができた。彼は前頭葉にも損傷を受けているのではないか、と私は思った――彼のような衝動的で饒舌な軽薄さ（神経学者はふざけ症と呼ぶ）は、ふつうは前頭葉が行っている社会的な抑制が衰えると現れることがある。

彼はランチに、しかもデボラとのランチに出かけるという考えに興奮した。「彼女は最高の女性じゃないか？」とひっきりなしに聞いてくる。「彼女のキスはすばらしいよね？」私は「そうですね」と言った。きっとそうにちがいない。

レストランへ車を走らせるあいだ、クライヴは通りすぎる車のナンバープレートの文字から、ものすごいスピードでよどみなく言葉を考え出した。JCKはジャパニーズ・クレヴァー・キッド、NKRはニュー・キング・オブ・ロシア、BDH（デボラの車）はブリティッシュ・ダフト・ホスピタル、それからブレスト・ダッチ・ホスピタル。デボラの本のタイトル『フォエヴァー・トゥデイ』はすぐに『スリー・エヴァー・トゥデイ』『トゥー・エヴァー・トゥデイ』『ワン・エヴァー・トゥデイ』になる。このとめどない語呂合わせと押韻とだじゃれは、ほぼ瞬間的なもので、ふつうの人にはとてもかなわないスピードで生まれる。トゥレット症候群やサヴァンのようなスピード、考えるための時差がない、前意識のスピードだった。

レストランに着くと、クライヴは駐車場にあったすべてのナンバープレートの語呂合わせをしたあと、大げさにお辞儀をしながら「レディーファースト！」と言ってデボラを店に入らせた。私が一緒にテーブルについていくと、彼はいぶかしげに言った。「あなたも僕たちとご一緒ですか？」

私がワインリストを手渡すと、彼はそれに目を通して叫んだ。「なんとまあ！　オーストラリアのワイン！　ニュージーランドのワイン！　植民地がオリジナルのものをつくっているとは、なんてすごいことだ！」これは部分的に、彼の逆行性健忘を表している――彼はまだ、オーストラリアやニュージーランドのワインがイギリスで話題に上ることがほとんどなかった、一九六〇年代にいる（どこかにいるとしたらの話だが）。しかし「植民地」は彼の衝動的なおどけとパロディーの一部だった。

昼食中、彼はケンブリッジ大学について話した——通っていたのはクレア・カレッジだったが、合唱団で有名な隣のキングズ・カレッジによく行っていた。そしてケンブリッジを卒業したあと、一九六八年、すでにルネッサンス期とラッススに心ひかれていたのに、現代音楽を演奏するロンドン・シンフォニエッタに入ったことについて語った。彼はそこの合唱の指揮者だったが、歌手たちは声を大切にするので、休憩時間に話すことができなかったという思い出を話した（「器楽奏者はよく、歌手はつき合いが悪いと誤解していたよ」）。このような話はすべて純粋な記憶のように聞こえた。しかし、実際の記憶というよりむしろ、そういう出来事について知っていることの反映である可能性もあった。「出来事」または「エピソード」記憶ではなく、「意味」記憶の表現かもしれない。

それから（一九三八年生まれの）彼は第二次世界大戦のこと、そして防空壕に入ってそこでチェスやトランプをしたことについて話した。ドイツ軍の無人飛行型爆弾のことを憶えているとも言った。「爆撃はロンドンよりバーミンガムのほうが多かった」。これが純粋な記憶である可能性はあったのだろうか。彼は当時せいぜい六歳か七歳だった。作話だったのだろうか、それとも、私たちがみなやるように、ただ、子どものころに聞かされた話を繰り返していたのだろうか。

途中、彼は大気汚染のことと、ガソリンエンジンがいかにひどい汚染源であるかについて話した。私が内燃機関だけでなく電気モーターもついているハイブリッドカーをもっていると話すと、彼はびっくり仰天した。理論としては可能だと何かで読んだものが、想像していたよりはるかに早く現実になったと言わんばかりだった。

とても優しく、それでいて意志が強く現実的なデボラは、すばらしい著書のなかで、私がとても驚いた彼の変化について書いている。クライヴは「饒舌で外交的になり……のべつ幕なしにしゃべることもある」というのだ。こだわりの話題もあるそうで、お気に入りのテーマ（電気、地下鉄、恒星と惑星、ヴィクトリア女王、単語と語源）は何度も繰り返し話題になる。

「火星で生物は発見された？」

「いいえ、でも水はあるかもしれないそうよ……」

「本当に？　太陽が燃え続けるのは驚きじゃないか？　そのための燃料をどこで調達するのだろう？　ちっとも小さくならないし、それに動かない。地球が太陽の周りを動いているんだ。どうして何百万年も燃え続けていられるんだろう？　それに地球はずっと同じ温度だ。とてもうまくバランスが取れている」

「でも最近は気温がだんだん上がっているって言われているのよ。地球温暖化ですって」

「まさか！　なぜ？」

「大気汚染のせいよ。大気中にガスを放出しているの。それでオゾン層に穴があいているわけ」

「そりゃあ大変だ！　悲惨なことになるぞ！」

「癌になる人が増えているのよ」

「ああ、人間はなんて愚かなんだ！　平均ＩＱはたった一〇〇だって知っていたかい？　ものすごく低いだろう？　一〇〇だよ。世界がそんなむちゃくちゃな状態でも不思議はない」

「頭のよさがすべてじゃないけど……」

「うん、そうだ……」

「頭がいいより心根がいいほうがいい」

「そう、そのとおり」

「それに頭がよくても賢いとはかぎらない」

「そうだね、本当にそうだ」

　クライヴの台本は何度も繰り返され、一回の電話で三度、四度と反復されることもあった。彼は自分が何かしら知っていると感じる話題にこだわった。たとえところどころにつくり話が入るにしても、そういう話なら安心できたのだろう。……機知に富んだ会話ができるこのわずかな領域が、現在というときを通り抜けるための足がかりになった。

それがあったから、彼は他人とかかわることができたのだ。

私ならもっと強い表現をして、デボラが別の関連で使ったフレーズを使うだろう。彼女はクライヴが「底知れぬ深い穴の上の小さな台」の上でバランスを取っているのだと書いている。クライヴの饒舌、しゃべって会話を続けなくてはという強迫観念に近い思いは、不安定な台を支える役割を果たしていて、会話が止まってしまうと、待ち構えている深い穴が彼をのみ込もうとする。実際、私たちがスーパーマーケットに行って、彼がほんの少しのあいだデボラと離れたとき、まさにそれが起こった。彼は突然、大声を上げた。「今、意識が戻った……人間を見るのは……三〇年ぶりだ……死んでいたも同然だ!」彼はひどく怒り、苦しんでいるように見えた。デボラの話によると、スタッフはこのような激しい独白を彼の「死」と呼んでいる。そして一日に何回、あるいは一週間に何回、そのせりふが出るかをメモして、その数で彼の精神状態を測っているという。

この苦しげだが型にはまった不満を繰り返すことで、それに伴う本当の痛みが少し和らぐのだとデボラは考えているが、それでも、彼がそのようなせりふを口にするとすぐに、彼女は彼の注意をそらせる。そうすると、不機嫌がぐずぐず長引くことはないようだ——彼の記憶障害のいいところだ。そして実際、車に戻ると、クライヴはまたナンバープレートに夢中になった。

部屋に戻ったとき、私はピアノの上にバッハの『平均律クラヴィーア曲集』二巻が置かれているのを見つけて、クライヴに一曲弾いてほしいと言った。彼は「これまで弾いたことがない」と言ったが、ホ長調の前奏曲九番を弾き始め、弾きながら「これは憶えている」と言った。実際にやるまではほとんど何も憶えていないのだが、やると思いだすことがある。彼は途中でちょっとしたすてきな即興を差しはさみ、長大な下り音階でチコ・マルクス風のエンディングにした。すばらしい音楽的才能と遊び心をもつ彼は、やすやすと即興演奏し、おどけ、どんな楽曲でも遊ぶことができる。(5)

彼は大聖堂に関する本に目を落とし、大聖堂の鐘について話した。「八つの鐘がある場合、何通りの組み合わせができるかわかるかい？　八かける七かける六かける五かける四かける三かける二かける一」とまくし立て、「八の階乗」。そして間髪をいれずに「四万だよ」。(私が苦労して計算したところ、四万三二〇だった)。

私は首相のことを訊いてみた。トニー・ブレアは？　聞いたことがない。ジョン・メージャーは？　いいや。マーガレット・サッチャーは？　何となく聞いたことがある。アロルド・マクミラン、ハロルド・ウィルソン、同前（しかし先刻、ナンバープレートにJMVとあった車を見て、彼は即座に「ジョン・メージャー・ヴィークル」と言っていた——メージャーの名前の潜在記憶はあるということだ）。デボラは彼が彼女の名前を憶えていないことについて「ある日、誰かにフルネームを訊かれて、彼は『クライヴ・デイヴィッド・デボラ・ウェアリング。おかしな名前だ。なぜ両親がそんな名をつけたのか、わけがわからない』と答えた」と書いている。彼はほかにも潜在記憶を獲得していて、自分の住まいの間取りなど、新しい知識を少しずつ身につけていた。今ではトイレに、ダイニングルームに、キッチンに、一人で行くことができる。だが、途中で立ち止まって考えると迷子になる。彼は自分の住まいがどこにあるか説明することはできないが、デボラの話では、車が近づくとシートベルトをはずし、外に出て門を開けようと言ってくれるそうだ。あとで彼女のためにコーヒーをいれたとき、彼はカップとミルクと砂糖がどこにしまってあるかを知っていた(どこにあるか、言うことはできないが、そこに行くことはできる。自由に操れる事実はほとんどないが、自由にできる行動はあるのだ)。

私はテストの範囲を広げることにして、クライヴに知っている作曲家の名前をすべて言ってほしいと頼んだ。「ヘンデル、バッハ、ベートーヴェン、ベルク、モーツァルト、ラッスス」。それだけだった。デボラの話では、最初この質問をされたとき、彼はお気に入りのラッススを抜かしていたという。音楽家であるばかりか、博学な音楽学者でもあった人にしては、ひどい結果のように思われる。ひょっとするとこれは、彼の注意力と直近の直接記憶が長く続かないことの表れだろうか。彼は実際にはたくさんの名前を挙げたと思っていたのかもしれない。そこで私は、昔は彼がよく知っていたさまざまな話題について質問した。今度も、彼の答えには情報が乏しく、ほとんど何も出てこないこともあった。私は自分がクライヴの気楽で無頓着でよどみない会話にだまされ、彼は出来事の記憶を失っていても、意のままになる一般的な情報をたくさんもっているのだと考えてしまっていたのだ、と思えてきた。

彼の知性、創意、そしてユーモアを考えれば、はじめて彼に会ってそう考えるのも無理はない。しかし繰り返される会話から、彼の知識の限界が急速に明らかになった。デボラが著書に書いているとおり、クライヴは「自分が何かしら知っていると感じる話題にこだわり」、そのところどころの知識を会話の「足がかり」に使っていた。明らかにクライヴの一般知識、つまり意味記憶も、かなり冒されていたのだ――エピソード記憶ほど壊滅的ではないにしても。(6)

しかしこの種の意味記憶は、たとえ完全に無傷でも、明瞭なエピソード記憶がなければあまり役に立たない。たとえば、クライヴは自分の住まいの境界内では十分安全だが、独りで外出することになったとしたら、どうしようもなく途方に暮れるだろう。ローレンス・ワイスクランツは両種の記憶の必要性について、著書『失われ、見出される意識（*Consciousness Lost and Found*）』で述べている。

> 記憶喪失患者は題材について、今現在、考えることはできる……意味記憶にあること、つまり自分の一般知識の項目についても考えることができる。……しかし日常的にうまく適応するための思考には、事実の知識だけでなく、適切なときにそれを思い出し、ほかの出来事とそれを結びつける能力、追想する能力が必要である。

このようにエピソード記憶が伴わないために意味記憶が役に立たないことについては、ウンベルト・エーコの小説『ロアナ女王の謎の炎（*The Mysterious Flame of Queen Loana*）』でも浮き彫りにされている。語り手の博識家の古書商は、エーコに似た知性と博識をもつ男である。脳卒中で記憶喪失になったにもかかわらず、彼は読んだことのある詩、知っている多くの言語、事実についての幅広い記憶は失わなかったが、それでも途方に暮れ、混乱する（そしてその状態から立ち直るのは、ひとえに脳卒中の影響が一時的なものだったからだ）。

ある意味でクライヴも同じである。彼の意味記憶は、彼の人生を立て直すにはほとんど役に立たないが、とても重要な社会的役割を果たしているのは確かだ。それがあるから、彼は会話をすることができる（会話というより独白の場合もあるが）。したがって、「彼が自分の話題をすべて続けざまに並べたて、相手はただうなずいたり、ぶつぶつ言ったりすればいい」とデボラは書いている。次から次へとどんどん思考を移すことによって、クライヴはなんとかある種の継続性を確保し、意識と注意の糸を切らさないようにしておくことができた。ただし、その思考を全体としてつなげているのが表面的な連想なので、危うい状態ではあった。クライヴの饒舌は彼を少し異様に見せるし、少ししつこいと思われることもあるが、それでも非常に適応的である。その饒舌のおかげで彼は、人との会話の世界に戻ることができたのだ。

一九八六年のBBCの番組でデボラは、深い眠りから目覚めて、最初は自分がどこにいるのか、何ものなのかわからない状態を描いたプルーストの表現を引用している。彼には「動物としての意識の奥深くで揺らめいているような、最も原始的な存在の感覚」しかなかったが、「自分だけでは決して逃げ出すことができない非存在という深淵から、私を引き上げるために天から下ろされたロープのように」記憶が戻ってようやく、人間としての意識とアイデンティティを取り戻した。クライヴにはこのように天からのロープが下りてくることはなく、自伝的な記憶は戻りそうもない。

最初から、クライヴにとって非常に重要な現実が二つあった。その一つがデボラであり、彼女の存在と彼への愛情があったからこそ、発病してからの二十数年間、少なくとも断続的には人生が耐えられるものになった。

クライヴの記憶喪失は、新しい記憶を保持する能力をだめにしただけでなく、デボラと会って恋に落ちた日々の記憶を含めて、昔の記憶もほぼすべて消し去ってしまった。彼はデボラに訊かれて、ジョン・レノンもジョン・F・ケネディも聞いたことがないと話している。彼はいつも自分の子どものことはわかるのだが、デボラの話では、「彼らの背が高いことに驚き、自分に孫がいることを聞いてびっくりするんです。次男が学校を卒業して二〇年以上経っているのに、二〇〇五年の中学修了試験の成績はどうだったかなんて訊くんですよ」。

それでもなぜかデボラが訪ねると必ず、彼女を自分の妻として認識し、彼女がいると安心し、彼女がいないと自信をなくす。彼女の声が聞こえるとドアに駆け寄り、熱く必死に抱きしめる。どれくらいのあいだ彼女がいなかったのかわからない——直接の知覚と注意の範囲にないものはすべて数秒のうちになくなり、忘れられるので——ため、彼はデボラも永遠にいなかったと感じるようで、深淵からの彼女の「帰還」は彼にとってまさに奇跡のようなものに思える。「クライヴはつねに知らない場所で知らない人に囲まれていた」とデボラは書いている。

自分がどこにいるのか、自分に何が起きたのかをまったく知らない。私の姿を見つけると、つねに大きな安堵を覚えた――自分は独りではない、私がまだ気にかけている、私が愛している、私がそこにいるとわかって。クライヴはつねにおびえていた。それでも私は彼の生きがいであり、彼の命綱だった。私を見るたびに駆け寄ってきて、倒れこむようにして私にしがみつき、すすり泣いた。

クライヴはほかの誰のことも一貫して認識することがなかったのに、なぜ、どうやって、デボラのことがわかったのだろうか。確かに記憶にはさまざまな種類があり、なかでも感情的な記憶はとりわけ深遠で、いちばん理解されていない。

ニール・J・コーエンは、一九一一年にスイスの心理学者エドゥアール・クラパレードが行った有名な実験について書いている。

コルサコフ症候群［私の患者のジミーに深刻な記憶喪失を引き起こした疾患］の患者と握手をするとき、クラパレードは自分の手に隠しておいたピンで彼女の指を刺した。するとその後、彼がその患者の手を握ろうとするたびに、彼女はすぐに手を引っ込めた。彼がその行動について質問すると、彼女は「手を引っ込めてはいけないんですか？」と答え、「もしかしたら手にピンが隠されているかもしれません」と言い、最後に「手にピンが隠されている場合があります」と言った。このように、患者は以前の経験に基づいて適切な反応を学習したが、自分の行動の原因が、何か前に経験した出来事の個人的記憶にあるとは考えていないようだった。

クラパレードの患者の場合、ある種の痛みの記憶、潜在的な感情的記憶がずっと残ったわけだ。同じように、生まれてから二年間に、たとえ顕在記憶が残っていなくても（フロイトはこれを小児健忘と呼んだ）、深い感情的な記憶や連想が、感情の表される脳の辺縁系その他の部位で形成されるのは確かなようだ。そしてこれらの感情記憶は、その人の生涯の行動を決定するかもしれない。オリヴァー・ターンブルらの最近の論文は、健忘症患者は、精神分析医のことも、以前会ったことも、顕在記憶として憶えていなくても、精神分析医に感情転移（訳注　親など過去に出会った人に抱いた感情を、無意識のうちに分析医に向けること）を起こす傾向があることを明らかにした。記憶がなくても、強い感情的な結びつきは育っていく。クライヴが脳炎にかかったとき、二人は数年間愛し合ったすえに結婚したばかりだった。デボラとの情熱的な関係、脳炎にかかる前に始まった関係、そして音楽に対する共通の愛情も軸になっていた関係は、彼のなかに――脳炎に冒されなかった脳の部位に――深く刻み込まれていたので、彼を襲ったためったにないほどの深刻な記憶喪失も、それを消し去ることはできなかった。

それでも何年ものあいだ、彼はデボラがたまたま通りかかった場合は彼女のことがわからなかったし、今でも、実際に彼女を見ていなければ彼女がどんなふうに見えるかを言うことはできない。彼女の容姿、彼女の声、彼女の香り、互いの接し方、そして二人の感情と交流の強さ――そのすべてが彼女のアイデンティティを、そして彼自身のアイデンティティをたしかなものにするのだ。

もう一つの奇跡は、もっと前、クライヴがまだ病院にいて、どうしようもなく混乱してまごついているときに、デボラが発見した――彼の音楽の能力がまったく損なわれていなかったことだ。デボラの著書によると、彼女は楽譜を手に取り――

クライヴが見えるように開いた。そして一節を歌ってみた。すると彼がテノールのパートを一緒に歌い始めた。一小節ほど進んで、私は突然、何が起こっているかを悟った。彼はまだ譜面を読める。そして歌っている。彼の話すことはごちゃごちゃで誰にも理解できないかもしれないが、彼の脳は今なお音楽の能力を失っていない。……私は病棟に戻ってこのニュースを伝えたくてたまらなかった。彼が最後まで歌い終えたとき、私は彼を抱きしめ、顔中にキスをした。……

クライヴはオルガンの前にすわって、両手で鍵盤を弾くことができた。音栓を操り、ペダルも踏んでいる。まるで自転車に乗るより簡単だと言わんばかりに。突然、二人で一緒にいられる場所ができた。病棟を離れ、私たちだけの世界をつくり出せる場所が。友人たちもやって来ては一緒に歌った。私はベッドのそばに楽譜を積み上げ、見舞客もいろいろな曲を持って来てくれた。

ミラーの番組には、クライヴの音楽の能力と記憶がほぼ完璧に保たれていることが、ドラマチックに映し出されている。その場面はまだ発病後一年くらいのころで、彼の顔はしばしば苦悩と困惑でこわばった。しかしなじみの合唱団を指揮しているときの彼は、とても繊細かつ優雅に振る舞い、メロディーを口ずさみ、合唱団のあちらの歌手に顔を向け、こちらのセクションに合図を送り、励まし、それぞれのパートを引き出す。クライヴが曲を完璧に憶えていて、すべてのパートが曲の構想の展開にどう貢献しているか承知していただけでなく、特別な指揮の技術、プロとしての顔、そして人とはちがう独自のスタイルを、失っていないことが見て取れた。

クライヴは目の前で起こっている出来事や体験を記憶できないうえに、脳炎より前の出来事や体験の記憶もほとんど失っている。それなのにどうして、音楽についての驚異的な知識を失わず、初見で譜面を理解し、病気になる前と同じように見事にピアノやオルガンを弾いたり、歌ったり、合唱団を指揮したりする能力をもち続けているのだろうか。

一九五七年にスコヴィルとミルナーが記述して有名になった患者のH・Mは、不運にも、両方の海馬を内側側頭葉の近接部位とともに除去する手術によって記憶喪失になった（これは難治性発作を治療するための必死の試みだった。自伝的記憶と出来事の新しい記憶を形成する能力が、これらの組織に依存していることはまだわかっていなかった）。しかしH・Mはそれまでの人生にまつわる記憶をほとんど失ったのに、身につけていたスキルは少しも失わず、それどころか訓練と練習によって新しいスキルを、たとえ練習中の記憶はなくても、習得して完璧に自分のものにすることもできた。

生涯を記憶と記憶喪失のメカニズムの研究に費やしている神経科学者のラリー・スクワイアは、まったく同じ記憶喪失の症例は二つとないことを強調している。彼は私あての手紙に次のように書いている。

損傷が内側側頭葉に限定されていれば、H・Mのような障害が予測されます。もう少し広く内側側頭葉が損傷を受ければ、E・P［スクワイアと同僚が精力的に研究している患者］のようにもっと深刻な障害を予想できます。前頭部の損傷のことも考えれば、クライヴの障害もわかってくるかもしれません。あるいは外側側頭か、前脳基底部の損傷を考慮することも必要かもしれません。クライヴの場合、特殊なパターンの解剖学上の損傷が起こったわけで、H・Mともクラパレードの患者ともちがう固有の症例です。記憶喪失については、おたふく風邪や麻疹のように単一の疾患であるかのように論じることはできません。

それでもH・Mの症例によって、二つのまったく別種の記憶が存在しえることが明らかになった。意識に上る事象の記憶（エピソード記憶）と、意識されない手続きの記憶だ。そしてそのような手続き記憶は、記憶喪失では損なわれないこともわかった。

このことはクライヴの場合も劇的と言えるほど明白で、彼はひげを剃ったり、シャワーを浴びたり、身支度をしたり、趣味のよい上品な服を着たりすることができる。堂々と動き、ダンスを好む。幅広い語彙を使って流暢にたくさん話す。いくつかの言語の読み書きができる。計算も得意だ。電話をかけることができるし、コーヒーをいれるための道具を見つけることもできるし、家の周りの道もわかる。どうやってやるのかと訊かれても答えられないが、実際にやっている。どんな動作の流れやパターンが必要であっても、彼はよどみなく、ためらうことなく、やってのける。(7)

それにしても、クライヴの見事な演奏と歌、巨匠の名にふさわしい指揮、即興演奏の能力を、「スキル」や「手続き」と見なしていいのだろうか。彼の演奏には知性と感情が染み込んでいて、音楽の構造だけでなく作曲家のスタイルや考え方に対する繊細な同調が感じられるのだ。これほど優れた芸術や創作のパフォーマンスを、「手続き記憶」できちんと説明できるのだろうか。エピソード記憶や顕在記憶は、子ども時代の比較的遅い時期に発達し、海馬と側頭葉の組織がかかわる複雑な脳システムに依存していることがわかっている。深刻な記憶障害者ではその脳システムが傷ついていて、クライヴの場合はほとんど消失している。

手続き記憶や潜在記憶はそれほど簡単に範囲を限定できないが、脳のもっと広い未発達の部位——基底核や小脳のような大脳皮質下の組織、その組織どうしの接続、大脳皮質との接続——がかかわっていることはたしかだ。このシステムの規模と多様性が、手続き記憶の強さを保証するのであり、エピソード記憶とちがって手続き記憶は、海馬と内側側頭葉の構造が広範囲に損なわれても、おおむね無傷で残る傾向がある。

エピソード記憶は特定の出来事の認知、それもたいていは珍しい出来事の認知に依存しており、そのような出来事の記憶は、それが起きたときの認知と同じように個々人によって異なる（本人の興味、関心、価値観によって色づけされる）だけでなく、呼び起こされるたびに修正されたり整理しなおされたりする傾向がある。これは手続き記憶とは根本的に異なる。手続き記憶では、想起されることが事実に忠実で、正確で、再現できることがきわめて重要だ。手続き記憶には繰り返しと練習、タイミングと順序が絶対不可欠である。神経生理学者のロドルフォ・リナスは、そのような手続き記憶に「固定的行動パターン」（FAP）という言葉を使っている。なかには出生前から見られるものもある（たとえば、馬の胎児は子宮のなかで疾走することがある）。幼児の運動発達は、遊び、模倣、試行錯誤、そしてたえまない練習によってそのような手続きを学習し、磨くことで決まる部分が大きい。このような発達が始まるのは、子どもが顕在記憶やエピソード記憶を呼び起こせるようになるずっと前だ。

この固定的行動パターンの概念によれば、プロの音楽家の途方もなく複雑で独創的なパフォーマンスに関して、手続き記憶の概念よりも多くのことが解明されるのだろうか。リナスは著書『渦としての自我』にこう書いている。

［ヤッシャ・］ハイフェッツのような独奏者が交響楽団とともに演奏するとき、通常、協奏曲を純粋に記憶によって演奏する。そのような演奏は、このきわめて特殊な運動パターンがどこかに保存され、その後、幕が上がったときに解き放たれることを暗示している。

しかし演奏家にとって潜在記憶だけでは十分でなく、顕在記憶もなくてはならない、とリナスは書いている。(8)

完全な顕在記憶のないヤッシャ・ハイフェッツは、前に取り組もうと選んだのがどの曲だったのか、毎日憶えていないし、その曲に前に取り組んだことも記憶にない。前の日に何をやったのか思い出せないし、過去の経験を分析することで、今日の練習で技法のどんな問題に重点を置くべきか考えることもない。かなりの技術的な腕前があっても、誰かからの綿密な指示がなければ、新しい曲の学習プロセスを開始することはほとんどできないだろう。

これもまた、クライヴの場合と同じだ。彼も音楽の能力はあるが、他人からの「綿密な指示」を必要とする。誰かが楽譜を目の前に開き、行動を促し、新しい曲を覚えて練習するように気を配ってくれなくてはだめなのだ。

神経系のどちらかというと原始的な部分がかかわっている行動パターンや手続き記憶は、大脳皮質に依存する意識や感受性と、どういう関係にあるのだろうか。練習するには意識を働かせ、自分が何をしているか観察し、知性と感受性と価値観をすべて結集する必要がある——たとえそうやって苦労して意識的に獲得したものが、その後、大脳皮質下のレベルで運動パターンにコード化され、無意識的になったとしても。クライヴが歌ったり、ピアノを弾いたり、合唱団を指揮したりするときは必ず、無意識運動が助けに来る。しかし芸術的、創作的なパフォーマンスのなかに現れるものは、たとえ無意識運動に頼っているとしても、決して機械的なものではない。実際の演奏が彼を元気づけ、創造性のある人間として引き込む。演奏は新鮮で生き生きしたものになり、即興や新しいアイデアが加わることもある。(9) クライヴが演奏を始めると、「勢い」に乗って彼が進み、曲も進んでいくのだ、とデボラは書いている。自身も音楽家であるデボラは、このことを非常に的確に表現している。

音楽の勢いがクライヴを小節から小節へと運んだ。曲の構造のなかでは、五線が電車の線路で、行先は一方向しかないかのように、彼が進路をはずれることはなかった。どの楽節のなかにも、リズムと調とメロディーによって暗示される枠組みがあるので、彼は自分がどこにいるのか正確にわかっていた。自由になるのはすばらしい。音楽が止まると、クライヴはどこかわからない場所に落ちてしまう。しかし演奏しているあいだ、彼は正常に見えた。

演奏するクライヴ本人は、彼を知っている人には、病気になる前と同じくらいはつらつとしていて完璧に見える。自伝的自己、顕在的エピソード記憶に依存する自己は、ほとんどなくなっているのに、この演奏する存在モード、演奏する自己は、どうやら記憶障害に冒されていない。クライヴに天から下ろされたロープは、プルーストの場合のように過去を思い出すことではなく、演奏することだったのだ——そしてそのロープは、演奏が続くあいだだけ下がっている。演奏がないとひもは切れ、彼は再び深い淵へと放り出される。[10]

デボラは音楽の構造そのものにある「勢い」について話している。音楽作品はたんなる音の連なりではなく、しっかりと体系化された有機体である。どの小節も、どの楽節も、前にあるものから有機的に生まれ、次に続くものを指し示している。メロディーの本質にはダイナミズムが組み込まれている。それに加えて、作曲家の意図、スタイル、秩序、そして作曲家が自分の音楽に対する考えや気持ちを表現するためにつくりだした論理がある。これらもまた、どの小節にも楽節にも存在する。[11]マーヴィン・ミンスキーはソナタを教師や授業になぞらえている。

どんな講義であれ、話されたことを一言一句すべて憶えている人はいない。演奏される曲もそうだ。しかしいったん理解すれば、それぞれの主旋律について、それがどう変わり、ほかの旋律とどう関係しているかについて、新たな知識が網の目のように広がる。ベートーヴェンの交響曲第五番をすべて、一回聞いただけでは憶えられない。しかし、冒頭の四つの音は、二度とただの四つの音には聞こえない！　一回聞いたほんの小さな音の断片が、「知っていること」になって、知っているほかのすべてのこととつながり、その意味や意義が互いに影響しあう。

意識して聴いているかどうかにかかわらず、人は音楽作品に引き込まれ、その構造と隠された意味を知る。前に一度も音楽を聞いたことのない人でもそうだ。（デイヴィッド・ヒューロンらが調べたように）音楽を聴くことは受動的なプロセスではなく、非常に能動的で、一連の推測、仮説、予想、そして期待を伴う。私たちは新しい曲――それがどう組み立てられているか、どこに行こうとしているのか、次に何が来るか――を、かなり正確に把握することができるので、小節を二つ三つ聞いただけで、それに合わせてハミングをしたり歌ったりすることができる場合もある。(12)

私たちがメロディーを「思い出す」とき、それは頭のなかで鳴る。新たに生き返るのだ。(13)過去の出来事や場面を再現したり思い出したりしようとするときのように、呼び起こし、想像し、組み立て、整理しなおし、つくりなおすプロセスはない。私たちは一度に一つの音を呼び起こし、それぞれの音が意識を完全に満たすが、それと同時に、その音は全体と結びついている。それは歩いたり走ったり泳いだりするのに似ている。一度に一歩ずつ、ひとかきずつ進むわけだが、その一歩やひとかきそれぞれが、走ったり泳いだりする運動のメロディーという全体にとって欠かせない要素になっている。実際、一つの音、つまり一歩について考えすぎると、運動メロディーというつながりがわからなくなってしまうだろう。

記憶障害のせいで出来事を記憶したり予想したりすることができないクライヴが、音楽を歌い、演奏し、指揮することができるのは、音楽の記憶がごくふつうの意味の記憶ではないからだ。音楽を思い出す、聴く、奏でることは、完全に今現在にある。

音楽学者のヴィクトル・ツカーカンドルは、著書『音とシンボル』でこのパラドックスを見事に探究している。

メロディーを聞くとは、メロディーとともに聞くことである。……その瞬間にある音が意識を完全に満たすこと、何も思い起こさないこと、その音以外は意識に何もないこと、それがメロディーを聞くことの条件でさえある。……メロディーを聞くとは、聞く、聞こえた、聞こうとしている、のすべてが同時に起こることだ。どんなメロディーも「過去は思い出さなくてもそこにあり、未来は予想しなくてもそこにある」と宣言している。

クライヴが発病してから二〇年経つが、彼にとっては何も進歩していない。彼はいまだに一九八五年にいる、あるいは逆行性健忘を考えると、一九六五年にいると言えるかもしれない。ある意味で、彼はどこにもいない。時空から完全にこぼれ落ちてしまったのだ。心に秘めている話はなくなってしまい、ふつうの人が送っている人生は送っていない。それでも、鍵盤の前の彼や、デボラと一緒にいる彼を見ると、そういうときの彼は自分を取り戻し、すっかり生き生きしていることが感じられる。クライヴが切望しているもの、あるいは手に入れられるものは、過去の記憶、すなわち「昔」ではない。現在、すなわち「今」を求め、満たすことであり、それが実現するのは、連続する一瞬一瞬の行為に没頭しているときだけである。深い淵に橋を架けるのは「今」なのだ。

デボラが最近の手紙に書いているように、「クライヴが音楽や私への愛情のことをよくわかっているのは、そこでは記憶喪失を超越し、連続するものを見つけているということです。そこは、瞬間が次々に線状に融合するのではなく、自伝的情報の枠組みに基づくのでもなく、クライヴが、そして私たちの誰もが、ついにいる場所、私たちがあるがままの自分になる場所なのです」

追記

二〇〇八年春、デボラが最新情報を送ってくれた。発病から二〇年以上が過ぎて、彼女はこう書いている。

クライヴにはあいかわらず驚かされます。最近、彼は私の携帯電話を見て、「これで写真を撮るの？」と訊きました（写真は撮りませんが）。新しい意味記憶を見せたのです。今月の初め、私はクライヴと一緒にいたあと、一〇分ほど外に出ました。帰ってきて家に入ろうと玄関のベルを鳴らすと、ずっと付き添っていた介護の人と一緒に、クライヴがドアを開けて、「おかえり！」と言いました。私がさっきまでそこにいたことを完璧にわかっていたのです。介護士はこの変化について、いろいろ言っていました。さらにスタッフの話では、ある日介護士が自分のライターをなくしてしまったそうです。そのことを聞いてから一〇分か一五分後に、クライヴがその人のところに来て、「これがきみのライターかな？」と言いながら、なくしたライターを手渡したのです。誰かがライターをなくしたことだけでなく、誰がなくしたのかも、彼がどうして憶えていたのか、スタッフにはわかりませんでした。……

私たちは来週末、モンテヴェルディの夕べの祈りのリハーサルに参加する予定です。介護士がそのことを話すたびに、クライヴは喜びをあらわにして、好きな作品の一つだと言っています。昔よく知っていた曲を聞くと、場合によっては、一緒に歌うことができます。

クライヴは楽曲について、プロの音楽家がどうやって演奏しようかと思いを巡らすという意味で、「考える」ことはしません。どんな楽曲との遭遇も、「初見」なのです。けれども、クライヴが曲を憶えているか、憶えていないか、見ているとわかります。たとえば、私がゆっくりページをめくると、次に何が来るか知らないので止まるか、見る前に次のページを弾き始めるのです。

クライヴの楽器演奏はテンポや楽句の区切り方などが決まっていない、という先生の印象には賛成です。でも、クライヴは優秀な音楽家なので、つねにページの強弱法やテンポに――メトロノーム記号にまで（メトロノームに頼らずに）――したがいます。メトロノーム記号がない場合、彼のテンポはふつう、発病前に自分が設定したテンポになります。音楽のスタイルや時代に合わせた演奏練習や曲の長期記憶に基づいているのかもしれません。

クライヴの演奏は機械的なものでしょうか？　いいえ、演奏スタイルに対する彼のセンス、ユーモア、そしてあふれるほどの生きる喜び全体を反映しています。でも、クライヴは同じクライヴですから、一つの楽曲に対して決まった反応をするのも無理はありません。どんな音楽家も、作品の表現法や「色」について独自の解釈をします（作曲家によって定められていない場合でも）。とはいえ、同じような音楽の「ジョーク」を同じような場所で繰り返すこと――即興的なしゃれ――は、クライヴの健忘症の現れです。不意に即興演奏する音楽家はみな、ありきたりのレパートリーから引いてくるので、同じようなアイデアに行きつく可能性はありますよね。たしかにクライヴは同じ楽曲に対して固定的な反応をすることがあります。先生のために弾いたバッハのプレリュードの一六分音符がたくさんあるカデンツァで、彼がたくさんの音をとても大雑把に音階を「はしょって」弾いたのを憶えていらっしゃるでしょうか。彼はいつもそうしていて、理由はいつも同じ、演奏することを優先しているのです。求められているようなものすごいスピードで音階を弾けないことに気づくと、テンポを崩さないために、ひどくあわてて正確さを犠牲にするのです。指揮者にとって、テンポがすべてです。彼はまちがった音による混乱も大げさに考えるので、たとえ正確にはできなくても、少なくとも面白くします。

このようなことすべての背景にあるのは、クライヴの演奏が、発病前の演奏水準とは、とにかくちがっているという事実です。おもに指揮者だった彼は、ピアニストではありませんでした。ですからその鍵盤楽器のスキルは、歌手の伴奏をしたり、譜面を読んだり、合唱団のために書かれた曲を試してみるための平凡なものでした。「ホームのスタッフに」とても優秀な音楽家がいて、ほとんど毎日クライヴと練習をしていた時期がありました。そのとき、クライヴの演奏水準はかなり上がりました。……しっかりと練習し、ほかの音楽家と交流することで、たとえ前には弾き方を知らなかったとしても、曲を「学習する」とは面白いですよね。同様に、曲の弾き方を覚えるためにペースを落としてくれる人がいなくて放任されていると、クライヴの演奏水準は、当然のことながら上がりません。

最近気づいたのですが、私がクライヴと一緒に歌っていると、彼は私の歌い方を直すのです。私が子音をすべてはっきり発音していると、それを指摘し、歌を止めて「ちがう、ちがう、そこはシのフラットだ。第二小節からやろう」と言います。そんな威厳たっぷりの彼を見るのは、発病以来のことです。

（注1）ジミーの話は『妻を帽子とまちがえた男』の「ただよう船乗り」の章で紹介している。

（注2）病気になったばかりのこのころ、クライヴにとって何かに精神を集中するのは非常に難しく、その注意は気まぐれで、すぐにあちらこちらに移った。今では状態が少し落ち着き、会話を続けたり、目にした数列や読んだ一文か二文を記憶したりすることができるようになっている。そのため、最近制作されたドキュメンタリー番組のタイトル『夫には七秒の記憶しかない』（グラナダ・テレビ、二〇〇五年）のほうが正確かもしれない。

（注3）私は患者のジミーに日記をつけるよう勧めたが、最初、彼はしょっちゅう日記帳をなくしてしまうので、この試みは失敗だった。いつもベッドサイドの同じ場所に置くようにして、彼が毎日ノートを見つけられるようになっても、やはりうまくいかなかった。というのも、彼は律義に日記をつけたが、前につけたことを忘れてしまう。自分自身の筆跡に気づき、前の日に何か書いたことを知って、いつもびっくりしていた。

（注4）私はもともとトンプソン氏のことを『妻を帽子とまちがえた男』の「アイデンティティの問題」の章で取り上げた。

（注5）クライヴほどの重い記憶障害のある人が、遊び心をのぞかせたり即興演奏したりすることができるとは驚きだ、と表現した読者がいる。記憶喪失者の演奏は、テンポや音の強弱や楽節の区切りなどが固定的にはならないのだろうか。しかし、創造力豊かな音楽家はみな、おおらかさ、即興性、実験好き、そして探究心が内面に組み込まれていて（モーツァルトはどんな楽曲も——自分のでも人のでも——

—即興やちょっとした遊びなしに演奏することがほとんどできなかったと言われている)、そのような特性はクライヴが何年も聞いている音楽幻聴にもはっきり表れている。
デボラはこのことについて、心理学者のバーバラ・ウィルソンと共同で著した一九九五年の記事に書いている。

彼には自分自身の演奏のテープが遠くで再生されているのだと思っているものが聞こえる。彼はそれを日記に「マスター・テープ」と書いている。……聞こえているもの——遠くにしか聞こえない音——を歌ってみてと言われると、彼はメロディーを途中から歌い出し、ほかの人には聞こえないことを不思議がる。三〇分後に聞こえるものを歌ってみてと言われると、たいてい同じメロディーなのだが、それを変奏するかのように、別のスタイルで歌うこともある。

(注6)クライヴの場合の意味記憶の衰えは、バーバラ・ウィルソン、A・D・バッドレー、ナリンダー・カプールの一九九五年の論文で強調され、バーバラ・ウィルソンとデボラ・ウェアリングによる一九九五年の文献でも力説されている。
(注7)一過性全健忘症(TGA)は異常だが珍しくない疾患で、一九六〇年代にはじめて認知された。記憶喪失の症状が続くのはほんの二、三時間だが、きわめて重い場合もある。TGAを引き起こす原因は不明だが、中年から高齢の患者によく見られ、片頭痛の最中に起こることもあり、たいていの人は一生に一度だけである。そのような一過性健忘症はいつ来るかわからず、その影響は喜劇で終わることもあれば、注意を要する場合もある。イギリスで医師をしている私の姪《めい》のカロライン・ベアステッドは、自分の患者についてこんな話をしてくれた。その患者は大の釣り好きで、近くの川の巨大なマスを釣り

上げることが長年の夢だった。奇妙な偶然で、彼はある日釣りをしているときにTGAの発作に襲われる。釣りの腕前はまったく衰えず、彼はその巨大なマスを捕まえた——が、そのマスを捕まえるという彼の釣り人生における絶頂の瞬間は、彼の頭のなかに何の痕跡も残さず、その記憶が回復することはなかった。自分がすばらしい大物の魚を抱えている写真を見せられて、彼は笑っていいのか泣いていいのかわからなかった。

神経学者のハロルド・クローアンズが話してくれたのは、もっと憂慮すべき話で、彼の同僚の一般外科医が、胆嚢《たんのう》の手術が終わるころに記憶喪失になったというのだ。彼は自信をなくし、混乱し、「私は胆嚢を切除したか？」と何度も繰り返し尋ねた。「私は何をしているんだ？　ここはどこだ？」助手を務めていた看護師は、彼が発作に襲われたのではないかと思ったが、深刻な記憶障害にもかかわらず手術の腕は変わりないのを見て、縫合の道具を一つずつ手渡して手術を続けさせた。その助けのおかげで、外科医はなんとかうまく患者の腹を閉じた。二、三時間後には我に返ったが、自分が施した手術の記憶がまったくなかった。その後クローアンズはこの出来事と、その外科医をまだ記憶喪失中に入念に診察した経緯についての記述を発表した。

短期の全健忘症を引き起こす最も一般的な原因は、酒を飲みすぎた場合に起こることがあるような「失神」だ。そういうときも一般に、TGAの発作と同じように、人は——釣り人や外科医と同じように——とても高いレベルの活動をすることができる。事象記憶はなくなっても、手続き記憶は継続する傾向があるのだ。手紙をくれたマシュー・Hは、次のような話を教えてくれた。

私は昔、何年もロックバンドでキーボードを弾いていて、二一歳の誕生日には小さな町の小さなバーで演奏しました（さいわい常連客があまりいない店でした）。若くて無責任だった私は、演奏の合間に酒を二、三杯余計に飲みすぎました。そして記憶喪失になったようで、ステージでローリング・ストーンズの曲を演奏している最中に「気がついた」のです。ひどく酔っ払っていたので、自分の指がその曲を弾いていることにびっくりしたのを憶えています。とても自分の指とは思えず、私はただその指が動いて、ほかのバンドメンバーと一緒に正しい音を弾き、和音を鳴らしているのを見ているだけでした。私がしゃしゃり出て音楽に合わせて「弾こう」とすると、弾き方がまったく思い出せなくて、自分の演奏の流れを完全に止めてしまったのです。それしか憶えていないので、さいわいにも私はそれからまた気を失ったようです。奇妙なことに、翌日バンド仲間に尋ねると、私は（ストーンズの曲のときにちょっと間があいたことを除けば）すべての曲を問題なく弾いていたと言われ、彼らは私がそんなに酔っ払っていたことを知りませんでした。

（注8）一曲の音楽を記憶する方法は一つではない。音楽家はそれぞれ、聴覚、運動感覚、視覚とともに、もっと高次の音楽の規則、文法、雰囲気、意図の理解など、さまざまな方法を、場合によっては組み合わせて使う。このことは、音楽の記憶に関する個人の報告や実験的研究だけでなく、新しい曲を学習しているときに（脳のさまざまな部位が活性化するのがｆＭＲＩによって）目に見えることからもわかる。

しかしいったん曲が学習され、分析され、研究され、熟慮され、練習され、レパートリーに——つまり手続き記憶に——組み込まれると、思案したり意識的に考えたりする努力をしなくても、反射的に演奏することができる、あるいは「ひとりでに」演奏される。

（注9）記憶障害があっても芸術のレパートリーを失わずに増やせる能力は、心臓切開手術のあと健忘症にかかった、ある有名な役者にも驚くほど顕著だ。彼は出来事記憶を失ったにもかかわらず、マーロ

ーからベケットまで幅広いレパートリーと、すばらしい演技のスキルはまったくそのままで、以前と同じようにプロとして最高のレベルで演技をすることができる。新しい役を覚える能力も、まったく損なわれていない――役を覚え、それに入り込み、自分のなかに取り込むことは、新しい「情報」を獲得することとはまったく異なり、本質的には手続きなのだ。過去の演技に関する顕在記憶がないことは、逆にメリットかもしれないとさえ彼は感じている。毎晩舞台で、ほかにない新しいものと向かい合い、意味の深い反応や思いがけない反応を示すことができるからだ。

(注10) ウンベルト・エーコの小説『ロアナ女王の謎の炎』の健忘症の語り手も、非常によく似ている。

私は曲をハミングし始めた。それは歯磨きのような習慣的なものだった……が、意識して考え始めると、もう曲が自然に出てこなくなり、一つの音で止まってしまった。しばらく、少なくとも五秒間、その音を出し続けた。まるでアラーム音か葬送曲の響きのように。どうやって進めばいいのかわからない。前に現れたものを見失ってしまったから、進み方がわからなかった。……考えずに歌っているときは、記憶がもつあいだ私は本当に私自身だった。この場合の記憶とは喉の記憶とも言えるもので、前と後がつながっている。そして私は完璧な歌であり、私が始めるたびに、声帯がすでに次に来る音をふるわせる用意をしていた。ピアニストもそういうふうにやっているのだと思う。一つの音を弾いているときも、次の鍵を叩くために指を準備しているのだ。最初の音がないと最後の音まで進めず、調子がはずれる。曲全体が何らかの形で自分のなかに入っていなければ、最初から最後までたどり着くことはできない。私は……燃えている丸太のようだ。丸太は燃えるが、自分がかつて完全な幹の一部だったという意識がなく、そうだったと知る術もなく、いつ火がつけられたのかを知る方法もない。だから、燃え尽きて、それで終わりだ。私は純粋な喪失のなかで生きている。

エーコの語り手は「純粋な喪失」と呼んでいるが、感嘆するべきは、それがじつは純粋な獲得であることだ。人は顕在記憶、つまり通常の意味での記憶力が一切なくても、曲を丸ごと獲得することができる。曲はほとんど奇跡的に、一音ずつどこからともなく出てくるように思える。そしてそれでも、エーコが言うように「何らかの形で」曲全体が自分のなかに入っているのだ。

（注11）ショーペンハウアーはメロディーについて、「最初から最後まで意味のある意図的なつながりがあり、「人が最初から最後まで考えたもの」だと書いている。

（注12）そのように予想して合わせて歌えるのは、音楽の「ルール」（たとえばカデンツァはどういうふうに解決しなくてはならないか）を、おもに潜在的に知っていて、特定の音楽の約束事（ソナタの形式や主題の繰り返し）になじみがあるからだ。しかし、まったくちがう文化や伝統の音楽については予測できない——あるいは、音楽の約束事が意図的に破られている場合も。ジョナ・レーラーは著書『プルーストの記憶、セザンヌの目』のなかで、周知のとおりストラヴィンスキーが『春の祭典』でこれをやってのけたことについて論じている。この作品は一九一三年にはじめて演奏されたとき、パリ警察が介入するほどの大騒動を起こした。伝統的な古典的バレエ音楽を期待していた観客は、ストラヴィンスキーのルール破りに激怒したのだ。しかし時が経ち、上演が繰り返され、聞き慣れなかったものが耳になじんで、今では『春の祭典』はベートーヴェンのメヌエットと同じくらい「おとなしい」コンサート曲として愛されている（ただしベートーヴェンも当時は野次られ、最初は理解できないただの騒音と見なされた曲もある）。

（注13）だからこそ私たちは一つの曲、よく知っている曲のレコードを、何度も繰り返し聴くことがで

きる。そしてはじめて聞いたときと同じくらい新鮮に感じるのだ。ツカーカンドルはこのパラドックスについて『音とシンボル（*Sound and Symbol*）』で取り上げている。

時間はつねに新しい。新しくないものにはなりえない。音響事象の連続として聞く音楽は、すぐに退屈になるが、時間生起の現れとして聞く音楽は、決して退屈にならない。このパラドックスを最も強烈に示すのは、完全に熟知している作品を、今この瞬間につくられたものであるかのように演奏できるまでの高みに達した演奏家の偉業である。

完璧なチェリストであるパブロ・カザルスは、優れたピアニストでもあり、九〇代のときにインタビューのなかで、八五年にわたって毎朝バッハの『平均律クラヴィーア曲集』の一曲を弾いていたとコメントした。「飽きないのですか？」とインタビュアーに訊かれて、「退屈じゃないかって？　とんでもない」とカザルスは答えた。演奏は彼にとって毎回新しい経験であり、発見の行為だったのだ。

第16章　話すこと、歌うこと――失語症と音楽療法

サミュエル・Sは六〇代後半で脳卒中に襲われたあと、重い表出性失語症にかかり、集中的な言語療法にもかかわらず、二年後もまだ一言も取り戻すことができず、まったく話ができないままだった。彼の突破口が開けたのは、私たちの病院の音楽療法士、コニー・トメイノがある日、彼が診療室の前で歌っているのを聞いたときである。歌詞は二言、三言しか出てきていなかったが、〈オールマン・リヴァー〉をとても美しい旋律で、思いきり気持ちを込めて歌っていたのだ。すでにサミュエルに対する言語療法は断念されていて、彼は「望みがない」とされていたが、コニーは音楽療法が役に立つかもしれないと感じた。そして週に三回、三〇分の診療を行うことにして、彼女はその時間、サミュエルと一緒に歌い、アコーディオンで伴奏をした。コニーと一緒に歌うと、サミュエルはすぐに〈オールマン・リヴァー〉の歌詞がすべて出てくるようになり、そのあと、子どもだった一九四〇年代に覚えたさまざまな歌も歌えるようになった。そしてそのあいだに、発話の兆しを見せ始める。二カ月

と経たないうちに、彼は質問に対して短いが適切な答えを返していた。たとえば、自宅でどんな週末を過ごしたか訊かれると、「楽しかった」とか「子どもに会った」と答えられたのだ。

神経学者はしばしば、脳の優位な（ふつうは左の）前頭葉の運動前野にある「発話野」に言及する。この特定の部位――一八六二年にフランスの神経学者ポール・ブローカによってはじめて確認された部位――に対する損傷は、変性疾患であれ、脳卒中であれ、脳の負傷であれ、言葉を話せなくなる表出性失語症を引き起こすおそれがある。一八七三年にカール・ウェルニッケは、左側頭葉の別の発話野について記述している――この部位への損傷は、話を理解できなくなる「受容」失語症を引き起こす傾向がある、というのだ。同じころ、脳の損傷は音楽の表現や識別の障害――失音楽症――を引き起こすこともあり、失語症と失音楽症の両方にかかる患者もいれば、失音楽症なしで失語症にかかる患者もいることも認知された。[1]

人間は言語を操る種である。何でも考えていることを表現するのに言語に頼り、言語は通常、その信頼にすぐに応えてくれる。しかし失語症の人は言葉でコミュニケーションを取れないわけで、それが耐えられないほどもどかしく、孤立を感じるだろう。さらに悪いことに、彼らは話すことができないために、しばしば人々から低能として人でないかのように扱われる。ところが、失語症患者は歌える――メロディーだけでなく、オペラや賛美歌や唱歌を歌詞つきで歌える――ことがわかると、状況が大きく変わる可能性がある。彼らの障害、そして孤立が、いきなりぐっと小さくなるように思える。歌は、命題的コミュニケーションではないが、ごく基本的な存在を示すコミュニケーションだ。「私は生きている、ここにいる」と伝えるだけでなく、その時点で話によって表現できない考えや感情を表現することもある。そのような患者にとって言葉で歌えることは、自分の言語能力が回復不能なほど失われたのではなく、取り出すのに音楽が必要であるにしても、言葉はまだ自分の「中」のどこかにあることを暗示し、大きな安心感につながる。私は表出性失語症の患者を診察するとき必ず、〈ハッピー・バースデー〉を歌って聞かせる。ほぼ全員が（たいてい本人も驚くのだが）一緒にメロディーを歌い始める。そして約半数は歌詞も口ずさむ。[2]

発話とは、言葉を適切な順で並べただけのものではない——声の抑揚、イントネーション、テンポ、リズム、そして「メロディー」がある。言語と音楽は両方とも、ほかの霊長類では未発達の発声と調音のメカニズムに依存しており、どちらもきちんと理解するためには、区分されていて急激に変化する複雑な音の流れを分析するための、人間特有の脳のメカニズムを必要とする。それでいて、脳における発話と歌の表象には大きな相違（といくつかの重複）がある。[3]

いわゆる非流暢性失語症の患者は、語彙と文法に障害があるだけでなく、発話のリズムと抑揚の感覚も「忘れている」、または失っている。そのため、まだ何らかの言葉が使えるにしても、その発話は不完全で、耳障りで、電文のようなスタイルになる。そのような患者が概して音楽療法にいちばんよく反応し、歌詞を歌えるといちばん興奮する。そうすることで、自分がまだ言葉を使えるだけでなく、よどみなく話す（たとえよどみなく歌うことにかぎられているようでも）こともできるとわかるからだ[4]。

いわゆる力動性失語症は別のタイプの失語症だが、それにも同じことが言えるかもしれない。この失語症の場合、冒されているのは文の構造ではなく、発話の開始である。機能性失語症の患者はほとんど話さないが、ごくまれに話すときは、構文的に正しい文をつくる。ジェイソン・ウォーレンらは、軽度の前頭葉変性と極度の機能性失語症がある高齢の男性が、音楽的な独創力を失っていなかったことについて記述している。彼はピアノを弾き、音楽を読んだり書いたりすることができ、毎週歌のサークルに参加した。彼は朗読することもできた、とウォーレンらは言及している。「彼は旧約聖書からランダムに選んだ一節を、（歌ともふつうの音読ともちがう）朗読のための誇張した抑揚をつけて読むことができた」

多くの失語症患者は、歌の歌詞が出てくるようになるだけでなく、続きものや系列――曜日、月、数詞など――の復唱も習得できる。ただし、系列として復唱することはできても、その系列から特定の項目を取り出すことはできない。たとえば私の患者の一人は、年間の月の名前を順番に（一月《ジャニュアリー》、二月《フェブラリー》、三月《マーチ》、四月《エイプリル》、五月《メイ》）列挙することはできるし、今が何月なのか知っているのに、訊かれたときに「エイプリル」と答えることができない。実際、失語症患者はもっとはるかに難しい続きもの――祈り、シェイクスピアのせりふ、詩の全篇――でも再現できるが、自動的に続くものとして復唱できるだけだ[5]。そのような続きものがいったん始まってからの展開は、音楽と非常によく似ている。

ヒューリングス・ジャクソンはかつて「命題的」発話を、彼が「感情的」、「絶叫的」、または「自動的」発話と呼ぶものと区別し、失語症によってたとえ命題的発話が大幅に減少しても、自動的発話のほうは、場合によっては驚くほど維持されることを強調している。悪態はしばしばドラマチックな形の自動的発話として引き合いに出されるが、聞き憶えのある歌詞を歌うのも、同じように自動的と見なすことができる。失語症者は、歌ったり、悪態をついたり、詩を朗読することはできるが、命題的な表現を口に出すことはできない。無であれば、歌うことが発話の回復に役立つかという疑問は、別の言い方で表現できる。無意識の自動的行為にはめ込まれた言葉を、意識的・命題的に使うために「解放」することができるのだろうか。

第二次世界大戦中にA・R・ルリヤは、発話と言語、さまざまな形の失語症、そして発話を回復させる方法について、その神経基盤を調べ始めた（彼の研究はロシアで、一九四七年に大部の学術論文『外傷性失語症（*Traumatic Aphasia*）』、そして一九四八年に小さいが衝撃的な著書『脳外傷後の機能回復（*Restoration of Function After Brain Injury*）』で発表されたが、どちらも数十年間、西側諸国では翻訳されることも知られることもなかった）。彼が研究した脳卒中患者や負傷兵のように深刻な外傷を脳に受けた場合、生じる障害にはつねに二つのレベルがある、とルリヤは強調している。一つは「中枢」の再生不能な組織破壊。もう一つはもっと広い周辺部位、つまり「辺縁」の機能の低下または抑制で、こちらは特定の条件下であれば回復可能かもしれない、と彼は考えた。

脳卒中や頭に負傷した直後の患者を初診するときは、外傷の総合的な影響としての麻痺や失語などの障害しかわからない。解剖学的な損傷による障害と、周辺の神経組織の抑制による障害を、区別するのは難しい。しかしたいていの患者では、時間が経つと差が明らかになる。というのも、抑制はたいてい数週間で自然に消える傾向があるのだ。しかし、理由はまだ不明だが、そうならない患者もいる。（もっと前に始めていないのなら）この時点で治療を始め、ルリヤが「脱抑制」と呼ぶものを促進することがきわめて重要だ。

言語療法は脱抑制につながるかもしれないが、失敗することもある。失敗した場合、その患者の失語症は恒久的な解剖学的損傷によるものであり、回復は不可能だという誤った思い込みをするおそれがある。しかし一般的な言語療法が失敗した場合でも、サミュエル・Sのように、音楽療法が功を奏する患者もいる。それまで抑制されていたが破壊されてはいない大脳皮質の部位が、言語を——たとえ音楽にはめ込まれているような完全に自動的なものでも——もう一度経験することによって、脱抑制し、始動する可能性があるのだ。

失語症患者にとって、療法士と患者の人間関係は、言語療法や音楽療法のきわめて重要な側面だ。ルリヤは、発話の起源には神経学的なものだけでなく社会的なものもあることを強調している。つまり、母と子の交流が必要とされる。同じことが歌にも言えそうで、その意味で、失語症患者に対する音楽療法は、パーキンソン病のような運動障害のための音楽療法とは大きく異なる。パーキンソン病の場合、運動システムが音楽によってほぼ自動的に活性化される。このかぎりにおいては、テープやCDでも療法士と同じことができる。しかし失語症のような発話障害の場合、療法士と患者との関係――音楽や言葉による交流だけでなく、体の接触、身ぶり、動きの模倣、声の抑揚なども含む関係――が治療のきわめて重要な要素になる。この親密な協力、二人三脚の取り組みは、脳のミラーニューロンに依存していて、リゾラッティらが研究したように、それがあれば患者は他人の行動や能力を真似するだけでなく、取り込むことができるようになる。

療法士はサポートして励ますだけでなく、文字どおり、患者をより複雑な形の発話に導く。サミュエル・Sの場合、彼が〈オールマン・リヴァー〉の歌詞をすべて歌えるようになるまで言語を引き出し、次にさまざまな古い歌を歌うように導き、そのあと、適切な質問をすることによって、短い答えの表現へと引っ張った。この先に進むチャンスがあるかどうか、長期にわたって失語症を患っている人が、流暢な語り口や命題的な発話を取り戻すチャンスがあるかどうか、この疑問はまだ解決されていない。「楽しかった」、「子どもに会った」と話すことが、サミュエルにとっての限界かもしれない。そのような口頭の答えはささやかな限定されたもので、決まり文句とも言えるかもしれない。しかし、たんなる自動的発話からの根本的な進歩を示しているのはたしかであり、失語症者の日常生活に計り知れない影響を与える可能性がある。それまで無口で孤独だった人が、永遠に失ったように思えた言葉の世界に、再び足を踏み入れることができるのだ。

一九七三年、ボストンのマーティン・アルバートらが、「メロディー・イントネーション療法」と呼ばれる一種の音楽療法について論述した。患者は「調子はどう?」のような短いフレーズを歌ったり、節をつけて言ったりするよう教えられる。その後、その音楽的要素がだんだんに取り除かれ、最終的に患者は、イントネーションの助けなしでも少し話す力を取り戻す(場合があった)。一八カ月のあいだ失語症だった——意味のないぶつぶつを発するだけで、三カ月の言語療法は効果がなかった——六七歳の男性は、メロディー・イントネーション療法を始めて二日後に、言葉を発するようになった。二週間後、一〇〇個の単語を言えるようになり、六週間後には「短い意味のある会話」ができるようになっていた。

メロディー・イントネーション療法でも、ほかのどんなタイプの音楽療法でも、それが「功を奏する」とき、脳のなかでは何が起きているのだろうか。アルバートらは当初、音楽療法はブローカ野に対応する右脳半球の部位を活性化すると考えた。アルバートの近しい同僚であるノーマン・ゲシュウィンドは、子どもが左脳半球をすべて切除された(抑制できない発作を抱える子どもに施されることがあった)あとでも、発話や統語に関する能力を取り戻せることに興味を抱いていた。そのような言語の回復、または再習得が起こることから、言語能力はふつう左脳半球に関係しているが、右脳半球にも言語の潜在能力があって、少なくとも子どもの場合は、ほぼ完璧に言語機能を引き継ぐことができるのではないか、とゲシュウィンドは考えていた。そういうわけでアルバートらは、明白な証拠はないが、これが失語症の大人にも少なくともある程度当てはまり、右脳半球の音楽能力を呼び起こすメロディー・イントネーション療法は、この潜在能力を引き出すのに役立つ可能性があるという印象をもった。

一九七〇年代には、メロディー・イントネーション療法を受けている患者の詳細な画像撮影は不可能だったが、一九九六年のパスカル・ブランらによるPETスキャン研究で、そのような患者の右脳半球に活性化がないことが示された。さらに彼らは、失語症患者にはブローカ野の活動抑制だけでなく、相応する右半球の部位（便宜上、この部位を「右のブローカ野」と呼ぼう）の過剰活動も生じると報告している。この右側の持続的な過剰活動が、弱っていて抵抗する力のない「本物の」ブローカ野に、能動的な抑制作用を起こす。そうなると、ふつうの左のブローカ野を刺激するだけでなく、きわめて有害な「右のブローカ野」の過剰活動を止める方法を見つける必要もある。歌唱やメロディー・イントネーションは、まさにこれを行っていると思われる。右脳半球の回路を通常の活動に巻き込むことによって、病的な活動から切り離すのだ。このプロセスには独自の自律推進力がある。というのも、左のブローカ野が抑制から解放されると、「右のブローカ野」に抑制作用をおよぼす可能性があるからだ。要するに、悪循環に治癒循環が取って代わるのである(6)。

一九八〇年代から九〇年代にかけて、深刻な非流暢性ブローカ失語症の患者に対するメロディー・イントネーション療法——あるいは、その効果のメカニズム——は、さまざまな理由であまり研究されなかった。それでも音楽療法士は、多くの症例でこの療法による著しい回復を目にしていた。

ゴットフリード・シュラウグらの最近の研究で、メロディー・イントネーション療法（七五回のセッションによる集中治療）を受けている八人の患者の脳の活動を、細かく記録したものがある。シュラウグらの報告によると、患者は全員「発話出力測定値が変化し、単純な言葉や語句を繰り返しているとき、MRIスキャナーで右脳半球の前頭葉網にも変化が見られた」。私はシュラウグに、そのような患者のビデオをたくさん見せてもらったが、彼らの発話能力の変化は実に驚くべきものだった。最初、ほとんどの患者が「あなたの住所は？」という質問にもはっきり答えることができなかった。ところがメロディー・イントネーション療法を受けたあとは、そのような質問にすらすらと答えられたばかりか、質問には入っていない詳しいこともつけ加えることができた。少なくとも、かなりの命題的発話を達成したことは明らかだ。このような行為と体の両方の変化は、一連の治療が終わって数カ月経っても、そのまま維持されていた。

シュラウグが指摘するように、「脳卒中後の言語回復の基盤となる神経作用は、まだほとんど解明されていないので、大部分の失語症療法の明確なターゲットになっていない」。しかしメロディー・イントネーション療法は、少なくとも、「非流暢性の失語症患者、とくに左脳半球の損傷が大きく、言語を回復するには右脳半球の言語野を関与させるしかない患者にとって、回復の促進に理想的である」ことが示されている。

この二〇年ほど、脳の可塑性に関する劇的な新事実が明らかになることに、私たちは慣れっこになっている。生まれつき耳が不自由な人の聴覚皮質には、視覚処理が割り当てられることがわかっているし、目の不自由な人の視覚皮質は、聴覚や触覚のために駆り出される場合がある。しかし、ふつうの状況ではごく初歩的な言語能力しか備わっていない右脳半球が、三カ月にも満たない訓練によって、かなり効率的な言語器官に変わるとは、実に驚くべき考えではないだろうか――そして音楽がその変化の鍵を握っているのだ。

（注1）ジョン・C・ブルーストは、音楽と脳に関する広範な文献の論評のなかで、このようなケースが一七四五年に早くも記録されていたことを指摘している。この患者は重度の表出性失語症で、発話は「はい」という言葉に限定されていた。しかしそれでも彼は誰かが一緒に歌えば、賛美歌を歌うことができた。

同様に、ロシアの作曲家、ヴィッサリオン・シェバーリンは繰り返し脳卒中を起こしたせいで、深刻な受容失語症にかかった。しかしルリヤらが記述しているように、彼は以前と同じレベルで作曲を続けることができた（ショスタコーヴィチはシェバーリンが脳卒中のあとに作曲した交響曲第五番を「最高に高ぶった感情［と］楽天主義に満ち、生き生きとしたすばらしい独創的作品」と評している）。

（注2）自閉症児は、話し言葉を話すのも認識するのも困難である（イザベル・ラパンはこれを言語的聴覚的失語症と呼んでいる）。ところが話を音楽にすると、歌ったり理解したりすることができる場合がある。このことについて、私はそういう子どもの両親から、たくさん手紙をもらっている。音楽家のアーリン・カンツはこう書いている。

私の息子が自閉症と診断されたとき、幼稚園児だった彼について最初に気づいたのは、テレビ番組などのテーマソングをすべて歌うことができるのに、「あなたの名前は？」というような簡単な社交上の質問に答えられないことでした。質問をおうむ返しにするか、ただ無視するだけだったのです。ところがこの発話の練習を音楽にして、息子が埋める空白を残すと、彼はすぐに正しく答えるようになりました。音楽をだんだん弱くして消しても、彼の正しい答えは続きました。そのため、発話訓練のドリルを次々に音楽にしたところ、同じようによい結果が出ました。

カンツはその後、言語障害児のための歌をベースにしたカリキュラムをつくり、それが今では数多くの施設で利用されている。

同様に、イギリスで言語療法士をしているメラニー・マーヴィスも、こう書いている。

とても音楽好きの自閉症児を診ているのですが、彼には典型的な言語障害があります。とくに長い時間をかけて言語を「処理」し、そのあと質問を数回繰り返されてはじめて、言葉による答えを発するのです。けれども、私が質問を歌って聞かせると、すぐに答えを歌で返せることに気づきました。

トレーシー・キングも、アスペルガー症候群を患う息子のショーン（現在二一歳）について、手紙に書いてくれた。「彼の人生でいちばん役に立った『治療』は音楽です。目的をもたせてくれましたし、彼がなかなか埋められない社会との隔たりに、何度も橋をかけてくれています。彼は他人と心を通わせる手段として、ギターや歌を使います」

（注3）音楽と言語の能力には何らかのつながりか相関があると予想される。とくに、知らない言語のアクセント、抑揚、韻律の習得については、そう思うかもしれない。しかし関連がある事例は多いが、

必ずというわけではない。たとえば、元フレンチホルン奏者のスティーヴ・セーレムソンは、私あての手紙のなかで、言語のアクセントを認識する優れた能力と、「平凡な」音楽能力や絶対音感の欠如を対比している。

私は長調と短調は楽に区別できますが、基準にするものがないと、特定の調はわかりません。たいていの交響曲の調を知っていますが、ブラームスの交響曲第二番（ニ長調の「青い曲」）のレコードが変ホ長調や嬰ハ長調に移されていても、それに気づく可能性があるかどうか疑問です。意図的にほかの調で聞いてみようとしたことがありますが、悲しいかな、無駄でした。［しかし］私は言語に堪能で、フランス語と英語の完璧なバイリンガルですし、ドイツ語とマケドニア語のほかにヘブライ語も流暢に話します（私は長年バルカン諸国の民俗舞踊を踊っていて、バルカン音楽の変拍子の大ファンです）。私はつねにアクセントをきっちり聞き分けることができますから、この能力は音高認知のそれとは別の場所にあるとしか思えません。

とはいえ、たしかに重複もあって、実際、脳による言語と音楽（それぞれの文法も含めて）の処理にはよく似ているところがあり、これはとくにアニルド・D・パテルの著書『音楽と言語と脳（*Music, Language, and the Brain*）』の主題になっている。

（注4）最も一般的な発話障害は吃音症であり、それに関しては——ギリシャ人とローマ人がよく知っていたように——何を言っているのかほとんど理解できないほど口ごもる人でも、たいてい歌はよどみなく自由に歌うことができ、歌ったり歌うように話したりすることで、吃音を克服または回避できる場合が多い。

（注5）オルダス・ハックスリーは『すばらしい新世界』のなかで、催眠学習法を用いて眠っている子どもの脳に情報を与える方法について解説している。その力は目覚ましいが、その限界もまた著しい。一人の子どもは世界中の長い川すべての名前と長さを、一度も中断せずに列挙することができる。ところが、「アマゾン川の長さは？」と訊かれると、それを確固たる意識的な知識として取り出すことができない、つまり、自動的に続くものから抜き出すことができない。

人はよく同じようなことをレストランで経験する。かつて私は、ウェーターがスペシャルのリストをすらすらと並べたてたあと、「マグロの次は何でした？」と尋ねた。すると彼は記憶に入れている順番から、この一つの項目を抜き出すことができず、もう一度リストを並べなくてはならなかった。

（注6）「右のブローカ野」の過剰活動を抑えるために、そこに経頭蓋磁気刺激を繰り返し与えることによっても、同じ効果が得られることを示す予備的証拠がある。ポーラ・マーティンらは最近、五年以上も難治性の失語症を患っている四人の患者に、この手法を試した。裏づけは必要だが、マーティンらの結果は有望であり、彼らは「失語症の斬新な補足的治療」につながるかもしれないと提言している。

第17章　偶然の祈り《ダーヴニング》——運動障害と朗唱

　ソロモン・Rは聡明な中年男性だが、さまざまな律動的圧出という形で表れる変わった運動障害を抱えていた。発声（「うう、うう……」といったもの）とともに強制的に息が吐き出され、同時に腹筋と体幹筋肉が収縮するため、息を吐き出すたびに体が屈んだり揺れたりする。

　私が彼を診察した数週のあいだに、この説明に妙な詳細を加えることになった。彼が息を吐くときの声の「拍子」にメロディーのようなものがついて、繰り返し歌を歌うような感じになり、これに今度は、半ばはっきり発音されるつぶやきに似た調子、小声で理解できない言葉の韻律のようなものが加わった。さらに体を屈める動きも増えて、ソロモンは朗唱しているか、あるいは祈っているように見えた——そのようにリズミカルに動きながらつぶやく祈りを、敬虔なユダヤ教徒は「ダーヴニング」と呼ぶ。実際、二週間後、私はたくさんのヘブライ語を聞き取ることができて、自分の印象を確認できたような気がした。しかしソロモンに尋ねると、たしかにヘブライ語の言葉ではあるが、意味はないと言われた。自分の運動障害が求める韻律と旋律を埋めるかのように、「どこからともなく出てくる」のだという。言葉はでたらめだったが、この奇妙な行為によってソロモンは深い満足感を覚え、自分はたんに身体的自動症の犠牲になっているだけでなく、「何かをしている」と感じることができた。

この珍しい場面を記録したくて、私はある日病院にテープレコーダーを持っていった。入ったとたん、廊下の先でソロモンの声がした。というか、したと思ったのだが、部屋に入ると安息日の礼拝が行われていることがわかった。朗唱は患者の声ではなく、ダーヴニングをしていたラビ自身の声だった。

思うに、ラビの場合は、祈りのリズミカルなアクセントに体が共鳴してリズミカルな動きが生まれている。だが、ソロモンの場合は事の順番が逆だった。もともと朗唱や祈りに関心はなかったが、運動障害という生理学的な偶然によって、ダーヴニングをするようになったのだ。

追記

しかし、ソロモンの場合のような人を没頭させる自動症は、臨床ソーシャルワーカーのケン・ケッセルの話のように、コミュニケーションと結びつけたり、コミュニケーションに利用できる場合もある。ケンが勤めていた養護施設に、デイヴィッドという高齢の認知症の男性がいた。

デイヴィッドは……厳格な正統派ユダヤ教徒でした。毎日、祈りと朗唱を行っていましたが、ヘブライ語の祈りを繰り返すのではなく、たえず体を揺らしながら、「オイ、ヴェイ。オイ、ヴェイ、ヴェイ。ヴェイ・イスト・ミル、ミル・イスト・ヴェイ、オイ・イスト・ヴェイ、ヴェイ・イスト・ミル。オイ・ヴェイ。オイ・ヴェイ・ヴェイ……」と唱えるのです。一日中ひっきりなしにこれを繰り返していました。その節が私の記憶に刻み込まれているので、もしお会いすることがあったら、喜んで歌って差し上げます。

私の日課は彼に朝食を運ぶことでした。彼に何が食べたいかを訊くべきだと思ったのですが、訊こうとするたびに、「オイ、ヴェイ。オイ、ヴェイ、ヴェイ……」が返ってくるばかりです。彼が欲しいものを持ってきたいのに、それが何かを知る方法がないようで、気がとがめました。

そこで私はデイヴィッドの隣にすわり、自分でも何をしているのか、次に何が起こるかわからないまま、体を揺らし始めました。そして、彼の朗唱の声音とリズムで次の会話をしたのです。文字にするとどうということのない会話に見えますが、実際にはオペラのような感じでした。どうぞ好きなメロディーをつけて読んでください。

私「デイヴィッド、朝ごはんに何を食べたい？」
デイヴィッド「わからない。何がある？」

私「卵、ホットケーキ、トースト、ポテト、オートミール、ホットシリアル」
デイヴィッド「卵を食べたい」
私「どういう卵？」
デイヴィッド「何がある？」
私「スクランブルエッグか目玉焼き」
デイヴィッド「スクランブルエッグをもらおう」
私「トーストは欲しい？」
デイヴィッド「欲しい」
私「どんなトースト？」
デイヴィッド「どういうのがある？」
私「白パンかライ麦パン」
デイヴィッド「白パンをもらおう」
私「コーヒー、それとも紅茶？」
デイヴィッド「コーヒー」
私「ブラック、それともクリームを入れる？」
デイヴィッド「ブラック」
私「砂糖は入れる？」
デイヴィッド「砂糖なし」

私「わかった、ありがとう、すぐに戻るよ」

私は彼の朝食を取りに行きながら、内心「デイヴィッドは治っている!」と思いました。意気揚々と彼の食事を持って戻り、こう告げました。「デイヴィッド、朝食だよ」

すると彼の答えは、「オイ、ヴェイ。オイ、ヴェイ、ヴェイ……」

第18章　団結《カム・トゥギャザー》——音楽とトゥレット症候群

ジョン・Sはトゥレット症候群を患う若者で、最近、彼のチックに対する音楽の影響を説明する手紙をくれた。

> 音楽は私の生活の大きな部分を占めています。チックに関して言えば、音楽は恵みにも呪いにもなります。トゥレットのことをすべて忘れさせてくれることもあれば、抑えることも耐えることもできないチックの大波をもたらすこともあるのです。

彼は自分のチックがとくに「リズムが力強い特定の種類の音楽」で起こること、そしてその頻度と強さは音楽で決まり、音楽のテンポで速くなったり遅くなったりすることもつけ加えていた。

このような反応はパーキンソン病の患者とよく似ている。パーキンソン病患者の場合も、聞くと病気を忘れ、すばらしく自由に運動することができる音楽もあれば、追い詰められ、引きずられる感じがする音楽もあるという。しかし、トゥレットはパーキンソン病と同じような運動障害（何かができないというより何かを抑えられない性質のものだが）と考えられるかもしれないが、それだけではない。固有の特性がある。トゥレットは衝動的で多発性だが、パーキンソン病はちがう。この多発性が、単純なチックや決まった反復運動の表出におおよそ限定されることもあり、ジョン・Sはその一例であるように思える。しかし人によっては、幻想が去来する複雑な形をとり、模倣、奇行、ふざけ、作話、そして唐突で非現実的な連想が目立つこともある。この比較的まれな幻想が去来する形のトゥレット症候群を患う人は、音楽に対してかなり複雑な反応を見せる傾向がある。[1]

その一人であるシドニー・Aは、音楽に対してひどく度を越した反応を示すことがあり、ある日、ラジオでウェスタン音楽がかかったときもそうだった。よろめき、ひきつり、突進し、叫び、顔をしかめ、激しく身ぶり手ぶりをする。そして何より、物真似とパントマイムをしたのだ。音楽が引き金になって、その音色、趣旨、背景、そして聴いたときに彼のなかで起こるイメージと感情的反応を表す、激しい模倣的表象が次々に現れるようだった。これは単なるチックの激化ではなく、トゥレット特有の誇張やパロディーや衝動性に支配されてはいたが、まれにみるトゥレットの音楽表出であり、彼の感受性と想像力のごく個性的な表現なのだ。私はアンリ・メイジュとE・フィーンデルが一九〇二年の著書『チックとその治療（*Tics and Their Treatment*）』に書いた、トゥレット症候群患者のことを思い出した。その患者は時々「実に奔放なばかげた身ぶり手ぶり、ひどく興奮した筋肉の浮かれ騒ぎ」を見せた。私はシドニーを模倣の名人と考えることがあるが、この模倣は彼が抑制できるものではなく、見事ではあっても、つねに発作的で過剰な感じがあった。

にもかかわらず、シドニーがギターを手にして古いバラードを歌うとき、まったくチックが見られず、歌とその雰囲気に完全に浸り、入り込んでいたこともあった。

トゥレット患者が音楽家として演奏するとき、たぐいまれな創造的相互作用が起こる可能性もある。レイ・Gは「ジャズ」に夢中になり、週末にバンドでドラムをたたいていた。彼は突然の激しいソロ演奏で認められていたが、その演奏はしばしばドラムをたたく痙攣性チックから始まる。そのチックによってたたくスピードが上がり、次々に創作され、さらに凝った演奏が展開される。(2)

激しいビートと即興の自由を特徴とするジャズやロックは、とくに音楽好きのトゥレット患者にとって魅力的なのかもしれない。私はジャズのアーティストとして活躍するすばらしいトゥレット患者の音楽家を大勢知っている(ただし、クラシック音楽の構造と厳格さに惹かれるトゥレット患者の音楽家も知っている)。プロのジャズ・ドラマーのデイヴィッド・アルドリッジは、「リズム・マン」というタイトルの回想録で、このテーマを掘り下げている。

私は六歳のときから、飽きるまで、リズムに身を任せて車のダッシュボードをたたいていた。……テーブルをトントンたたくことで、自分の発作的な手や脚や首の動きを隠す《マスキング》ことができるとはじめて気づいたその日から、リズムとトゥレット症候群は絡み合っている。……この新たに気づいたマスキングは、実際、私の抑えきれないエネルギーをつなぎとめ、きちんとした流れに向かわせた。……この「爆発許可」によって、私は膨大な音の宝庫と体感覚を生かすことを許され、目の前の自分の運命を悟った。私はリズム・マンになる運命だったのだ。

アルドリッジはしばしば、チックを隠すだけでなく、その爆発的なエネルギーをほかに向けるのにも、音楽を頼りにした。「私はトゥレット症候群のとてつもないエネルギーを利用し、高圧の消火ホースのようにコントロールすることを覚えた」。トゥレットを利用することと、独創的で予測できない即興演奏に自己を表現することは、深く絡み合っているようだった。「演奏したいという衝動と、トゥレット症候群の果てしない緊張から解放されたいという欲望は、火に注ぐ燃料のように互いを高め合った」。アルドリッジにとって、そしておそらく多くのトゥレット患者にとって、音楽は動きと、そしてあらゆる種類の感覚と、不可分の関係にある。

ドラム演奏とドラム・サークルの魅力、喜び、そして治癒力は、トゥレット患者の世界では広く知られている。私は最近ニューヨークで、重いトゥレット症候群を抱える天才ドラマーのマット・ジョルダーノが主催するドラム・サークルに参加した。集中したり没頭したりしていないときのマットは、つねにトゥレット特有の動きをしている。それどころか、その日部屋にいた人全員が、自由時間にはチックを起こしていたようだ。三十数名のトゥレット患者のあいだに、チックの突発、チックの伝染が、さざ波のように広がっていく。ところが、マットの指導でドラム・サークルが始まったとたん、すべてのチックがあっという間に消えた。突然、同期が生まれ、彼らは一つの集団として団結し、マットに言わせれば、「いまこの瞬間にリズムに乗って」パフォーマンスを繰り広げる。彼らのトゥレットのエネルギー、ありあまる運動力、遊び心、そして創作力が、すべて創造的に利用され、音楽に表現される。この場合の音楽には二重の力がある。一つは、脳の活動を再構成して、たえまないチックと衝動に心を奪われ取り乱すおそれのある人たちを落ち着かせ、集中させる力。もう一つは、音楽による他人との社会的な結びつきを促す力。その力のおかげで、たいてい苦悩しているか人目を気にしている、孤立した人々の寄せ集めで始まったものが、一つの目的をもったまとまりのある集団――マットが指揮する紛れもないドラムのオーケストラ――に変わった。

若いイギリスの音楽家、ニック・ヴァン・ブロスは、かなり重いトゥレット症候群を患っている。彼がざっと計算したところ、妄想、模倣、数を数える強迫衝動、衝動的な接触行為など、一日にほぼ四万回のチックがある。しかしピアノを弾くときは、その兆しをほとんど見せない。私がバッハを（バッハは彼の好きな作曲家で、グレン・グールドが彼のヒーローだ）弾いてほしいと頼むと、すらすらと弾いてくれた。彼が示した唯一のチックは軽いしかめ面だったが、私が思うに、グールドの有名なハミングよりはるかに穏やかなものだ。ヴァン・ブロスがはじめてかなり爆発的な症状を起こしたのは七歳のときのことで、学校の友だちからひどくばかにされ、いじめられるようになった。彼のチックが鎮静することはなかったが、家族にピアノを買ってもらったことで、人生が一変する。「突然、うちにピアノがやって来た」と、彼は回想録『忙しい体（*Busy Body*）』に書いている。「そして私は苦労して探しもせずに、愛するものを見つけた。……ピアノを弾いているとき、チックはほとんど消えるように思えた。まるで奇跡だ。学校では一日中チックを起こし、揺れ動き、言葉を爆発させていたが、疲れて家に帰ると、ピアノに駆け寄って時間の許すかぎり弾いていた。自分の奏でる音が大好きだったからだけではない。いちばんの理由は、弾いているときはチックが起こらないことだった。自分の一部と言えるほど常態化していたチックから、離れられる時間ができたのだ」

ヴァン・ブロスは私とこのことについて話し合ったとき、それを「エネルギー」という観点からも話した。トゥレットが消えたのではなく、今ではそれが「御されて集束して」いるのであって、具体的には、触りたいという衝動がピアノの鍵を触ることで満たされているという。「私はトゥレットが切望する触感を与えることによって、それを満足させると同時に燃え立たせていた」と彼は書いている。「ピアノは私の指に訴えかけ……私にとって触感の天国を与えてくれた――八八の鍵がそろって私の飢えた指を待っていた」

ヴァン・ブロスは、自分のチックのレパートリーは一六歳までにすべてそろい、それ以降はほとんど変化していないと思っているが、今では以前と比べてはるかに積極的にチックを受け入れている。なぜなら、逆説的だが、トゥレットは自分のピアノ演奏に欠かすことのできない役割を果たしているとわかっているからだ。

ニック・ヴァン・ブロスと、同じくトゥレットを患っている優れた作曲家のトビアス・ピッカーが、自分たちの音楽創作にトゥレットが果たす役割についての意見をくらべている会話を聞いて、私はとても興味深いと感じた。ピッカーも多くのチックを示すが、作曲しているとき、ピアノを弾いているとき、そして指揮をしているとき、チックは消える。私が見ている前で、彼はピアノのためのエチュードをオーケストラ用にコンピューターで編曲しながら、何時間もほとんど身動きせずにすわっていた。チックは消えたかもしれないが、それはトゥレットそのものがなくなったというわけではない。それどころか、彼は自分のトゥレットがクリエイティブなイマジネーションの中に入り込んでいて、音楽に貢献しているだけでなく、音楽に影響され、調整されているとも感じている。彼はこう言っていた。「私はトゥレットに支配されている人生を送っていますが、音楽を使ってトゥレットを制御しています。そのエネルギーを利用しています。あらゆる方法でトゥレットをもてあそび、操り、だまし、真似し、ののしり、探り、開発しているのです」。彼の最新のピアノ協奏曲には、荒れ狂う渦と回転に満ちた部分がある。しかしピッカーはあらゆる様式で——激しい嵐のようなものだけでなく、夢見るような静かなものも——作曲していて、一つの雰囲気から別の雰囲気へ、いとも簡単に移行する。

トゥレット患者を見ていると、意志と決断についての疑問がはっきりした形で浮かんでくる。誰が何を命令し、誰が誰に振り回されるのか。トゥレット患者はどの程度、主権をもつ「私」——複雑で自覚のある意図的な自己——に支配されているのか、どの程度、心脳のもっと低いレベルにある衝動と感情に支配されているのか。同様の疑問は、音楽幻聴、脳の虫、そして準自動的に行われるさまざまなおうむ返しや模倣行為を見ていても浮かんでくる。通常、私たちは自分の脳のなかで進行していることを自覚しないし、意識に上る経験の外や下のレベルにある無数の作用や力に気づかないが、これはかえって好都合なのかもしれない。突発するチックや妄想や幻覚があって、自分自身の脳内の御しがたい自律的なメカニズムに日常的にたえずつき合わされる人にとって、人生はときに耐えられないほど複雑になる。彼らは特殊な問題に直面しているのだ。しかしチックや幻覚がどうしようもないというほどでなければ、二重生活とも言える奇妙な闘いのなかで、ある種の自己認識や和解を実現し、自分自身をとても豊かにしているのかもしれない。

（注1）幻想が去来する形のトゥレット症候群の患者は、それをコントロールして利用することができれば、抑えきれないほどの豊かな創造力を発揮する場合がある。ベンジャミン・シムキンらは、衝動的でジョーク好きで好色だったことで有名なモーツァルトは、トゥレット症候群を患っていたのではないかと考えた。しかし、私が一九九二年に『ブリティッシュ・メディカル・ジャーナル』誌の記事に書い

たように、強力な証拠はない。

（注2）レイは『妻を帽子とまちがえた男』の「機知あふれるチック症のレイ」の章に詳しく説明されている。

第19章　拍子をとる――リズムと動き

一九七四年は私にとって、いくつかの意味で重要な年だった。音楽幻聴を二回聞き、失音楽に二回襲われ、そしてのちに『左足をとりもどすまで』に書いた、音楽と運動に関係する複雑な出来事を経験したのだ。その年、私はノルウェーの山でひどい登山事故に遭遇し、左脚の四頭腱筋を切っただけでなく、その神経にも損傷を受けた。脚は使いものにならないが、日が暮れる前になんとかして山を下りなくてはならない。私はすぐに、最善の策は下半身不随の人が車椅子でやるように、自分自身を「漕いで」下ることだと気づいた。最初、難しくてうまくできないと思ったが、やがて行進曲や漕艇の曲（〈ヴォルガの舟歌〉など）に合わせて、リズムにのり、拍子ごとにグイと体をもち上げられるようになった。「漕ぎ下る」やり方を採り入れないうちは力ずくで前に進んでいたが、ビートに合わせるようになってからは、音楽にのって前に進んだ。この音楽と動きの同期、聴覚と運動の同期がなければ、私は山を下りることができなかっただろう。そしてなぜか、この心のなかのリズムと音楽のおかげで、恐ろしくて不安な苦闘という感覚がぐっと和らいだ。

私は山を途中まで下りたところで救助され、病院に運ばれ、脚の診察を受けてレントゲンを撮られ、ギプスをはめられ、それから飛行機でイギリスに運ばれ、負傷の四八時間後に腱を治療する手術を受けた。もちろん、神経その他の組織損傷は自然治癒するのを待つしかなく、そのため、私は一四日のあいだ脚を使うことができなかった。実際、その脚は感覚を失って麻痺しているようで、自分の一部ではないように思えた。一五日目、脚に体重をかけても大丈夫と判断されたとき、私は奇妙なことに、歩き方を「忘れている」ことに気づいた。赤ちゃんの伝い歩きのような感じで、意識して、慎重に、不自然に、一歩一歩進むしかない。一歩が大きすぎたり小さすぎたり、右脚の前に左脚を交差させてしまってつまずきそうになったことも何度かあった。何も考えずにできる自然で自発的な歩行、機械的な無意識の歩行が完全にどこかに行ってしまったのだが、そんな私を突然救ってくれたのは、またもや音楽だった。

私はメンデルスゾーンのバイオリン協奏曲ホ短調のカセットをもらい、音楽はそれしかなくて、二週間ほぼノンストップでかけていた。そして歩こうと立っているとき、突然、その協奏曲がとても生き生きと頭のなかで鳴り始めたのだ。その瞬間、歩行の自然なリズムとメロディーがよみがえり、それとともに脚が生きているという感覚、自分の一部だという感覚が戻った。私は突如、歩き方を「思い出した」のである。

しかしよみがえったばかりの歩行スキルの土台となる神経系はまだ脆弱で、すぐに疲弊してしまい、三〇分ほど順調に歩いたあと、鮮明に聞こえていたバイオリン協奏曲が、レコードから針が上がったかのように、突然止まってしまった――その瞬間、歩行も止まった。そしてしばらく休んだあと、音楽と動きが再び連係して戻ってきた。

　自分の事故のあと、私はこの種の経験がほかの人にも起こるのだろうかと考えた。そして一ヵ月も経たないうちに、養護施設で一人の患者を診察した。左脚がどうやら麻痺して動かない高齢の女性だ。彼女は股関節を複雑骨折したあと、手術を受け、何週間もギプスをはめて動けなかった。手術は成功したのだが、妙なことに、脚が動かなくて使いものにならない。解剖学的にも神経学的にもはっきりした理由はわからないのだが、彼女が話してくれたところでは、脚の動かし方を想像できないのだという。「手術からずっと、脚を一度も動かすことができないのですか？」と私は訊いた。彼女は一瞬考え、一度だけ動いたと言った。クリスマスのコンサートで、アイルランドのジグ舞曲がかかっていたとき、「ひとりでに」拍子をとったのだという。それで十分だった。彼女の神経系で何が起きていようと、あるいは何も起きていないのであっても、音楽が活性化因子として、あるいは脱抑制因子として作用する可能性があることがうかがえる。私たちは彼女を舞踊音楽攻め、とくにアイルランドのジグ舞曲攻めにして、彼女の脚がどう反応するかを確かめた。彼女の脚はひどく衰えていたので数ヵ月かかったが、それでもうれしいことに、音楽のおかげで準自動的運動反応が――すぐに歩行も――可能になったばかりか、そこからさらに、自分の望む別々の自主的な動きを起こすこともできるようになった。彼女は脚と感覚運動システムを完全に取り戻したのだ。

ヒポクラテスは二〇〇〇年以上も前に、転んで股関節を骨折した人のことを書いている。外科手術が行われていなかったその時代、骨を接合するために何カ月も包帯をして動かさないようにする必要があった。そのような場合、「想像力が抑制され、患者は立ち方や歩き方を思い出せない」と彼は書いている。[1] 機能的脳画像の出現によって、そのような「抑制」の神経基盤が明らかになった。損傷を受けた末梢の腱と筋肉や、おそらく脊髄の神経要素だけでなく、中枢の「体のイメージ」、脳内の体のマッピングや表象にも、抑制か失活があるのかもしれない。A・R・ルリヤはかつて私あての手紙で、これを「末梢部位の損傷に対する中枢の共鳴」と呼んでいた。損傷を受けた手足が体のイメージから消えてしまい、ほかの体の部位の表象が広がって、その空白を埋めるのかもしれない。それが起こると、手足は機能を失うだけでなく、まったく自分のものではないように思える。そのような手足を動かすのは、何か物体を動かすように感じられる。それには別のシステムを働かせる必要があり、壊れているか抑制されている運動システムを再び始動させる力が、ほかの何よりも音楽にあることは明らかだ。

山で単調な舟歌を歌っていたときも、病院で立ち上がったときにメンデルスゾーンのバイオリン協奏曲が鮮明に頭のなかで鳴ったときも、音楽のリズムやビートが私にとってきわめて重要だった。股関節を骨折した私の患者にとってもそうだった。重要なのは音楽のリズムやビートだけなのだろうか、それとも、動きや勢いのあるメロディーも大切なのだろうか。

音楽は、歩行や踊りのような反復運動だけでなく、頭のなかにある大量の情報を整理する力、そのややこしい流れを追う力、そして保持する力をもたらすことがある。これは音楽にそなわった物語る力、あるいは記憶を助ける力のなせる技だ。私の患者で、完璧に目が見えているのに、ごくふつうのものも認識したり識別したりすることができなくなったP博士の場合、これが非常に顕著だった（彼はおもに視覚に関係する、初期のアルツハイマー病だったのかもしれない）。私が手渡すグローブや花を認識することができず、自分の妻を帽子とまちがえたこともある。彼の病状ではほぼ何もできない状態だったが、その日やるべきことや仕事が歌で整理されていると、それを実行できることに本人が気づいた。彼の妻はこう説明している。

私が彼の普段着をすべて、いつもの場所に出しておくと、彼は歌を口ずさみながら、問題なく服を着るのです。彼は何でも歌を口ずさみながらやります。ところが途中で邪魔をされてつながりを見失うと、完全に止まってしまい、自分の服が――自分自身の体も――わからなくなります。彼はいつも歌っています。歌いながら食べ、歌いながら服を着て、歌いながら風呂に入る。何もかもです。歌にしないと何もできません。

前頭葉を損傷している患者も、一連の複雑な動作――たとえば服を着る――を実行する能力を失うことがある。この場合も、記憶を助けたり、物事を説明したりするために、音楽が大いに役立つ可能性がある。実際、数え歌のような韻や歌の形で指示したり促したりする場合もある。自閉症患者や重い知的障害者にも共通するところがあって、四つ五つの動きや手順を順番に行う、かなり単純な動作ができないことがあるが、それを音楽にすると、たいていやるべきことを完璧にこなせる。（言葉によるものを含めて）ほかの形の体系づけが失敗した場合でも、音楽に動作の順序を埋め込むと、それをやらせることができるのだ。

どんな文化にも、子どもが文字体系や数字など、ひとそろいの物事を憶えるのに役立つ歌や詩がある。大人でも、記憶を助ける工夫やパターンを使わないと、連続したものを記憶し、それを頭のなかに保持することはなかなかできない。そのための工夫として最も強力なのが、韻や歌なのだ。アルファベットを思い出すのに心のなかで〈ABCの歌〉を歌ったり、化学元素をすべて思い出すのにトム・レーラー（訳注　ハーバード大学の教授で風刺ソングの歌手としても有名。〈元素記号の歌〉も歌っている）の歌を思い浮かべたりしなくてはならない場合もある。音楽の才能に恵まれている人は、意識的にせよ無意識にせよ、この方法で大量の情報を保持することができる。作曲家のエルンスト・トッホは（孫のローレンス・ウェシュラーが話してくれたところでは）、非常に長い数列を一度聞いただけですぐに憶えることができたが、その数列を曲（彼が数字に「対応させて」つくったメロディー）にして憶えていた。

ある神経生物学教授は、非凡な学生のJについて語ってくれた。ある試験でJの答えが疑わしいほど見憶えがあったことを、教授はこう書いている。

二つ三つ文を読んでから、「彼女の答えが気に入るのも不思議じゃない。私の講義を一言一句引用しているんだ！」と思いました。その試験で、彼女が教科書から直接引用して答えた問題もありました。翌日、カンニングと盗用について話すために、私はJを研究室に呼んだのですが、何か納得がいきませんでした。Jはカンニングをするような学生には見えません。きまじめそうな学生です。そこで彼女が入ってきたとき、私は思わず「J、きみは写真並みの記憶力があるのかい？」と訊きました。彼女はひどく興奮した様子で答えました。「はい、そんなようなものです。音楽にすると何でも憶えられるんです」。そして彼女は記憶している私の講義をすべて（とても美しく）歌って聞かせてくれたのです。びっくり仰天でしたね。

この学生もトッホと同じで非凡な能力のもち主だが、人は誰しも音楽の力をこのように使っていて、とくに無文字文化においては、言葉を音楽にすることが詩、物語、典礼、そして祈りの口頭伝承に大いに役立ってきた。何冊もの本を丸ごと記憶することもできる——有名な『イリアス』と『オデュッセイア』を長々と暗唱できたのは、物語詩のように、リズムと韻があったからだ。そのような暗唱がどれくらい音楽的なリズムに依存していて、どれくらい純粋に言葉の韻に依存しているかはわかりにくいが、二つが関係しているのはたしかだ。「rhyme（韻）」も「rhythm（リズム）」も、拍子と動きと流れが合わさった意味をもつギリシャ語に由来する。記憶して伝えるにははっきりした流れ、つまりメロディーまたは韻律が必要で、これは言語と音楽を結びつけるものであり、おそらく共通の起源の根底にあるのかもしれない。

思い出す力や暗唱する力は、意味がほとんどわかっていなくても、発揮されることがある。私の患者の精神障害者でサヴァンのマーティンが、記憶していた二〇〇〇曲のカンタータとオペラのうち何曲を理解していたのか、ウィリアムズ症候群でIQが六〇未満のグロリア・レンホフが、何も見ないで歌うことのできる三五カ国語の何千曲というアリアのうち何曲を実際に理解しているのか、疑問に思わざるをえない。

言葉や技術や順序をメロディーや韻律に埋め込むのは、人間特有の行為である。そうすると大量の情報を思い出せることが、とくに無文字文化で役立ったことも、人間という種に音楽の能力が発達したことの理由の一つにちがいない。

運動と聴覚システムの関係を調べるにはこれまで、拍子に合わせてコツコツたたくよう被験者に指示するやり方がとられてきた。言葉でそうするよう指示を与えられない場合（幼児や動物の場合など）は、動きが無意識に外界の音楽の拍子と同期しているかどうかを観察する。神経科学研究所のアニルド・パテルは最近、「どんな文化にも規則正しいビートを刻む音楽があり、その周期的な拍子によって演奏者どうしでテンポを調整し、聞き手は同期した運動反応を示す」と指摘した。この聴覚システムと運動システムのつながりは人類に共通のようで、幼い時期にも自然に現れる。(2)

拍子をとったり、リズムに合わせて運動反応を示したりする人間の傾向に関して、「エントレインメント（同調）」という、かなり機械的な用語が使われることがある。しかし研究によって、いわゆるリズムへの反応は、じつは外のビートより先に起こることがわかっている。私たちはビートを予想し、リズムのパターンを聞いたとたんに把握し、心のなかでそのモデルやテンプレートを確立する。この心のなかのテンプレートは驚くほど精密で安定している。ダニエル・レヴィティンとペリー・クックが示しているように、人間はテンポとリズムについて非常に正確な記憶力をもっているのだ。[3]

モントリオールのチェン、ザトーレ、ペンヒューンは、人間の拍子をとる能力を研究し、それが脳にどう反映されるかを、機能的脳画像を使って視覚化した。当然のことながら、被験者が音楽に合わせてコツコツたたくなどの動きをするとき、運動皮質と基底核および小脳の皮質下システムが活性化することが明らかになった。

さらに特筆すべきは、明らかに動いたり拍子をとったりしなくても、音楽を聴いたり、音楽を思い浮かべるだけで、運動皮質と皮質下の運動システムが活性化することもわかった。したがって、音楽やリズムを想像することは、神経系から見ると、音楽を実際に聴くのと同じくらい強い影響力があるのかもしれない。

拍子をとることは、体を使うにしても頭のなかでのことにしても、チェンらが発見したように、聴覚野と運動前野背側の相互作用に依存している。そしてこの二つの皮質部位に機能的な結合があるのは、人間の脳だけである。そしてきわめて重要なのは、この感覚と運動の活性化がぴったり一体化していることだ。

この意味でのリズム、つまり音と動きの融合は、基本的な運動の動作を調整し、活性化するのに大いに役立つ可能性がある。〈ヴォルガの舟歌〉に合わせて「漕いで」山を下りたとき、そしてメンデルスゾーンのおかげで再び歩けるようになったとき、私はそのことを実感した。同様に、音楽のリズムはスポーツ選手にとっても貴重な場合がある。自転車やトライアスロンの競技選手でもある医師のマロニー・キニソンは、次のように話してくれた。

私は何年も自転車競技をやっていて、ずっと個人別のタイムトライアルに熱中してきました。これは競技者が時計だけを相手に戦う種目です。この種目で他をしのぐためには、苦しい努力が必要です。私はよくトレーニング中に音楽を聴くのですが、とくに気持ちを高めてくれて、さらなる努力に駆り立ててくれる曲があることに、かなり前に気づきました。ある日、重要なタイムトライアル競技の早い段階で、オッフェンバックの『天国と地獄』（『地獄のオルフェ』）の序曲が数小節、頭のなかで鳴り始めました。これが効果てきめん。私の能力を刺激し、リズムをちょうといいテンポに設定し、肉体的努力を呼吸と同期させたのです。時間が崩壊し、私は本当に絶頂感を覚え、生まれてはじめてゴールラインを見るのが残念でした。タイムは自己ベストでした。

今ではキニソンが自転車競技に出場するときはいつも、頭のなかで力強い伴奏（たいていオペラの序曲）が鳴る。同じような経験をしているアスリートは大勢いるだろう。

水泳にも似たところがある。自由形で泳ぐとき、人はふつう三回一組でキックする。腕でかくたびに強くキックし、そのあと比較的弱く二回キックするのだ。私は泳ぎながらこれを心のなかで数える――イチ、ニ、サン、イチ、ニ、サン――のだが、この意識的なカウントが同じ拍子の音楽に取って代わることがある。長くゆっくり泳ぐときは、シュトラウスのワルツが頭のなかで鳴る傾向があり、それが私の動きをすべて同期させ、意識的なカウントではとてもできない正確な自律運動ができる。ライプニッツは、音楽は知らず知らずのうちに数を数えることだと言ったが、それこそまさにシュトラウスに合わせた水泳のことである。

動きと音の融合という特別な意味での「リズム」は、人間の子どもには自然に現れるのに、ほかの霊長類には見られないという事実を知ると、その系統発生学的な起源を考察せずにはいられない。音楽は独自に進化したのではなく、もっと明らかに適応的な意味のある能力――たとえば発話――の副産物として生まれたのだ、という説がよく聞かれる。実際、（ダーウィンが考えたように）歌は発話より先にあったのか、（ダーウィンと同時代のハーバート・スペンサーが信じていたように）発話が音楽より先に生まれたのか、それとも、（ミズンが提唱するように）両方が同時に発達したのだろうか。「この論争はどうすれば決着がつくのだろうか」と、パテルが二〇〇六年の論文で問いかけた。「一つのアプローチは、音楽の認識作用の根本的な特徴に……明らかに適応的な能力の副産物か二次利用という考えでは、説明がつかないものがあるかどうかを判断することだ」。定期的な律動のある音楽のリズムは、不規則な強勢のある発話の音節とはまったく似ていない、と彼は指摘する。拍子を認知してそれに同期することは、「音楽固有に思われるリズムの特徴であり……言語のリズムの副産物というとらえ方では説明できない」とパテルは考えた。そして、音楽のリズムは発話とは別に進化した可能性がある、と結論づけている。

同じ音が一定の間隔で連続して聞こえるときでも、そこにリズムをつける無意識の傾向が誰にでもあるのはたしかだ。神経科学者で熱心なドラマーでもあるジョン・イヴァーセンが、このことを指摘している。たとえば、私たちは時計の音を、実際には「チック、チック、チック、チック」でも、「チック・タック、チック・タック」というふうに聞く傾向がある。MRIのときに浴びせられる振動する磁場からの単調なノイズを耳にしたことのある人なら、だれでも似たような経験があるだろう。耳をつんざくような機械の音が、三拍子のワルツのようなリズムにまとまっているように聞こえることもあれば、四拍子や五拍子に聞こえることもある。(4) たとえ客観的なパターンがなくても、脳が独自のパターンを押しつけずにはいられないかのようだ。これは拍子のパターンだけでなく、音色のパターンについても言えるかもしれない。私たちは列車の音に一種のメロディーをつけたり（そのすばらしい例として、芸術のレベルまで高められたアルテュール・オネゲルの『パシフィック二三一』がある）、機械の騒音にメロディーを聞いたりする傾向がある。私の友だちの一人は、冷蔵庫のブーンという音に「ハイドンのような」特徴があると感じている。音楽幻聴がある人のなかには、

（ドワイト・マムロックやマイケル・サンデューのように）その幻聴が最初は機械音の加工として現れる人もいる。音楽幻聴が聞こえるレオ・ランゲルは、単一のリズミカルな音が短い歌になる経緯について意見を述べているし、（17章に登場した）ソロモン・Rの場合は、リズミカルな体の動きが抑揚のある朗唱を引き起こした――もともと意味のない音や動きに、彼らの脳が「意味」を与えているのだ。

アンソニー・ストーは名著『音楽する精神』のなかで、あらゆる社会において、音楽の基本機能は結集と親交、つまり人々をまとめて団結させることだと強調している。どんな文化でも人々はともに歌い、ともに踊り、人類が一〇万年前に最初の火を囲んでそうしていたことを彷彿させる。今日、作曲家と演奏家という特別な階級が生まれ、ほかの人たちは受け身で聴く側になってしまうことが多くなり、結集と親交という音楽の根本的な役割はある程度失われている。再び社会的活動としての音楽を経験し、音楽による集団の興奮と絆を思い出すためには、コンサートか、教会か、音楽祭に行かなくてはならない。そのような場では音楽は共同の体験であり、ある意味で神経系の本当の結合、あるいは「融合」、（昔の催眠術師が好んだ言葉を使えば）「神経合体」があるように思える。

結合はリズムによって実現する。聞こえるリズムだけでなく、居合わせた人全員が完全に同じリズムを内面化する。リズムは聴き手を参加者に変え、聴く行為を能動的で動きのあるものにし、参加者全員の脳と意識（そして感情はつねに音楽と絡み合っているので「心」

と）を同期させる。歌や踊りのリズムに引き込まれないように抵抗し、傍観者のままでいることは非常に難しい。

私はこのことを、一九九一年にマディソン・スクエア・ガーデンで行われたグレートフル・デッドのコンサートに、患者のグレッグ・Fを連れていったときに目にした。(5)そこでは音楽とリズムがあっという間に全員をとらえた。広大なアリーナ全体が音楽に合わせて動き、一万八〇〇〇の人が踊り、恍惚となり、あらゆる神経系が音楽に同期する。グレッグは大きな腫瘍のせいで記憶と自発的な行為の多くを失っていた。健忘症で、自力で行動できず、長年、音楽以外のものにはほとんど反応していなかった。しかし、周囲の群衆の激しく猛烈な興奮と、リズミカルな拍手と歌に吸い込まれ、突き動かされて、彼もすぐにお気に入りの歌のタイトルを「〈タバコ・ロード〉、〈タバコ・ロード〉!」と叫び始めた。私はこれを「目にした」と言ったが、私自身も客観的な観察者でいることはできなかった。気がつくと自分も音楽に合わせて動き、足を踏み鳴らし、手をたたき、やがてふだんの遠慮や抑制をすべて失い、群衆が一体となった踊りに加わっていた。

アウグスティヌスは『告白』のなかで、クールな若者と一緒に剣闘士のショーに行ったときのことを描写している。若者は目の前のシーンへの嫌悪と軽蔑を口にした。しかし群衆が興奮し、リズミカルに怒号を上げて足を踏み鳴らし始めると、若者はもはや抵抗できず、ほかのみんなと同じくらい熱狂してその騒ぎに加わった。私は宗教的な信心や感情はほとんどもっていないが、宗教的な場面で同じような経験をしたことがある。子どものころ大好きだったシムハット・トーラー（律法の歓喜）は、私たちのようなふつうに謹厳な正統派の集会でも、有頂天で歌い踊りながらシナゴーグをぐるぐると回って祝うのだ。

現在、宗教的な慣習はやや謹厳で超然としたものになる傾向があるが、もともと集団での歌と踊りから始まり、しばしば狂喜を伴って、ついには恍惚状態に達することも珍しくなかったことが証明されている。(6)

リズムに抗いがたい力があることは、ほかのさまざまな状況でも明らかである。行進のときには、リズムが動きを同調させ調整するだけでなく、場合によっては好戦的な、集団の興奮を高める役割も果たす。これは軍歌や陣太鼓だけでなく、葬送行進曲のゆっくりした厳かなリズムにも言えることだ。あらゆる種類の労働歌——おそらく農業の始まりとともに生まれたリズミカルな歌——にも表れている。農業では土を耕し、鋤を使い、脱穀する作業すべてに、集団が団結して同調する努力が必要とされる。リズムと動き（そしてしばしば感情）の同調、人を文字どおりにも比喩的にも「動かす」力は、人々を団結させ、集産や共同体の意識を生み出すことによって、人間の進化にきわめて重要な文化的・経済的機能を果たしてきた可能性がある。

この話は、マーリン・ドナルドが一九九一年に世間を驚かせた著書『現代の心の起源（*Origins of the Modern Mind*）』や、その後の多くの論文で提唱した、文化の進化に関する見解の中心になっている。ドナルドの見解の骨子となっているのは、人間の進化は類人猿の「偶発的」生活から「模倣」文化に移行したことであり、この進化が何万年、何十万年も盛んに続き、最終的に言語と概念的思考が生まれた、という考えだ。ドナルドは、模倣——言語ではなく、身ぶり、姿勢、動き、そして音だけを使って、感情、外界の出来事、または物語を表現する力——はいまだに、今日の人間の文化の基盤であると述べている。そして彼は、リズムには模倣に関係する独特の役割があると考えている。

リズムは、声の模倣と視覚運動の模倣の両方に関係する、統合的模倣の技能である。……リズムにまつわる能力は様式を超えている。つまり、いったんリズムが確立されると、手、足、口、全身など、どんな運動様式でも表現できる。知覚探索と運動遊びが自己強化型であるように、リズム技能も自己強化型のようだ。リズムはある意味で、典型的な模倣技能である。……リズミカルなゲームは人間の子どもに広く普及しており、リズムを表現手段として使っていない人間の文化は、あったとしてもごくわずかである。

ドナルドはさらに踏み込んで、リズム技能は音楽だけでなく、農業生活の単調でリズミカルな作業から、ごく複雑な社会的・儀式的行動まで、あらゆる非言語活動にとっての必要条件と考えている。

神経科学者は、「結合問題」について語ることがある。これは異なる知覚、または知覚の様相が、結合して一体化するプロセスである。たとえば、ジャガーに遭遇したときに感じる光景、音、におい、そして感情を結びつけられるのはどうしてなのだろうか。そのような神経系における結合は、脳のさまざまな部位の神経細胞が、急速に同期して発火することによって実現する。ニューロンの急速な振動が脳内のさまざまな機能部位と神経系を結合するように、リズムは人間社会の個々人の神経系を結合する。

（注1）痛みの専門家のアンジェラ・マイリス＝ギャニオンは著書『痛みを超えて（*Beyond Pain*）』で、外傷が神経の機能におよぼす影響を示すために、機能的脳画像をどう使えるかについて論じている。

（注2）脳内の運動システムと聴覚システムにこのような強い連結がある霊長類は、人類だけのようだ。類人猿は踊らないし、太鼓をたたくことはあるが、人間がやるのと同じように拍子を予想したり、それに動きを合わせたりすることはない。

ほかの種の音楽能力に関する証拠は種々雑多である。タイでは、象が自力で打楽器をたたいて「合奏する」訓練を受けている。このタイの象オーケストラに興味を抱いたアニルド・パテルとジョン・イヴァーセンは、象の演奏を注意深く測定し、ビデオに記録した。そして一頭の象が「かなり安定したテンポで打楽器［大きな太鼓］を演奏」できることを発見した――それどころか、たいていの人間よりも安定したテンポだった。しかし「オーケストラ」のほかの象は、見たところ互いを無視して楽器をたたいていて、太鼓の象のビートを聞いてそれに合わせることはなかった。

しかし、二重唱や合唱をする能力で知られている鳥類もいれば、人間の音楽に合わせて拍子をとる鳥もいる。パテルとイヴァーセンらは、バックストリート・ボーイズの曲に合わせて踊る姿がユーチューブで有名になった、オウムのスノーボールを研究した。そして、スノーボールが本当に音楽の拍子に同調し、音楽に合わせて頭を下げたり足を動かしたりすることを明らかにした。二〇〇八年の論文で彼らが報告しているように「限られた範囲で歌のテンポが上がったり下がったりすると、スノーボールはそれに合わせて動きを調整し、音楽との同期を保っている」

ウィーンのスペイン乗馬学校にいるリピッツァーナ種の馬をはじめ、サーカスの象、犬、熊など、さまざまな動物が音楽に合わせて「踊る」訓練を受けている。そのような動物たちが、周囲にいる人間からの視覚や触覚による微妙な合図に反応しているのかどうかは必ずしも明確ではないが、そのような動物たちが、ある程度は音楽を楽しんでいて、そのリズムに反応しているという印象は拭いきれない。

ペットが特定の曲だけに反応したり関心を向けたりする、あるいは、特定の音楽に合わせて「一緒に歌う」または「踊る」と報告する人は大勢いる。そのような話は昔からあり、一八一四年に刊行された愉快な本──タイトルは『音楽の力──人間と動物への影響を物語る楽しくてためになる逸話集（*The Power of Music: In which is shown, by a variety of Pleasing and Instructive Anecdotes, the effects it has on Man and Animals*）』──には、さまざまな方法で音楽に反応する蛇、トカゲ、クモ、ネズミ、ウサギ、牛、その他の動物の話が収められている。ポーランドのピアニストで作曲家のイグナーツィ・パデレフスキは回想録のなかで、三度音と六度音の区別ができるように思えるクモについて、詳しく描写している。そのクモは、彼がショパンのエチュードを三度音程で弾くと必ず天井から下りてくるが、エチュードを六度音程に変えるとするすると去っていく（「ひどく怒っている様子だと思うこともあった」）。

ある人がくれた手紙には、「もちろん、どれも科学的に証明されるレベルではありませんが、何年も動物と一緒に生活してきて……人間でない脊椎動物、とくに哺乳類と鳥類の情緒的能力や分析能力を、人間は見くびっていると私は確信しています」と書かれていた。私は「その意見に賛成ですし、無脊椎動物の能力も見くびっているのではないかと思います」と返信した。

（注3）このことは、ガリレオが実験中、物体が傾斜面を転がり落ちていく時間を計ったときに実証さ

れている。基準にする精密な時計がなかったので、彼は曲をハミングすることで各試験の時間を計り、当時の計時器よりもはるかに正確な結果を得られた。

（注4）イヴァーセン、パテル、大串は、このようなリズムのグループ分けに、大きな文化的差異があることを発見した。ある実験で、彼らはアメリカ英語を母語として話す人と、日本語を母語として話す人に、短い音と長い音が交互に鳴る連続音を聞かせた。すると、日本語を話す人はその音を長・短の要素に分けるほうを好むのに対し、英語を話す人たちは短・長の要素に分けるほうを好むことがわかった。イヴァーセンらは、「母語にまつわる経験が、非言語の音声パターン処理に影響するリズムの鋳型をつくる」と述べている。このことから、特定の文化の発話パターンと器楽には対応があるのだろうか、という疑問が生まれる。かなり前から音楽学者のあいだには、そのような対応が存在するという印象があり、それについて神経科学研究所のパテルとイヴァーセンらがしかるべき形で、定量的に研究している。彼らは「サー・エドワード・エルガーの音楽は、なぜ明らかに英語に聞こえるのか。なぜドビュッシーの音楽はフランス語に聞こえるのか」と問いかけた。パテルらは、さまざまな作曲家の音楽を使って、イギリス英語の発話と音楽のリズムやメロディーを、フランス語の発話や音楽と比較した。そして、リズムとメロディーを一緒にプロットすると、「国の言語が音楽の構造に『引力』を働かせていることを示す、衝撃的なパターンが現れる」ことを発見した。

チェコの作曲家、レオシュ・ヤナーチェクも、発話と音楽の類似性をとても気にして、三〇年以上にわたって、カフェなどの公共の場所で人々の話の抑揚とリズムを音符に記し、そこには彼らの感情の真意と心の状態が無意識に反映されていることを確信した。そしてその発話のリズムを自分の音楽に組み込もうとした――というかむしろ、クラシック音楽の音高と音程の関係に、それと「同等のもの」を見つけようとした。チェコ語を話すかどうかにかかわらず多くの人々が、ヤナーチェクの音楽とチェコ語の発話の音声パターンは不思議に一致していると感じる。

（注5）グレッグの話は『火星の人類学者』の「最後のヒッピー」で語られている。

（注6）このような慣習は、民族音楽者のジルベール・ルージェが著書『音楽と忘我（*Music and Trance*）』で深く詳しく論じている。ハヴェロック・エリスは『生命の舞踏』でもっと叙情的に語り、ドラマーで民族音楽学者のミッキー・ハートは著書『ドラムの惑星（*Planet Drum*）』と『ドラム・マジック』で、比類ない個人的見識とともに論じている。

第20章　運動メロディー――パーキンソン病と音楽療法

ウィリアム・ハーヴェイは一六二八年に動物の動きについて書き、それを「体が奏でる音のない音楽」と呼んだ。同様のメタファーを神経学者はしばしば用い、正常な動きには自然なよどみない「運動メロディー」があると話す。このスムーズで優雅な動きの流れが、パーキンソン病その他の障害では危うくなり、それを「非流暢性運動」と呼ぶ人もいる。私たちが歩くとき、足取りはリズミカルな流れ、無意識の自己組織化する流れのなかで生まれる。パーキンソン病の場合、この当たり前の上手な無意識運動が失われる。

私は音楽好きの家庭に生まれ、幼少のころから個人的に音楽を重要なものと思ってきたが、臨床治療の場面ではじめて音楽に遭遇したのは一九六六年のことだった。その年、私はブロンクスにある慢性疾患の病院、ベス・エイブラハム病院に勤め始めた。そこでいきなり、たくさんの妙に動かない患者がいることに気づいた。うっとりとしているように見える患者もいる。のちに私が『レナードの朝』に書いた脳炎後遺症患者で、当時は八〇人近く入院していた。病棟だけでなくロビーや廊下でも見かけることがあり、奇妙な姿勢でまったく動かず、失神しているような状態で凍りついている場合もある（患者のなかには、凍りつくのではなく逆の状態、つまりたえず取りつかれたように活動し、動きがすべて加速され、過剰で、爆発的になる人も少数ながらいた）。彼らはみな、嗜眠性《しみんせい》脳炎の犠牲者であることがわかった。これは第一次世界大戦の直後に世界中で猛威をふるった伝染性の睡眠病で、四〇年以上前に入院してからずっと凍りついた状態の患者もいた。

一九六六年には、この患者たちに効く薬――少なくともその凍りつく状態、パーキンソン病様の無動に効く薬――はなかった。それでもそのような患者が、ときにはパーキンソン症候群がうそであるかのように、やすやすと優雅に動けることを、看護師とスタッフはみな知っていた――そして、そのような動きの最も強力な誘因が、じつは音楽であるということも。

一般に、このような脳炎後遺症患者は、ふつうのパーキンソン病患者と同じように、何かを楽に始めることはできなかったが、それでも、しばしば反応することはできた。投げられたボールを受けて返せる患者はたくさんいたし、ほぼ全員が何らかの形で音楽に反応する傾向があった。一歩を踏み出すことができないのに、ダンスに引き込まれてよどみなく踊れる患者もいた。音節を声に出すことがほとんどできず、話せたときも声に抑揚や力がなく、ほとんど幽霊のような話し方の患者もいたが、そういう患者も歌を歌うときは、大きくはっきりと力のこもった声で、ふつうの表現力と音程で歌えることがあった。歩いたり話したりすることはできても、ぎくしゃくしてとぎれとぎれになり、安定したテンポがなく、とめどなく加速する患者もいた。そのような患者の場合、音楽が動きや発話の流れを調整し、まったく欠けている安定と抑制を与えていた(1)。

一九六〇年代、「音楽療法士」は職業ではなかったが、ベス・エイブラハム病院にはとても珍しいことに、独自の音楽療法士としてキティー・スタイルズという名のエネルギッシュな女性がいた（彼女が九〇代後半で亡くなってはじめて、私と出会ったときに彼女はすでに八〇歳を超えていたことを知ったが、彼女にはもっとはるかに若い人のバイタリティーがあった）。

キティーは脳炎後遺症患者に特別な思いを抱いていて、Lドーパのような薬が利用できるようになる何十年も前、彼らを活気づけられるのはキティーと彼女の音楽だけだった。実際、一九七三年にその患者たちに関する記録映画をつくることになったとき、監督のダンカン・ダラスはいきなり「音楽療法士に会えますか？　彼女はここでいちばん重要な人物のようですね」と言ってきた。Lドーパが出る前の時代、彼女はたしかにそうだったし、多くの患者にとってLドーパの効果が一貫せず不安定だったときも、やはりそうだった。

音楽の力は何千年も前から知られていたが、正式な音楽療法という考えが生まれたのは、つい一九四〇年代後半になってからのことで、とくに第二次世界大戦の戦場から、頭のけがや外傷性脳損傷、あるいは「戦闘神経症」（第一次世界大戦では「砲弾ショック」と呼ばれ、現在では「外傷後ストレス障害」に分類される病気）を抱えて復員してきた大勢の兵士に対応するためだった。(2) その兵士たちの多くは、痛みや苦悩だけでなく、どうやら生理学的な反応(脈拍、血圧など)さえも、音楽によって改善する傾向があることがわかった。多くの退役軍人病院の医師と看護師が、患者のために演奏してほしいと音楽家を招くようになり、音楽家は目を覆いたくなるような負傷者のあふれる病棟に、喜んで音楽を届けた。しかしすぐに、熱意と気前のよさだけでは足りないことが明らかになる――専門的な訓練も必要だったのだ。

最初の正式な音楽療法プログラムは一九四四年にミシガン州立大学で始まり、一九五〇年には全国音楽療法協会が設立された。しかし音楽療法はそれから四半世紀のあいだ、ほとんど認知されないままだった。ベス・エイブラハム病院の音楽療法士、キティー・スタイルズが正式な訓練を受けていたのか、音楽療法士の免許をもっていたのかは知らないが、患者がどんなに退行しているように見えても、どんなに損傷を負っているように見えても、どうすれば彼らを発奮させられるのかを見抜くすばらしい直観力が、彼女には備わっていた。個々の患者と接するには、どんな正規の療法とも変わらない共感と人間同士の交流が必要で、キティーはそれに非常に長けていた。彼女は独創的な即興演奏家でもあり、とても遊び好きだった――鍵盤の上でも、人生においても。それがなければ、彼女の努力の多くは無駄に終わったのではないだろうか。(3)

私はかつて詩人のW・H・オーデンをキティーのセッションに招いたことがあり、彼は音楽がもたらす急激な変化に驚いていた。そしてドイツのロマン派作家であるノヴァーリスの金言を思い出した。「あらゆる病気は音楽的な問題であり、あらゆる治療は音楽による解決である」。重いパーキンソン病患者にとって、まさにそのとおりのようだった。

パーキンソン病は通常「運動障害」と呼ばれるが、重症の場合に冒されるのは運動だけでなく、知覚、思考、感情の流れも妨げられる。流れの障害はさまざまな形をとる可能性がある。「非流暢性運動」という言葉が暗示するように、動きがスムーズに流れず、とぎれとぎれになり、ぎくしゃくし、始まったり止まったりすることもある。パーキンソン病の非流暢性は（吃音と同様）、「適切な」種類の音楽であれば、そのリズムや流れに見事に反応することがあり、その適切な種類は患者によって異なる。私の脳炎後遺症患者の一人、フランシス・Dの場合、音楽は薬と同じくらい効き目があった。さっきまで縮こまり、歯を食いしばり、動けないでいた、または引きつり、チックを起こし、ぺちゃくちゃしゃべっていた——まるで人間時限爆弾のようだった——のに、音楽を聞かせたとたん、そのような激情的で妨害的な現象がすべて消え、代わりに、至福に満ちた穏やかさと流れるような動きが現れる。突然自動症から解放され、たとえば、ほほ笑みながら音楽を「指揮する」、または立ち上がって音楽に合わせて踊るのだ。しかし音楽は——彼女の場合——滑らかなレガートでなくてはだめで、スタッカートの打楽器のような音楽には奇妙な逆効果があり、彼女はビートに合わせて、まるで機械仕掛けの人形か操り人形のように、力なく跳ね、がくんがくんと動く。一般に、パーキンソン病患者にとっての「適切な」音楽は、レガートで、しかもはっきりしたリズムがある音楽だ。しかし一方でリズムがあまりにもうるさくて、支配的で、邪魔になる場合、患者はどうしようもなく突き動かされるか、同調させられる。けれどもパーキンソン病に対する音楽の力は、どれだけなじみのある音楽か、どれだけ楽しめる音楽か、によっても変わる。一般的には、よく知っていてしかも好きな音楽が、いちばん効を奏する。

やはりパーキンソン病の患者で元音楽教師のイーディス・Tは、音楽の必要性について話してくれた。彼女はパーキンソン病の発症と同時に「不作法」になり、動きが「ロボットか人形のように硬く機械的に」なったという。以前の自然で音楽的な動きはない。要するに、パーキンソン病によって「非音楽的」になったのだ、と彼女は言っている。しかし自分が固まっている、あるいは凍りついているのに気づいたとき、音楽を思い浮かべるだけでも、運動力が戻ることがある。そうなると、自分が捕えられていた平板で動かない風景画の「額縁から踊り出て」、自由に優雅に動くことができるという。「突然、自分自身を、自分自身が生きるための旋律を、思い出したかのようでした」。しかしそのあと同じくらい唐突に、頭のなかの音楽が止まり、そうすると彼女はまたパーキンソン病の深い穴に落ちてしまう。同じように、ドラマチックで、おそらくある意味で似ているのは、イーディスがほかの人の歩行能力を利用して一緒に歩けることだ。彼女はほかの人と一緒だと、その人のリズムやテンポにはまって運動メロディーを共有し、楽に無意識に歩くことができる。しかし相手が止まった瞬間、彼女も止まってしまう。

パーキンソン病患者の動きと知覚は、速すぎるか遅すぎることが多いが、本人は気づかないかもしれない。時計やほかの人と比較してはじめて、そのことを推測できる。神経学者のウィリアム・グッディーは、著書『時間と神経系（*Time and the Nervous System*）』にこのことを書いている。「観察している人は、パーキンソン病患者の動きがどれだけ遅くなっているかに気づくかもしれないが、患者は言うだろう。『時計を見て、どれだけ時間がかかっているかわからないかぎり、自分の動きは自分にはふつうなんです。病棟の壁の時計はものすごく速く進む気がします』」。グッディーはそのような患者の「当人の時間」と「時計の時間」のあいだに、場合によってはとてつもなく大きな開きができることについて書いている。(4)

しかし音楽があれば、そのテンポとスピードがパーキンソン病に勝り、音楽が続いているあいだ、患者の動きは発病前に本人にとって自然だった速度に戻る。

実際、音楽はスピードを上げたり落としたりしようとするあらゆる試みに抵抗し、自らのテンポを押しつける。(5)私は最近これを、著名な（そして現在パーキンソン病にかかっている〔訳注　二〇〇九年に死去〕）作曲家で指揮者のルーカス・フォスのリサイタルで目にした。彼は抑えきれないという様子でピアノに向かって突進したが、その前にすわると、すっかり落ち着いて、タイミングよく、優雅に、ショパンのノクターンを演奏した——ただ、音楽が終わったとたん、またせっかちになったが。

このような音楽の力は、一人の特殊な脳炎後遺症患者、エド・Mにとってとても貴重だった。エドの動きは右半身で速すぎ、左半身で遅すぎる。片側を改善するものは必ず反対側を悪化させるため、彼を治療するためのよい方法は見つからない。しかし彼は音楽を愛していて、自分の部屋に小さなオルガンを置いていた。すわってそれを弾くとき――そのときだけ――は、両手を、両半身を、一緒にそろえて同期させることができた。

パーキンソン病の根本的な問題は、自発的に動きを始められないことだ。パーキンソン病患者はいつも「固まっている」か「凍りついている」。ふつう、私たちの意図と皮質下の機構(とくに大脳基底核)がほぼ瞬時に対応して、自動的に行動を起こす(ジェラルド・エデルマンは『記憶された現在』のなかで、大脳基底核を小脳と海馬とともに「継続の器官」と呼んでいる)。しかしパーキンソン病でとくに損傷を受けるのは大脳基底核である。損傷がひどく深刻な場合、パーキンソン病患者はほとんど動くことができず、口をきけなくなるおそれもある。麻痺しているのではなく、ある意味で「閉じ込められて」いて、どんな動きも自分で始めることができないが、それでも特定の刺激には完璧に反応できる。(6) パーキンソン病患者は、言ってみれば、皮質下の箱にはまり込んでいて、外の刺激に助けられたときだけ、(ルリヤが示しているように)そこから外に出ることができる。(7) したがって、ときにはボールを投げるというようなごく単純な働きかけによって、パーキンソン病患者に動作をさせることができる(ただし、一度ボールを受け取って投げ返すと、また凍りついてしまう)。本当の意味での自由、長期間の解放を味わうためには、長時間続くものが必要であり、閉じ込めを解く力が最も強いと考えられるのが、音楽である。

このことは脳炎後遺症患者のロザリー・Bで顕著だった。彼女は毎日何時間も動けなくなり、完全に身じろぎもせず凍りつく傾向があった。たいてい、一本の指が眼鏡に「張りついて」いる。廊下を歩かせると、指を眼鏡に張りつけたまま無気力にぎごちなく歩く。しかし彼女は音楽の才能が豊かで、ピアノを弾くのが大好きだった。ピアノの椅子にすわったとたん、張りついていた手が鍵盤に下りて、やすやすとよどみなく弾き、その（ふだんは無表情なパーキンソン病特有の「仮面」に覆われて凍りついている）顔が表情と感情にあふれる。音楽はいっとき、彼女をパーキンソン病から解放したのだ。音楽を演奏するだけでなく、音楽をイメージする場合もそうだった。ロザリーはショパンの曲をすべて暗譜していて、私たちが「作品四九」と言うだけで、彼女の全身、姿勢、そして表情が変わるのがわかり、〈幻想曲〉ヘ短調が頭のなかで鳴ると、彼女のパーキンソン病が消える。そのようなとき、彼女のEEGも正常になっていた。(8)

私が一九六六年にベス・エイブラハム病院に来たとき、音楽はおもに根気強いキティー・スタイルズが提供していた。彼女は毎週何十時間も病院で過ごしていた。キティー自身に元気を与える力があるようだったが、レコードプレーヤーやラジオから音楽が流れることもあった。当時、録音された音楽は持ち運びができなかった――電池式のラジオやテープレコーダーはまだ大きくて重かったのだ。もちろん今では何もかもが変わって、大きさも重さも紙マッチほどのiPodに何百という曲を入れられる。音楽があまりにも手軽に利用できることにはそれなりの危険もあるが（脳の虫や音楽幻聴は現代のほうがよく起こっているのではないだろうか）、この手軽さはパーキンソン病患者にとっては純然たる恵みだ。私が診ている患者のほとんどは、慢性疾患病院や養護施設に入っている重度の障害者だが、手紙をくれる人のなかには、比較的自立していて、おそらくわずかな介助で自宅に住んでいるパーキンソン病患者も大勢いる。最近、アルバカーキに住む心理学者のカロリーナ・ヤハネから、パーキンソン病のせいで歩くことがとても難しくなった母親についての手紙をもらった。「私はへんてこな短い歌をこしらえました。〈歩くママ〉というタイトルで、指パッチンで拍子をとるんです。私の声はひどいですが、母はそれを聞くのが好きでした。ウエストバンドに引っかけたテープレコーダーでその歌をかけて、イヤホンで聞いていました。実際、その歌のおかげで母は家中を歩き回ることができたようです」

音楽だけでもパーキンソン病患者の閉じ込めを解除できるし、どんな種類の動きや運動も役に立つが、音楽と動きの理想的な組み合わせを実現するのはダンスだ（そしてパートナーとのダンスや社交的な場でのダンスは、ほかの次元の治療効果をもたらす）。ワシントン大学のセントルイス医科大学のマデレーヌ・ハックニーとガモン・イアハートが、ダンスの直接的な効果だけでなく、ダンス治療のあとに起こる機能的運動性と自信の向上についても詳しく研究し、成果を発表している。彼らが採用したダンスはアルゼンチン・タンゴで、そのメリットが次のように列挙されている。

アルゼンチン・タンゴは、スイングやサルサとちがい、抱き合って、または支え合って踊るダンスである。この特徴はとくに、バランスに難がある人にとって好都合である。

パートナーが有益な感覚情報と安定した支えを提供するので、バランスや足取りが改善するからだ。アルゼンチン・タンゴの「ステップ」そのものが、バランスの訓練になる。あらゆる方向に踏み出し、片足を反対の足の前に置き、かかとからつま先へ、あるいはつま先からかかとへ、足全体を回転させ、体をパートナーのほうに傾けたり、反対に反らしたり、一つの姿勢に動的なバランスが入っている。ターンであれ、ステップであれ、バランスであれ、あるいはそのすべての組み合わせであれ、ダンサーが動いているとき、タンゴのテクニックが課題に対する集中力と注意力を育てる。……アルゼンチン・タンゴのダンサーはどちらも、とても柔軟に動きを選択することができる。ワルツやフォックストロットと異なり、ステップのあとにステップを続ける必要はない。リードする側が適所でターンを選ぶことができ、どの方向に移動してもかまわず、音楽を楽しみながら動かないでいることもできる。エネルギッシュに動くことも、余分に一拍休むことも許されるので、テンポとリズムの解釈もリード役次第で、フォロワーが見事にそれに合わせる。ペアは音楽の拍子に合わせて踊るが、たえず即興でやってかまわないし、いつでも独自のリズムをつくることができる。アルゼンチン・タンゴを踊っているときに「まちがえる」ことはほとんどない。……

ダンサーは、しっかり進むこととバランスをとることに、注意を分散させなくてはならないので、アルゼンチン・タンゴは二重課題のように認知スキルを鍛えるのに役立つ。バランスを向上させるための練習は機能的運動性を生む。直線をなぞるようにまっすぐステップを踏むこと、さまざまな性質のターンをすること、足を注意深く置くこと、そして歩行中の姿勢を意識することが、その練習課題になるだろう。……ほかの人との触れ合い、音楽のリズム、そして経験の新しさがすべて、望ましい効果を上げる。

ダンスはベス・エイブラハム病院の音楽療法プログラムに欠かせない要素であり、私は脳炎後遺症患者やパーキンソン病患者に対する著しい効果を目撃した。そのような患者のなかには、Lドーパを投与される前（完全に凍りついていないにしても、足取りや方向転換やバランスに大きな問題があったとき）だけでなく、Lドーパ治療の副作用として舞踏《ヒヨレア》――体幹、手足、顔に起こる突然の不定期な抑制不能の動き――が生じた場合にも、ダンスでよくなった人が大勢いた。そのような患者の運動を制御したり促したりするダンスの力は、一九七四年のドキュメンタリー番組（ヨークシャー・テレビのディスカバリー・シリーズ『目覚め』）でドラマチックに描写されている。

ハンティントン病患者にはヒョレアに加えて、遅かれ早かれ知能と行動に問題が起こるが、やはりダンスが――さらに言えば、規則的なリズム、つまり「運動メロディー」のある活動やスポーツはどんなものでも――役に立つかもしれない。ある人がくれた手紙によると、その人のハンティントン病の義兄は、「一つのことを考えずにいられないかのように、行動を繰り返すループにはまっているようで、その結果、一カ所に根をはやし、動くことができず、同じフレーズを何度も何度も繰り返します」。それでも彼はテニスができて、ゲーム中は

「行動のループ」から自由になり、よどみなく動くことができる。

ほかのさまざまなタイプの運動障害を抱える患者も、動物のリズミカルな動きや運動メロディーをとらえることができる場合がある。そのため、たとえば乗馬療法がパーキンソン病、トゥレット症候群、ヒョレア、またはジストニーの患者に、目覚ましい効果を上げる可能性もある。

ニーチェは生涯をとおして、音楽をはじめとする芸術と生理学の関係に、強い関心を抱いていた。そして「強壮」効果——とくに生理的・心理的な機能低下の状態にあるとき、神経系全般を刺激する力——について語っている（彼自身がひどい片頭痛によって、よく生理的・心理的機能が低下した）。彼は音楽の「力学的」な力、あるいは推進する力——動きを引き出し、推し進め、調節する力——についても語っている。リズムは動きの流れ（そして、彼が純粋な筋肉の動きと同じくらい力学や運動が関係すると考えていた、感情と思考の流れ）を推進し、統合することができる、とニーチェは感じていた。そしてリズミカルな生気と活力は、ダンスという形に最も自然に表現されると考えた。彼は自分の哲学的思索を「ダンスの連鎖」と呼び、ビゼーの非常にリズミカルな音楽がこれにぴったりだと考え、よくビゼーのコンサートにノートを持っていったものだ。そして「ビゼーは私を優れた哲学者にする」と述べている。[9]

私がニーチェの生理学と芸術に関する小論を読んだのは、何十年も前の学生時代のことだったが、『力への意志』に書かれた簡潔なすばらしい明確な表現が、ベス・エイブラハム病院に来て、脳炎後遺症患者に対する音楽の並はずれた力を見たときによみがえった。それはあらゆるレベルで彼らを「目覚めさせる」力だ。嗜眠状態にあるときに注意を喚起し、凍りついているときに正常な動きを促し、とくに不思議なことに、ふだんはかなわない生き生きした感情、記憶、空想、アイデンティティ全体を呼び覚ます。音楽は、のちにLドーパがやったのと同じこと、それ以上のことをやっていた——が、その持続期間は音楽が奏でられている短い時間と、そのあとの二、三分程度だけである。比喩的に言えば、音楽は聴覚のドーパミンのようなもの、損なわれた大脳基底核を補う「人工器官」のようなものだ。

パーキンソン病患者に必要なのは音楽である。なぜなら、精密で、それでいてゆったりしていて、しなやかで、生き生きした反応を引き起こせるのは、同じくらいそのとおりの音楽のほかにない。そして患者が自分自身の運動メロディーの自由を取り戻すためには、リズムの拍節構造とメロディーの自由な動き——その音調曲線、そのアップダウン、その緊張と弛緩——だけでなく、音楽の「意志」と志向性が必要である。

(注1) 同様に、アルコールのせいでぎごちない動きになっている人の運動制御が、音楽によって一時的にある程度回復することがある。同僚のリチャード・ガリソン博士が、パーティーで見かけた年配者グループのことを話してくれた。

彼らはひどく酔っ払い、時計の針が夜中の一二時に近づくにつれ、曲と曲のあいだはどんどん運動失調になっていきました。酔いが深まり、［曲の］あいだではよろめいているのに、ダンスは変わりなく踊れるようです。……一人の男性は、演奏が始まるたびに椅子からぱっと立ち上がり、演奏が止むと椅子に倒れ込んでいました。ダンスフロアまで歩くことはできないようで、踊りながら進んでいました。

（注2）ドロシー・M・シュリアンとマックス・ショーエンが編纂した一九四八年の包括的なすばらしい書『音楽と薬（*Music and Medicine*）』は、薬としての音楽を、さまざまな歴史的・文化的背景に照らして論じており、軍の病院と一般的な病院の両方での音楽利用に関する重要な章もある。

（注3）一九七九年、キティーが引退し、ベス・エイブラハム病院は彼女の代わりに公認の音楽療法士、コンチェッタ・コニー・トメイノを雇った（トメイノはのちに、一九七一年に設立された全米音楽療法協会の会長になり、さらにはじめて音楽療法で博士号を取得している）。病院に常勤しているコニーは、音楽療法プログラム全般を正式のものにし、さらに拡張することができた。とくに彼女は、病院にいる大勢の失語症その他の発話および言語障害の患者のためのプログラムを始めた。さらにアルツハイマーなどの認知症患者のためのプログラムも設けている。コニーと私は大勢の人たちと協力して、これらのプロジェクトを進め、キティー・スタイルズが始めたパーキンソン病患者のためのプログラムも継続している。そして運動、言語、および認知の機能の客観的テストだけでなく、神経学的な検査の導入も試みた——とくに、音楽療法セッションの前と最中と後に、EEGをとっている。一九九三年、この成長途上の分野にかかわる人たちに働きかけ、コニーは「神経学的リハビ

リテーションにおける音楽の臨床的応用」に関する会議を開催した。そして二年後、音楽療法は臨床の現場で重要なだけでなく、研究テーマとしても有意義であるという認識を高めたいと思い、ベス・エイブラハム病院に音楽・神経機能研究所を設立するのに協力した。一九八〇年代から九〇年代にかけて、私たちの努力と並行して、国中、そして世界中で同様の努力の大きなうねりが起きている。

（注4）私はこの話をはじめとする時間の障害について、二〇〇四年の小論「スピード」で論じた。

（注5）ベートーヴェンの友人のヨハン・メルツェルが持ち運べるメトロノームを発明し、ベートーヴェンが自分のピアノソナタにメトロノーム記号を使い始めたとき、憤慨した音楽家が大勢いた。これが厳密にメトロノームに合わせた演奏につながり、独創的なピアノ演奏に必要な柔軟性と自由が許されなくなることを懸念したのだ。

同様に、パーキンソン病患者を一歩一歩「引っ張って」歩かせるのに、メトロノームの音を使うことはできるが、これではふつうの歩行のような滑らかで無意識の足の運びにはならない。パーキンソン病患者に必要なのは別個の刺激が並んでいるものではなく、はっきりしたリズムのまとまりがある、切れ目のない刺激の流れなのだ。コロラド州立大学のマイケル・タウトらは、パーキンソン病患者（そして脳卒中後に片側不全麻痺になった患者）の歩行を促すために、リズミカルな聴覚刺激を使うことの先鞭をつけた。

（注6）私はここで「閉じ込められる」という言葉を比喩的に使っている。神経学者も、患者がまばたきや目を上下に動かす能力をのぞいて、ほぼすべての随意運動と発話を奪われている状態を指すのに、「閉じ込め症候群」という用語を使う（その原因はたいてい脳幹部の卒中である）。そのような患者は正常な意識と志向性は失っていないので、何らかのコミュニケーション信号を確立できれば（たとえばまばたきなど）、じれったいほどゆっくりではあっても、思考や言葉を伝えることができる。ベストセ

ラーとなった『潜水服は蝶の夢を見る』は、閉じ込め症候群を患うフランス人ジャーナリストのジャン＝ドミニック・ボービーが、この方法で「口述」したものである。

（注7）パーキンソン病患者が外の手がかりを利用して自己を刺激することを、一九二〇年代にA・R・ルリヤが調査し、一九三二年の著書『人間の葛藤の本質（*The Nature of Human Conflicts*）』に記述している。パーキンソン病の現象はすべて、「皮質下性自動症」と見ることができる、と彼は考えた。しかし「健康な皮質によって［パーキンソン病患者は］外からの刺激を利用し、皮質下の自動症を補完する行動を起こすことができる。……直接的な意志の力でできないことが、ほかの複雑なシステムに取り込まれると可能になる」。

（注8）EEGが正常になるほど効果的に音楽をイメージできたのなら、なぜ、ロザリーは始終そうしなかったのだろうか。なぜ、ほとんど一日中、何もできずに動けないままだったのだろうか。彼女に欠けていたのは想像力ではなく、すべてのパーキンソン病患者に多かれ少なかれ不足している、精神または身体の活動を開始する力だった。だから、私たちが「作品四九」と言ってきっかけをつくれば、彼女はそれに反応すればよかったが、そのようなきっかけや刺激がないと、何も起こらなかったのだ。

ケンブリッジ大学の心理学者でパーキンソン病を発症したイヴァン・ヴォーンは、闘病生活の回顧録を書き、それをもとにジョナサン・ミラーが一九八四年にBBCのドキュメンタリー番組を演出した（『イヴァン』はホライゾン・シリーズの一つとして放映された）。イヴァンは本でも映画でも、純粋な意志だけではかなわない活動開始を可能にする、さまざまな独創的で回りくどい策略について説明している。たとえば目が覚めたら、ベッドのわきの壁に描かれた木が見えるまで視線をさまよわせる。これが刺激として働き、木が「私に登って」と言ってくれるので、イヴァンは自分が登っているところを想像することで、ベッドから這い出すことができる。単純な動作だが、いきなりそうすることができないのだ。

（注9）ニーチェは小論「ニーチェ対ワーグナー」のなかで、ワーグナーの後期の音楽を、「リズム感の衰え」と「とめどないメロディー……音楽のポリープ」への傾向が目立つ、典型的な「音楽の病理」だとしている。ワーグナーの後期の曲にはリズミカルな体系がないので、パーキンソン病患者にとってはほとんど役に立たない。これは、ジャッケンドルフとラダールが「音高の体系とまとまりはあるが、意味のある拍節の体系がない」と認める、単旋聖歌やさまざまな形の典礼歌にも言える。

第21章　幻の指——片腕のピアニストの場合

数年前、ウィーンのピアニスト、パウル・ウィトゲンシュタインに学んだことのあるピアノ科の学生、エルナ・オッテンから手紙をもらった。彼女の説明によると、ウィトゲンシュタインは——

第一次世界大戦で右腕を失いました。新しい楽曲の運指を検討するたびに、彼の右の断端が動くところを、私は何度も見かけました。彼はいつも「私は右手の指をすべて感じるので、私の運指の選択を信頼しなさい」と言っていたんです。彼が目を閉じ、断端がずっと左右に振れるように動いているあいだ、私は黙って静かにすわっているだけのときもありました。彼が腕をなくしてから何年も経ったあとの話です。

追伸に彼女は「彼の指の選択はつねにベストでした！」とつけ加えている。

幻肢のさまざまな現象を最初に詳しく調査したのは医師のサイラス・ウィアー・ミッチェルで、南北戦争中、フィラデルフィアの通称「義足」病院をはじめ、兵士の傷を治療するために設立されたたくさんの病院に、退役軍人が押し寄せたときのことだ。神経学者であり小説家でもあったウィアー・ミッチェルは、その兵士たちから聞いた表現に興味を抱き、幻肢現象のことをはじめて真剣に考えた（それまでこの現象は、子どもや親を失ったばかりの人が見る幻影のように、喪失感や悲しみによって引き起こされる幻影であり、純粋に「心のなかのこと」であると考えられていた）。ウィアー・ミッチェルは幻肢の出現が切断手術を受けた患者全員に起こることを明らかにし、それは失った手足のイメージか記憶のようなもので、脳のなかにあるその手足の持続的な神経表象であると推測した。彼はその現象をはじめて一八六六年に『アトランティック・マンスリー』誌に掲載された短篇小説「ジョージ・デッドローの場合（The Case of George Dedlow）」に描写した。そのわずか数年後、一八七二年の著書『神経損傷とその影響（*Injuries of Nerves and Their Consequences*）』では、医師仲間に向けてこのテーマについての意見を述べている。

［切断術を受けた者の大半は］動かそうとすることができて、どうやら本人としては、ある程度実際に動かせるようだ。……患者たちが［幻の動きを］説明するときの確信、動かしたと思っている部位の場所に関する自信は、実に驚くべきものであり、……その影響で断端にぴくぴくという動きが起こる。……手に作用する筋肉がまったくない場合

でも、指の動きや位置の変化を、「手の筋肉が部分的に残っている場合と」同じくらいはっきり確実に意識する。

そのような実体のない記憶とイメージは、程度の差こそあれ、切断術を受けた者のほぼ全員に起こり、何十年も続くことがある。その幻はわずらわしく、（とくに切断手術の直前にその手足に痛みがあった場合は）苦痛でさえあるかもしれないが、手足を失った人の役に立つ場合もある。それによって義肢の動かし方を覚えられるし、ウィトゲンシュタインの場合はピアノ曲の運指を決めることができた。

ウィアー・ミッチェルの説が出る前には、幻肢は喪失感や悲嘆や切望によって引き起こされる、純粋に精神的な幻覚と考えられていた——愛する人を失った者が、数週間にわたって体験する幻影のようなものだ、と。ウィアー・ミッチェルがはじめて、このような幻肢は「現実」であり、脳、脊髄、そして手足に通じていた残りの近位の感覚神経と運動神経が無傷であるかどうかに依存する、神経的な複合心象であること、そして幻肢の感覚と「動き」には、それらの部位すべての興奮が伴うことを明らかにした（そのような興奮が幻の動きのあいだに実際に起こっていることは、それが「あふれ出て」断端が動くことで証明されている、と彼は考えた）。

最近の神経生理学は、幻の動きによって感覚・観念・運動の部位全体が活性化されるというウィアー・ミッチェルの仮説を裏づけている。ドイツのファルシン・ハムゼイらは二〇〇〇一年に、腕の切断後に大脳皮質で驚くべき機能の再編成が起こりうることを——とくに、「皮質における断端の興奮部位の脱抑制と拡張」について——説明している。手足が物理的になくなっても、引き続き皮質には動きと感覚が表れることはわかっていたが、ハムゼイらの発見から、皮質中の断端の部位が新たに広がって過剰に興奮するようになり、そこになくなった手足の表象が保存され、凝縮されている可能性があることがわかった。ウィトゲンシュタインが幻の腕で「演奏」するとき、オッテンの描写のようにその断端が「左右に振れるように」動いたのは、そういう理由だったのかもしれない。(1)

この二、三〇年、神経科学と生物工学技術は飛躍的に進歩したが、その進歩はとくにウィトゲンシュタインの現象に関係がある。エンジニアが開発している非常に精巧な義肢は、繊細な「筋肉」、神経インパルスの増幅機能、サーボ機構などを備えていて、手足の無傷の部位と結合することが可能で、それをつければ幻の動きを現実の動きに変えることができる。そのような生体工学による義肢が効果を発揮するには、じつは、強い幻肢感覚があってその幻肢を意図的に動かせることが不可欠なのだ。

したがって、そう遠くない将来、片腕のピアニストがそのような腕をつけて、またピアノが弾けるようになる可能性がありそうだ。パウル・ウィトゲンシュタインや彼の弟ルートヴィヒなら、そのような義肢の開発をどう考えただろうか。(2) ルートヴィヒ・ウィトゲンシュタインの最後の著書は、人間にとって体はたしかなものであって、確実性の出発点であり基礎であると述べている。実際、彼は冒頭でこう提起している。「あなたが本当にここに一つの手があることを知っているのであれば、ほかのことはすべて、あなたの言うことを認めよう」。ウィトゲンシュタインの『確実性の問題』は、分析哲学者のG・E・ムーアの考えに応じるために書かれたことで知られているが、兄の手にまつわる奇妙な問題——幻なのにじつは現実で、効力があり、確実なもの——も、ウィトゲンシュタインの思考を刺激するのに一役買ったのではないかと考えざるをえない。

（注1）同僚のジョナサン・コールが、ALSで麻痺した音楽家の「幻の」感覚と動きのことを説明してくれた（この音楽家のマイケルは、医学研究を支援するウェルカム・トラスト・サイアート主催のプロジェクトで、アンドリュー・ドーソン、クリス・ローレンス、ルシア・ウォーカーによって、『描写のプロセス（*The Process of Portrayal*）』に映画化されている）。当初、生涯にわたってやってきたような活動ができなくなったマイケルは、音楽を聴くことにまったく耐えられなかった。しかしその後、コールが書いているように——

晩年に近づくと、彼は麻痺していてもまた音楽を聴くようになった。私は「動けなくなって何を感じるか、前とどう違うのか」と尋ねた。……最初は耐えられなかったが、彼は今では安らぎに到達し、練習をしなくていいからうれしいとジョークさえ言えるようになった。しかし音楽を聞くと楽譜が見えるとも言った。まるで頭の上に浮かんでいるかのようだという。そして、たとえばチェロの曲を聴くと、両手と指が動いているのも感じる。音楽を聞いているあいだ、楽譜が見えるだけでなく、それを書いているところも想像していた。彼のために感覚の輪を閉じてあげようと、私たちは彼の手と腕をぎごちなく動かしながら、彼をチェロ奏者と一緒に撮影した。そこで私は気がついた――完全に正常な感覚が残っているのに動けなければ、体からのひどく嫌な感覚に襲われるので、ひょっとすると麻痺して感覚がないより悪いかもしれない。音楽家として動きを奪われることは、くらべるもののない責め苦にちがいない。彼の動きや音楽脳は、なんとかして演奏を続けたがっているように見えた。

（注2）ルートヴィヒ・ウィトゲンシュタインも音楽の才能が非常に豊かで、交響曲や協奏曲を最初から最後まで全部、口笛で吹いて友人を驚かせたものだった。

第22章　小筋肉のアスリート――音楽家のジストニー

一九九七年、私は若いイタリア人バイオリニストから手紙をもらった。彼は六歳のときにバイオリンを弾き始め、音楽学校に通い、その後、コンサート・バイオリニストとしての人生をスタートしたという。しかし二三歳のとき、左手に妙な障害が出始めた。手紙によると、その障害が彼の「キャリアを、そして人生を突然終わらせてしまった」という。

「ある程度の難度の曲を弾いているとき、中指が私の命令に反応せず、弦の上の私が置きたい場所からわずかにずれる傾向があり、音のピッチが乱れていることに気づきました」

医師に相談すると――その先ほかにも大勢の医師に相談することになるのだが――手を使いすぎたことで「神経の炎症」が起きたのだと言われた。三カ月間、演奏を止めて休むように勧められたが、そうしてもまったく効果がないことがわかった。それどころか、演奏を止めると症状は悪化し、指の動きをコントロールできないという妙な障害は薬指と小指にも広がり、冒されていないのは人差し指だけになってしまう。指が「逆らう」のはバイオリンを弾くときだけで、ほかのどんな活動のときも正常に機能するのだ、と彼は強調している。

彼はさらに、八年間の苦難の旅について語っている。ヨーロッパ中の医師、理学療法士、精神科医、心理学療法士など、あらゆる種類の治療師に相談した。そして筋肉の張り、腱の炎症、神経の「遮断」など、さまざまな診断を下される。手根管の手術、神経の感応電流療法、脊髄X線写真撮影、MRI、そして多くの集中的な理学療法や心理療法を受けた——すべてが無駄に終わった。三一歳になった彼は、自分のキャリアを取り戻す望みをあきらめるしかないと感じていた。何が何だかわけがわからない、という根深い思いもある。彼の印象では、自分の病気は器質性のもので、何らかの形で脳が関係していて、神経損傷のような周辺的な要因があるとしても、せいぜい副次的な役割を果たしている程度だという。

同じような問題を抱えている演奏家がほかにもいると聞いたことがある、と彼は書いている。そのほとんど全員のケースで、一見小さな問題が着実に深刻になっていき、治療の努力はすべて阻まれ、演奏家としてのキャリアが終わってしまっている。

私は長年にわたって、同様の手紙をたくさん受け取り、手紙をくれた人にいつも、同僚の神経学者であるフランク・ウィルソンの意見を参考にするように言ってきた。彼は一九八九年に重要な論文「音楽家による熟練した動きの獲得と喪失」を書いていたのだ。そんなこともあって、ウィルソンと私は、音楽家のいわゆる局所性ジストニーについて、しばらく手紙のやり取りをした。

手紙をくれたイタリア人が説明している問題は、じつは決して新しいものではない。何世紀も前から、楽器の演奏者だけでなく、手（またはほかの体の部位）を長期間連続ですばやく動かす必要のある、ほかのさまざまな活動でも観察されていた。一八三三年、著名な解剖学者のサー・チャールズ・ベルが、官庁の事務官のようにひっきりなしに書いている人の手に影響を与えるおそれのある問題について、詳しく述べている。彼はのちにそれを「書痙《しょけい》」と呼んだが、書記官本人たちのあいだではすでに「書記痙攣」として知られていた。イギリスの神経学者であるウィリアム・ガウアーズは一八八八年の著書『神経系疾患マニュアル』で、書痙その他の「職業神経症」について二〇ページにわたってびっしりと論じている。職業神経症は、「何度も繰り返す筋肉運動を行おうとすることによって、特定の症状が引き起こされる病気群で、一般に患者の職業が関係しているもの」を指すのに使った総称である。

書痙を「患う事務員のなかでは、弁護士助手の割合がむやみに高い。その原因はまちがいなく、彼らがたいてい小さい字をぎっしり書くことにある。一方、ほかのどんな職業よりたくさん、しかも重いプレッシャーの下で書く人たち、すなわち速記者には、書痙はほとんど見られない」。ガウアーズは、その原因は「たいてい肩から動かす非常に自由な書き方にあり、彼らはふつうに書くときもその書き方をする」と述べている。[1]

ガウアーズはピアニストとバイオリニストが「職業神経症」にかかりやすいことにも触れている。ほかに問題となる職業として、「画家、ハープ奏者、造花職人、旋盤工、時計職人、編み物職人、彫刻家、……石工、……植字工、ほうろう職人、タバコ職人、靴職人、搾乳者、お金を数える人、……チター奏者」を挙げている――まさにヴィクトリア朝時代の職業リストだ。

ガウアーズは、このような仕事特有の問題は決して良性ではないと考えていた。「発症すると予後はつねに不確かで、しばしば好ましくないことになる病気である」。興味深いことに、そのような症状は筋肉か腱か神経の末梢的なトラブルに起因しているか、またはヒステリー症や「精神的な」ものであると見られていた時代に、ガウアーズはどちらの説明にも納得していなかった（これらの要因が副次的な役割を果たしている可能性があることは認めていたが）。むしろ、これらの職業的「神経症」は脳に原因があると主張している。

そう考えた理由の一つは、発症する体の部位はさまざまだが、問題となる職業はすべて小筋肉をすばやく反復的に動かす必要があることだった。もう一つは、無反応や「麻痺」のような抑制性の特徴と興奮性の特徴とが同時に起こることだ。本人が抑制と闘おうとすればするほど、異常な動きや痙攣が多くなるのだ。このような考察からガウアーズは、「職業神経症」を脳の運動制御の障害と見なすほうに傾き、運動皮質（大脳基底核の機能は当時知られていなかった）が関係している障害と考えるようになった。

いったん「職業神経症」にかかると、同じ仕事や職業を続けられるチャンスはほとんどなかった。しかし、この病気は本質的に不可解で、体の自由を奪うにもかかわらず、ほぼ一世紀にわたって医学的にはほとんど注目されなかった。

職業演奏家の世界では、この恐ろしい病気が誰を待ち受けていてもおかしくない――おそらく一〇〇人に一人がキャリアのどこかの時点で冒される——ことがよく知られていたが、当然のことながらみんな沈黙を守り、ひた隠しにさえした。職業に関係する痙攣を認めることは、プロとしての自殺に近かったのだ。演奏をあきらめ、教師か、指揮者か、おそらく作曲家になるしかないと理解されていた(2)。

一九八〇年代になってようやく、二人の名ピアニスト、ゲイリー・グラフマンとレオン・フライシャーの偉大な勇気によって、この秘密のベールがとうとう引き裂かれた。二人の話は驚くほどよく似ている。フライシャーもグラフマンと同じように神童で、ティーンエージャー時代から傑出した世界的ピアニストだった。一九六三年、三六歳のとき、演奏していると右手の薬指と小指が手の下で丸まり始めることに気づいた。フライシャーはこれと闘い、演奏を続けたが、闘えば闘うほど痙攣はひどくなる。一年後、彼は演奏を断念せざるをえなかった。一九八一年、『ニューヨーク・タイムズ』紙のジェニファー・ダニングによるインタビューのなかでフライシャーは、誤った診断だけでなく、ときには誤った治療を受けた歳月のことも含めて、演奏家としての人生にピリオドを打った問題を正確に生き生きと語っている。治療法を探していたとき、そもそも彼の疾患はまったく信じてもらえなかった。というのも、症状が出るのはピアノを弾いているときだけで、診察室にピアノを置いている医師はほとんどいなかったからだ。

フライシャーが自分の病気を公に認めたのは、一九八一年にグラフマンが自分の問題を認めた直後のことで、それに励まされ、ほかの音楽家も同様のトラブルを抱えていることを認めるようになった。さらにそのおかげでほぼ一世紀ぶりに、医学界と科学界がこの問題に注目するようになった。

一九八二年、運動障害の先駆的研究者であるディヴィッド・マースデンが、書痙は大脳基底核の機能障害の発現であると提言した——そしてその障害はジストニー（筋失調症）と同質である、と。[3]（「ジストニー」という言葉は長年、斜頸のように特定の筋肉がねじれたり不自然な姿勢になったりする痙攣を表すのに使われてきた。主動筋と拮抗筋の相互のバランスが失われ、協調する——片方が弛緩してもう片方が収縮する——代わりに一緒に収縮し、固く締まったり痙攣したりするのは、パーキンソン病と同じくジストニーの特徴である）。マースデンの提言はほかの研究者に取り上げられたが、とくに有名なのは国立衛生研究所のハンター・フライとマーク・ハレットで、彼らは書痙や音楽家のジストニーのような仕事特有の局所性ジストニーを集中的に調査し始めた。しかし純粋に運動の観点から考えるのではなく、急速な反復運動が感覚への過負荷を引き起こし、それが徐々にジストニーにつながるのだろうかとも考えた。[4]

同じころ、長年ピアニストの手のスピードと技量や、彼らに降りかかるおそれのある「ジストニー」という不運に興味を抱いていたフランク・ウィルソンは、主動筋と拮抗筋の相互バランスが完璧にとれた状態で、複雑で細かい正確な指の動きを、次々と猛スピードで繰り返し「機械的に」行うには、制御システムのようなものが根底にあるはずだと考えるようになっていた。そのようなシステムは、さまざまな脳構造（感覚運動皮質、視床神経、基底核、小脳）の協調を必要とし、機能的能力をほぼ全開にして働いている、と彼は論じている。一九八八年に「全速力で演奏する音楽家はシステムの働きから見ると奇跡だが、特異なもろさを秘めた奇跡であり、そのもろさが不測の結果を招くことがある」と書いている。

一九九〇年代までにこの問題を詳しく調べるためのツールが利用できるようになり、研究者をまず驚かせたのは、局所性ジストニーは運動の問題のように考えられていたが、じつは感覚システムの皮質障害が、きわめて重要であることがわかったことだ。ハレットのグループは、ジストニー患者の手の感覚野におけるマッピングが、機能的にも解剖学的にも混乱していることを発見した。このようなマッピングの変化がいちばん大きかったのは、いちばん悪くなっている指だった。ジストニーの始まりとともに、冒された指の感覚表象が極端に拡張し始め、その後、重なり合って融合し、「脱分化」する。これが感覚による識別の衰弱と、潜在的な制御喪失につながる。この状況に対抗しようと、たいていの演奏家はさらに集中して練習するか、力ずくで演奏する。そこに異常な感覚インプットと異常な運動アウトプットが互いを悪化させるという悪循環が生まれる。

大脳基底核（感覚運動野とともに、動きの制御に欠かせない回路をつくる）に変化を発見した研究者もいる。これらの変化はジストニーが引き起こしたのだろうか、それともまず変化が起こり、影響を受けやすい人を疾患に追い込んだのだろうか。ジストニー患者の感覚運動野が、「正常な」側も変化しているという事実は、じつは変化のほうが先であることを示唆し、おそらくジストニーにかかりやすい遺伝因子があって、隣接する筋肉群が急速で反復的な動きを何年も続けた場合にかぎって、それが発現することをうかがわせる。遺伝的な弱さに加えて、ウィルソンが指摘したように、考慮すべき重要な生体力学的な事柄があるかもしれない。たとえば、ピアニストの手の形や握り方が、激しい練習と演奏を何年も続けたあと、本人がジストニーになるかどうかを決定するのに関係しているかもしれない。(5)

似たような皮質の異常をサルで実験的に誘発することができるので、サンフランシスコのミハエル・メルツェニッヒらは、局所性ジストニーの動物モデルを研究し、感覚ループの異常なフィードバックと運動の誤発火が、いったん始まると、どんどん悪化することを示した。(6)局所性ジストニーを発症させる大脳の可塑性は、それを逆転させることにも使えるのだろうか。ドイツのヴィクトル・カンディアらは、退化した指の表象を再び分化させるために、感覚の再訓練を行った。投じる時間と努力は相当なもので、しかも成功するとはかぎらないが、少なくとも一部の症例では、この感覚運動野の「再調整」によって指の動きと皮質の表象が比較的正常に戻ることがわかった。

局所性ジストニーの発生には一種のゆがんだ学習が関係していて、いったん感覚皮質のマッピングがおかしくなると、健全な再学習を起こすには、学んだことを忘れるという大変な行為が必要になる。そしてすべての教師やトレーナーが知っているとおり、学んだことを忘れるのは非常に難しく、不可能な場合もある。

一九八〇年代後半に、まったく異なるアプローチが導入された。ほとんど動かせないほど筋肉が緊張したり痙攣したりする疾患を緩和するために、大量に摂取すると麻痺を引き起こすボツリヌス毒素を、ごく少量投与するアプローチだ。マーク・ハレットのグループが先駆けとなって、音楽家のジストニーの治療にボトックスを実験的に使用してみたところ、少量を慎重に注射することで筋肉がある程度弛緩し、局所性ジストニーの混乱したフィードバック、あるいは異常な運動プログラムを引き起こさないことを発見した。つねに効果があるとはかぎらないが、そのような注射によって、楽器をまた演奏できるようになった音楽家もいる。

神経に潜んでいて、おそらく遺伝が関係する、根本的なジストニーの素因をボトックスが取り除くことはないので、演奏家に復帰しようとするのは賢明ではなく、問題を再発させるおそれがある。たとえば、グレン・エストリンがその一例だ。優秀なフレンチホルン奏者だった彼は、顔の下方とあごと舌の筋肉を冒すアンブシュア・ジストニーにかかった。手のジストニーは通常、音楽を奏でる特定の動作のときにだけ起こる（だからこそ「仕事特有」と呼ばれる）が、顔面下方とあごのジストニーはちがう場合がある。スティーヴン・フルフトらは、この種のジストニーにかかった二六人のプロの金管および木管楽器の奏者を対象とした先駆的研究で、その四分の一以上が、ほかの活動にもジストニーが広がっているのを認めた。同じことがエストリンにも起こり、ホルンを演奏しているときだけでなく、食べたり話したりするときにも口が動かなくなり、日常生活にも深刻な支障をきたした。

エストリンはボトックスの治療を受けたが、再発の危険と、症状による支障の度合いを考えて、彼は演奏を止めた。その代わり、「ジストニーの音楽家の会」の仕事に目を向けた。これは二〇〇〇年に彼とフルフトが、この病気を周知させ、闘病中の音楽家を助けるために設立した団体だ。二、三年前には、フライシャーやグラフマンや、一九九七年に私に手紙をくれたイタリア人ピアニストのような音楽家は、正しい診断も治療も受けずに何年も過ごしていたかもしれないが、今や状況は変わった。神経学者も音楽家自身と同じくらい、音楽家のジストニーを以前よりはるかに認識している。

最近、レオン・フライシャーがカーネギー・ホールでの演奏の二、三日前に、私のところにやって来た。彼は自分のジストニーに最初どれだけ打ちひしがれたかについて話してくれた。「症状を引き起こした曲を憶えていますよ」と始め、シューベルトの『さすらい人幻想曲』を一日に八時間も九時間も練習した経緯を説明した。そのあと彼は休まざるをえなかった――右の親指にちょっとした事故があって、二、三日演奏できなかったのだ。そして鍵盤に戻ったとき、その右手の薬指と小指が丸まってしまうことに気づく。それに対して彼がとった行動は、こらえて練習することだった。アスリートがよく痛みを「こらえて練習する」ように言われるのと同じだ。しかし、「ピアニストは痛みなどの症状をこらえて練習するべきではありません。私は音楽家のみなさんに警告したい。自分を小筋肉のアスリートと考えて行動しなくてはだめです。音楽家は手と指の小筋肉にものすごく負担をかけるんです」と彼は言った。

しかし問題が最初に発生した一九六三年、フライシャーにはアドバイスをしてくれる人がいなかったし、自分の手に何が起きているのかまったくわからなかった。無理をしてさらに一生懸命練習し、演奏のためにほかの筋肉を動かすのにも、さらに努力が必要になっていった。しかし努力すればするほど事態は悪化し、とうとう一年後に彼は闘うのをあきらめた。「あとを追いかけてきている神様は、どこで罰を与えるべきか、よくご存知なんですよ」彼は自分の演奏家としてのキャリアは終わったと感じ、一時期、深い鬱と絶望に襲われた。しかしずっと教えることが好きだったし、今度は指揮にも目を向けた。一九七〇年代、彼は一つの発見をした。振り返ってみると、もっと早くに気づかなかったことが驚きだという。まぶしいほど才能あふれる（そして大変に裕福な）ウィーンのピアニストで、第一次大戦で右腕を失ったパウル・ウィトゲンシュタインが、世界中の優秀な作曲家たち——プロコフィエフ、ヒンデミット、ラヴェル、シュトラウス、コルンゴルト、ブリテンなど——に、左手のためのピアノ独奏曲と協奏曲を書いてくれと依頼していたのだ。

左手だけで弾くのは、最初、フライシャーにとって大きなものが欠けているように思え、可能性が狭くなる気がしたが、だんだんに、以前の自分は「自動式」で、華々しいが（ある意味で）一方通行の道をたどっていたのだと感じるようになった。「コンサートで演奏し、オーケストラで演奏し、レコードを出し……それだけのことで、ステージ上で心臓発作を起こして死んだら終わりです」。しかし今の彼は、喪失が「成長経験」になるかもしれないと感じ始めていた。

「突然、自分の人生でいちばん大切なのは両手で弾くことではなく、音楽なのだと気づきました。……この三〇年か四〇年をうまく切り抜けるために、私はともかく手の数や指の数を気にせずに、音楽そのものの構想に戻る必要がありました。手段は重要ではなくなり、実体と内容が取って代わったのです」

それでもこの数十年ずっと、自分の右手は取り戻せないという事実を完全に受け入れてはいなかった。「現れたのと同じように、突然、去っていってくれるかもしれない」と考え、三〇年あまり希望を捨てずに、毎朝、手が動くかどうかをテストした。

一九八〇年代後半にフライシャーはマーク・ハレットと出会い、ボトックス治療を試したが、彼にはさらに別の治療も必要だったようだ。腕と手の失調した筋肉を柔らかくするロルフィングである。彼の手は開くことができないほど固く握られていて、腕は「石化した木のように硬かった」のだ。ロルフィングとボトックスの組み合わせが突破口となり、彼は一九九六年にはクリーヴランド・オーケストラとともに両手で演奏し、二〇〇三年にはカーネギー・ホールでソロリサイタルを開くことができた。四〇年ぶりに出した両手演奏のレコードのタイトルはシンプルに『トゥー・ハンズ』だ。

ボトックス治療はつねに功を奏するとはかぎらない。筋肉が弱くなりすぎるおそれがあるので投与量を厳密に守る必要があり、二、三カ月ごとに繰り返さなくてはならない。しかしフライシャーは幸運に恵まれ、穏やかに、謙虚に、感謝をもって、おそるおそる、両手の演奏に復帰した。ただし、「ひとたびジストニーになったら、ずっとジストニーなのだ」ということを、片時も忘れることはない。

フライシャーは今、再び世界各地で演奏している。この復帰は生まれ変わりであり、「神の恩寵を受けた恍惚の状態」だと表現している。しかし状況は細心の注意を要する。彼はまだ定期的にロルフィングを受けていて、演奏の前に必ずストレッチをするように気を配っている。そして、ジストニーの引き金になりかねない挑発的な（「音階的な」）曲を慎重に避けている。ときには運指を変え、右手には荷が重すぎるものを左手に移すなど、「素材の一部を再配分する」と話している。

訪問の最後に、フライシャーは私のピアノで何か弾くことに同意してくれた。父から譲り受けた、一八九四年製の美しいベヒシュタインのコンサート・グランドで、私の成長を見守ってきたピアノだ。フライシャーはピアノの前にすわり、慎重にやさしく指を一本一本伸ばしてから、両腕と両手をほとんど平らにして弾き始めた。バッハの〈羊たちは安らかに草を食み〉をエゴン・ペトリがピアノ用に編曲した曲だった。このピアノは一一二年間、これほどの名匠に弾かれたことはなかっただろう。フライシャーはピアノの特徴と、おそらくその個性を瞬時に見きわめ、その潜在力を、その特色を、最大限に引き出すために、楽器に合わせた演奏をしているように思えた。まるで錬金術師のように、美しさを一滴ずつ抽出し、耐えられないほど美しい音の流れをつくり出しているようだった——そしてそのあと、言うべきことは何もなかった。

（注1）ガウアーズ自身も速記の熱心な支持者で、ピットマン式と張り合うシステムを発明した。そして患者の言葉を一語一語完全に書き取ることができるので、医師はみな彼の手法を習得するべきだと思っていた。

（注2）クリーヴランド診療所のリチャード・J・レダーマンは、シューマンがそうだったのかもしれないと述べている。シューマンはピアニストだった時代に奇妙な手の病気にかかり、必死の思いで、指を伸ばす装置を使って自分で治そうと試みた（そしておそらく取り返しのつかないことになってしまった）。

（注3）Sheehy and Marsden, 1982を参照。

（注4）Fry and Hallett, 1988、Hallett, 1998、およびGarraux et al., 2004を参照。

（注5）二〇〇〇年の論文に要約されているウィルソンの研究は、ハノーファーにある音楽生理学研究所のクリストフ・ワーグナーと協力して行われた。二〇〇五年に発表されたワーグナーの研究論文も参照。

（注6）たとえば、Blake, Byl, et al., 2002を参照。

第4部　感情、アイデンティティ、そして音楽

第23章　目覚めと眠り――音楽の夢

たいていの人と同じように、私もときどき音楽の夢を見る。演奏したことのない曲を人前で演奏しなくてはならなくて、パニックに陥った夢もあるが、たいていはよく知っている音楽を聴いたり演奏したりしている夢だ。夢を見ている最中は音楽に深く感動しているのかもしれないが、目覚めたときに思い出せるのは、音楽の夢を見たということや、その夢で感じた気持ちだけで、曲が実際に何だったのかを言えないこともある。

しかし一九七四年には、そうでない夢を二度見た。当時、私はひどい不眠症にかかっていて、昔ながらの睡眠薬、抱水《ほうすい》クロラールをかなりたくさん服用していた。そのためひどく鮮明な夢を見る傾向があって、目覚めたあとにも擬似幻覚のように続くことがあった。あるときそういう状況になって、モーツァルトのホルン五重奏曲の夢が、起きてからも心地よく続いた。それぞれの楽器の音が（通常の音楽心象では経験したことがないほど）はっきりと聞こえる。頭のなかで曲が展開し、ゆっくりと正しいテンポで鳴っていた。そして紅茶を飲ん

でいるとき突然、曲が止まり、シャボン玉がはじけたように消えてしまった。(1)

同じころ別の音楽の夢を見て、やはり目覚めても続いた。しかしモーツァルトとは対照的に、その音楽にはひどく落ち着かない嫌なものが感じられて、私は止んでほしいと願った。シャワーを浴び、コーヒーを飲み、散歩に出かけ、頭を振り、ピアノでマズルカを弾いた——が、無駄だった。不愉快な音楽幻聴は衰えることなく続く。とうとう私は友人のオーラン・フォックスに電話をかけ、歌が聞こえているが止めることができなくて、しかもその歌はひどく物悲しくて、なんとなく怖い感じがするのだと話した。最悪なのは、それが自分の知らないドイツ語の歌だということだ、ともつけ加えた。(2) 歌の一部を歌うかハミングするようにオーランに言われ、そのとおりにすると、長い間があってから訊かれた。

「きみは幼い患者を見捨てた？ それとも、自分が生んだ著作を葬ったのかい？」

「両方だ」と私は答えた。「昨日。勤めていた病院の小児科を辞めたし、書いたばかりの小論集を焼いたよ。……どうしてわかったんだ？」

「きみの頭のなかで鳴っているのはマーラーの『亡き子をしのぶ歌』だ」と彼は言った。「子どもの死を悼む歌だよ」。私はその言葉に仰天した。マーラーの音楽はかなり嫌いなほうで、ふだんなら『亡き子をしのぶ歌』を歌うことはもちろん、詳細に記憶するなどとても無理だと思っただろう。しかしそのとき私の心は夢のなかで、前日の出来事にふさわしい象徴を、狂いのない的確さで見つけ出していたのだ。そしてオーランが夢を分析した瞬間に音楽は消え、それから三〇年間、一度も再発していない。

目覚めと眠りの中間の奇妙な状態――眠る直前の「入眠」状態、または目覚めた直後の「出眠」状態――ではとくに、ぼんやりした夢想や夢のような幻覚の出現はよくあることだ。傾向としては、はっきり目に見えて、万華鏡のように変転し、表現しがたく、記憶にとどめにくい――だが、はっきりした音楽幻聴の形をとることもある。一九七四年の後半、私は片脚を手術しなくてはならない事故に遭い、数週間、窓がなくラジオの電波が届かない小さい部屋に入院した。友人がテープレコーダーとカセットを一本だけ――メンデルスゾーンのバイオリン協奏曲――差し入れてくれた。(3) 私はそのテープをひっきりなしに一日何十回もかけていた。ある朝、目覚めたあとのあの甘美な出眠状態のとき、メンデルスゾーンが鳴っているのが聞こえた。夢を見ていたわけではなく、自分が病院のベッドに寝ていて、テープレコーダーが枕元にあることを、しっかり認識していた。看護師が私を起こす斬新な方法として、テープを再生したにちがいない、と私は思った。だんだんにはっきり目が覚めてくるあいだ、音楽はずっと鳴り続けていたが、やがて私は眠いながらもテープレコーダーを止めようと手を伸ばすことができた。ところがそうしたとき、テープレコーダーが止まってい*た*ことに気づいた。それに気づいたとたん、そしてびっくりして完全に目覚めたとたん、メンデルスゾーンの幻聴は突然止んだ。

それ以前には、入眠や出眠の状態のとき、まるで知覚しているようにはっきりと連続する音楽を経験したことはなかったし、それ以降も一度もない。メンデルスゾーンをほぼノンストップで耳にしていたので、脳が過飽和の状態になっていたことに加えて、出眠状態だったという出来事の組み合わせによって、こんなふうに音楽を「聞く」ことになったのではないだろうか。

しかし、このことを大勢のプロの音楽家に話した結果、そのような状態のとき、ごく鮮明な音楽心象や擬似幻聴が起こるのは珍しくないことを知った。オペラの台本《リブレット》も書く詩人のメラニー・チャレンジャーは、昼寝から覚めて「夢うつつ」の状態のとき、迫力のあるオーケストラ音楽が大音量で聞こえることがある、と話してくれた。「部屋にオーケストラがいるみたいです」。そのようなとき、自分が自分の部屋のベッドに寝ているのであって、オーケストラなどいないことははっきり認識しているが、ふつうの音楽心象にはない深みとリアルさで、個々の楽器とそのコンビネーションがすべて聞こえる。彼女の話では、聞こえるのは単一の曲ではなく、音楽の断片と図案が「縫い合わされた」パッチワークであり、まるで万華鏡のような演奏だという。にもかかわらず、そういう出眠時の断片が頭にこびりついて、そのあとの創作活動に重要な役割を果たすことがある[4]。

しかし音楽家によっては、とくに新しい作品をずっと集中して考えていた場合、このような経験が明晰な意味のあるものとして起こることがあり、長年探してきた、主要な楽曲にぴたりとはまるパーツを教えてくれることさえある。そのような経験をワーグナーが書いている。その記述によると、『ラインの黄金』のオーケストラ用前奏曲は、長いあいだ待ったすえ、幻覚を見ているような不思議なぼんやりした状態のときに思いついたという。

熱に浮かされ眠れずに一晩過ごしたあくる日、私は無理をして、松林に覆われた丘陵地帯を長い時間歩いた。何もかもがわびしく、荒涼として見え、そこでは自分が何をすべきか考えることができなかった。午後になって家に戻り、ぐったり疲れて硬いカウチの上に体を伸ばし、ずっと待ち望んでいる眠りが訪れるのを待った。眠りは来なかったが、半分眠ったような状態になり、そこで突然、自分が急流のなかに沈んでいるように感じた。水が勢いよく流れる音が、私の脳のなかで楽音になり、変ホ長調の和音になって、とぎれとぎれに鳴り響き続けた。そのとぎれとぎれの響きは、どんどん進行する旋律の楽節のように思えたが、それでも純粋な変ホ長調の三和音は変わらない。しかしそれが連続すると、私が沈んでいる流れは計り知れないほど重要に思える。波が頭の上まで押し寄せてきた気がして、ぞっとしてまどろみから覚めた。そのとたん、『ラインの黄金』へのオーケストラ用序曲がついに啓示されたことを知った。それはずっと、はっきりした形を見つけることができないまま、私のなかに潜んでいたにちがいない。私はすぐに自分自身の本質を悟った。人生の流れは外から自分に向かって流れてくるのではなく、内側から流れ出るものなのだ。

ラヴェルは最も心地よいメロディーを夢のなかで思いつくと認めているし、ストラヴィンスキーも同じようなことを言っている。実際、大勢の偉大なクラシック音楽の作曲家は音楽の夢について語り、しばしば夢のなかでインスピレーションを受けている。有名なところでは、ヘンデル、モーツァルト、ショパン、ブラームスが挙げられる。ポール・マッカートニーが（バリー・マイルズに語りおろした「自伝本」のなかで）語っている有名な話がある。

目覚めると頭のなかで美しい曲が流れていた。「これはいい、何だろう？」と思ったね。すぐそばに、ベッドの右側の窓のそばに、アップライトピアノが置いてある。僕はベッドから抜け出し、ピアノの前にすわり、Gの音を出し、Fシャープ・マイナーセブンスを弾く――それがBからEマイナーにつながり、最後にEに戻る。すべてが論理的に進行する。僕はそのメロディーがとても気に入ったが、それを夢で見たわけで、自分がつくったとは信じられなかった。「いや、こんなふうにつくったことはないぞ」と思ったよ。それでも曲ができていて、すごく不思議だったね。

しかし、おそらく最も心が痛む事例は、ベルリオーズが『回想録』に書いているものだろう。

二年前、妻の治療費がかなりかさんでいたが、それでもまだ回復の望みがあったとき、私はある夜、交響曲を作曲している夢を見て、夢のなかでその曲を聞いた。翌朝目覚めたとき、第一楽章をほぼ全部思い出すことができた。四分の二拍子のイ短調でアレグロだった。……私は机の前にすわり、それを書き留め始めたが、そのとき突然考えた。

「もし書いたら、残りを作曲することになるだろうな。最近いつもアイデアが広がりがちだから、この交響曲も途方もない規模になる可能性が高い。その仕事に三、四ヵ月かかるだろう(『ロミオとジュリエット』には七ヵ月かかった)。そのあいだは評論を書けないか、書けてもほんの少しになるから、収入が減るだろう。交響曲を書き上げたときには、私は体力が衰えているだろうから、筆耕者に清書させるのがいいと納得してしまうだろう。そうしたら一〇〇〇フランか一二〇〇フランを借金することになる。各パートができ上がったら、作品を演奏させたいという誘惑に駆られるだろう。コンサートを開いても、そこからの収入は費用の半分もカバーできない――最近はそういうものだ。何もかも失い、哀れな病人の治療費も足りなくなり、自分の生活費も、息子がもうすぐ乗る船の船賃も払えない」。こんなことを考えるとぞっとして、私はペンを投げ出し、自分に言い聞かせた。「何だっていうんだ？　明日までには忘れるさ！」その夜、またその交響曲は現れ、頭のなかでしつこく鳴り響いた。はっきりとイ短調のアレグロが聞こえる。さらに、それが書き上げられているところが見える気がした。そして熱っぽい興奮状態で目覚めた。主題を口ずさむ。するとその形式と特性がことのほか心地よい。起き上がろうとしたそのとき、前日と同じ思いがまた頭に浮かび、あっという間に私をとらえた。私は横になったまま、誘惑に負けまいと固く決意し、忘れられるという望みにしがみついた。そしてとうとう眠りに落ち、次に目覚めたときには、曲についての記憶はすべて永遠に消えていた。

アーヴィン・J・マッセイは「夢のなかでは行動、特徴、視覚的要素、そして言葉はすべて修正されるか歪められるが、音楽だけは夢という環境によって変化しない」と指摘している。さらに具体的に「夢のなかの音楽は、崩壊することも、混乱することも、支離滅裂になることもなく、夢のほかの要素のように目覚めたとたん消えることもない」と書いている。だからベルリオーズは目覚めたとき、夢の交響曲の第一楽章をほぼ全部思い出すことができて、夢のなかで聞いたときと同じくらい形式や特性が心地よいと思ったのだ。

数学の理論、科学的な洞察、小説や絵の構想などを夢のなかで思いつき、目覚めても憶えていたという話は、実話もつくり話もたくさんある。マッセイは「夢のなかの音楽がほかの成果と違うのは、つねに正常であることだ」と強調している。「ほかの分野の正常な働きや優れた活動が起こるのは例外的か、少なくとも断続的である」（私はこの説にいささか驚き、マッセイが言及している夢の多くがプロの音楽家のものであることに注目して、コロンビア大学の学部学生からサンプルを非公式に任意抽出して、音楽の夢を見た人にその夢を説明するよう依頼することにした。彼らの返答によって、夢に出てくる音楽は正確に知覚される、または夢を見ている心によって「演奏される」、そして目覚めたときに思い出せる、というマッセイの主張は裏づけられたようだ）

マッセイの結論によると「夢のなかの音楽は目覚めている生活のなかの音楽と同じである。……音楽は眠らないと言えるかもしれない。……意識の有無に関係のない自律システムのようだ」。音楽心象でも、脳の虫でも、そしてとくに驚くべきことに音楽幻聴でも、音楽の記憶は正確であり、消せそうにないことも――そして音楽は記憶喪失や認知症の破壊力にも耐えるようだということも――マッセイの結論を裏づけているように思われる。

夢のなかの要素はほぼすべて歪曲され、（フロイトが正しいなら）変装していて、そのために夢には（たいていとても難しい）解釈が必要なのに、なぜ音楽の夢はそのような影響を受けないのだろうか、とマッセイは問いかけている。なぜ音楽の夢はそんなに現実に忠実なのだろうか。音楽には「音調曲線という型と内に秘めた勢い――独自の意図」があるからだろうか。それとも、音楽には独自の特別な大脳組織があって、「映像、言語、物語に関与するのとは異なる作用が働くので、同じ記憶喪失の力には支配されない」のだろうか。「音楽の夢は、たんなる好奇心の対象ではなく」、芸術と脳の本質にまつわる最も深遠な問題についての「貴重な情報源にもなりえる」ことは明らかだ、とマッセイは指摘している。

（注1）おかしな夢幻状態を引き起こす薬は、ほかにもたくさんある。手紙をくれたスタン・グールドは、四〇歳くらいのとき、ひどい片頭痛を治すためにガバペンチンを投与されて「文字どおり生活が変わりました。片頭痛はほとんど一夜にして、ほぼ完全に消えたのです」と書いている。しかし奇妙な副作用があった。

ガバペンチンを服用するようになってから、大音量のドラマチックな交響曲が出てくる、覚めることができないような強烈な夢を見るようになったのです。オーケストラの演奏を「終わらせる」ために、目覚めるのが遅くなることさえあります。起きている時間に音楽が割り込んでくることはほとんどありませんが、夜の音楽はひどく複雑でたいてい大音量なのに、とても心地よくて妙にリラックスできるので、とても楽しく感じます。この音楽を「人前」で「聞いた」ことはなく、それが「自分のもの」であることはわかっています。私がこの音楽のプロデューサーであり、音楽は私のなかにあるのです。

（注2）手紙をくれたフィリップ・カッセンは精神分析医の父親について、次のように書いている。

私の父には、亡くなる一年ほど前、二週間くらい誰かがスペイン語で歌うのが聞こえたというエピソードがあります。ほかの人は誰も聞いていません。父はスペイン語が話せませんでした。住んでいる地域にはヒスパニックがとても多く、彼は何時間も窓の外を見て、歌っている人を探していました。

知らない言語でも憶えたり、暗唱したり、歌ったりすることはできるし、幻聴を聞くこともある。私は（正統派ユダヤ教徒の家庭で育ったので）安息日や大祭日のためのヘブライ語の儀式文集をだいたい暗唱できるが、ヘブライ語を知らないので、意味はまったくわからない。（28章に出てくる）グロリア・レンホフは、何十カ国語もの歌を歌うが、じつはその意味をまったくわかっていない。

（注3）三四二ページ参照。この話は『左足をとりもどすまで』でも詳しく述べている。

（注4）夢のなかの音楽に関する体系的な研究はほとんどないが、二〇〇六年にフィレンツェ大学のヴ

ァレリア・ウーガらが、三五人のプロの音楽家と三〇人の音楽家でない人の夢の記録を比較した。「音楽家は音楽家でない人の二倍以上も音楽の夢を見ていて、音楽の夢の頻度は音楽教育を始めた年齢に関係しているが、毎日の音楽活動の量には関係がない。思い出された音楽の約半分は一般的なものではなかったので、夢のなかでオリジナルの音楽が創作される可能性が示唆されている」と研究者は結論づけている。作曲家が夢のなかでオリジナルの作品をつくっているという事例報告はたくさんあったが、その考えを裏づける体系的な研究は、これがはじめてだった。

第24章　誘惑と無関心

哲学には、頭脳や知的作用を情熱や感情と分ける傾向がある。この傾向は心理学に移り、そこから神経科学に入り込んだ。とくに音楽の神経科学は、音高や音程、メロディー、リズムなどを知覚する神経のメカニズムにほぼ集中して取り組み、ごく最近まで、音楽鑑賞の感情面にほとんど注目してこなかった。しかし音楽は人間性の両面に訴えかける。本質的に知的であると同時に、本質的に感情的なのだ。私たちは音楽を聴くとき、たいてい両方を意識している。作品の形式的構造を理解しながら、その深みに感動することもある。

もちろん、音楽や気分や状況によって、どちらかの側に傾くことはある。パーセルの『ディドとエネアス』の〈ディドの後悔〉は痛ましく繊細な感情を表現している。一方、『フーガの技法』は知力を大いに働かせて聴く必要がある。その美しさはどちらかというと重苦しく、人間味がないといえるかもしれない。プロの音楽家や、そうでなくても楽曲を練習する人はみな、演奏の細かい点がすべて技術的に正しいことを確認するために、客観的な評論家の耳で聴かなくてはならないこともあるだろう。しかし技術的に正しければそれでいいというものではない。それが達成されたら、再び感情の出番だ。そうでないと、味気ない技巧以上のものは残らない。つねに必要なのはバランスであり、調和である。

音楽の構造面と感情面を正しく理解するメカニズムが別々にあるということは、人が音楽に対して示す多種多様な反応（さらには「解離」）によって痛感させられる。[1]音楽を正しく理解するための知覚や認識の能力はなくても、音楽を大いに楽しみ、ときに衝撃的なほど調子はずれに熱狂して大声で歌を歌い、（たとえほかの人をもがき苦しませても）自分はとても幸せになる人は大勢いる。それとは正反対の人もいる。たしかな音感をもっていて、音楽の形式上の微妙なちがいを鋭敏に感じとれるが、それでもたいして関心を抱かない、または自分の生活には関係ないと考える人たちだ。「音楽の才能に恵まれている」のに音楽に対してほぼ無関心な人もいれば、ほとんど音痴なのに音楽に対して感情的に敏感な人もいるとは、じつに印象的である。

人の知覚能力という意味での音楽の才能が、おそらくかなりの程度、生まれつき備わっていて変化しにくいのに対して、音楽に対する感情的な敏感さは、神経学的な因子だけでなく個人的な因子にも強く影響を受けることがあるので、もっと複雑だ。人は落ち込んでいるとき、音楽に対して「鈍くなる」ことがあるが、それはふつう、感情の総体的な平板化や引きこもりの一環である。わかりやすくて劇的なのは、さいわいめったにないことだが、音楽の形式的構造も含めて、ほかのことにはすべてふつうに反応しているのに、音楽に対する感情的な反応だけが、突然できなくなることだ。

そのように音楽に対する感情反応が一時的に消える事態は、脳震盪《のうしんとう》のあとに起こる可能性がある。医師のローレンス・R・フリードマンは、自転車事故のあと六日間、混乱して失見当に陥り、そのあと音楽にだけ無関心になったと話してくれた。このことに関する記事のなかで、彼は次のように述べている。

退院したばかりのころ、あることに気づいてひどく不安になった。音楽を聴くことに興味がもてなくなったのだ。音楽は聞こえる。それが音楽であることはわかるし、以前はどれだけ音楽を聴くことを楽しんでいたかもわかっている。音楽は私にとって、つねにいちばん確実な元気の源《みなもと》だった。それが今では何の意味もない。まったく興味がわかない。何かがひどくおかしいと気づいた。

フリードマンの場合、感情反応の喪失は音楽に限定されていた。脳震盪のあとでも、視覚芸術に対して感じる情熱は弱まらなかったと述べている。そんな自分の経験について書いてから、頭をけがしたあとに同じ経験をした二人の音楽家と話をしたことも追記している。

音楽に対する奇妙な無関心を経験する人は、鬱状態ではないし疲労してもいない。全般性の無快感症でもない。音楽以外のすべてのものに正常に反応するし、音楽への感受性もたいてい数日か数週間以内に回復する。そのような脳震盪後症候群で影響を受けているのは何なのか、正確に知るのは難しい。一時的にせよ、脳の機能の変化は広範囲におよび、脳のさまざまな部位に影響している可能性があるからだ。

脳卒中のあとに音楽への興味を失った人の事例報告は、枚挙にいとまがない。音楽の知覚や技量はすべてそのままのようなのに、音楽が何の感情も呼び起こさないというのだ（そのような音楽的感情の喪失や歪みは、脳の右半球に損傷を受けた人に多く見られることが示唆されている）。音楽に対する感情がまったくなくなるのではなく、誘発性や方向が変わり、以前は喜びを感じていたのに、不愉快な感情が引き起こされることもあり、ときには怒りや嫌悪や反感を生むほど激しい場合もある。手紙をくれたマリア・ラレスクは、このことについて次のように書いている。

私の母は脳の右側を負傷したあと、六日間の昏睡から意識を取り戻し、熱心に再学習のプロセスを始めました。……母がICUから病室に移されたとき、私は小さなラジオを持っていきました。彼女はいつも夢中になって音楽を聴いていたからです。……ところが事故のあと、入院中はどんな音楽も断固としてかけようとしません。わずらわしいようでした。……二カ月経ってようやく、また音楽を理解して楽しむようになりました。

このような患者の詳しい研究はほとんどないが、ティモシー・グリフィスとジェイソン・ウォーレンらは、五二歳のラジオアナウンサーが優位半球の脳卒中に襲われて（一過性の失語と半身麻痺を患《わずら》い)、「聴覚経験に永続的な変化」が起きたことを記述している。

彼にはクラシック音楽を聴く習慣があり……とくにラフマニノフの前奏曲集を聴くと喜びを感じていた。そういうとき、強烈な意識の「変容」状態を経験していた。……この音楽に対する感情反応が、脳卒中後になくなり、その一二ヵ月後から一八ヵ月後までの機能回復評価期間中もないままだった。この期間、彼は生活のほかの面は楽しむことができて、鬱状態の(生物学的)特徴は報告されなかった。聴覚に変化はないと言っていて、発話と音楽と環境、それぞれの音を正しく識別することができた。

イザベル・ペレッツらは、とくに失音楽症――音楽の構造を評価する能力の喪失(または先天的欠如)――に関心を抱いた。そして一九九〇年代初めに、脳損傷によってほぼ失音楽になっている被験者のなかに、それでも音楽を楽しむことができて、感情的な評価ができる人がいることを発見して驚いた。そのような患者の一人は、(本人のレコードコレクションにあった)アルビノーニのアダージョを聴いて、最初、その曲を今まで聞いたことがないと言い、次に、「この曲を聞くと悲しくなり、その気持ちがアルビノーニのアダージョを思わせる」と話した。ペレッツの別の患者、I・Rは四〇歳の女性で、両方の中大脳動脈に「ミラーイメージ」の動脈瘤ができていて、それを切る手術により、両方の側頭葉に広汎の梗塞が生じた。その後、彼女は以前よく知っていたメロディーを認識する能力だけでなく、音楽の反復を聞き分ける能力まで失った。「これほど大きな障害を負ったにもかかわらず、I・Rは音楽を楽しめると言った」とペレッツとギャニオンが一九九九年に書いている。そして詳細な検査が彼女の主張を裏づけた。

ダーウィンもまた、そのような検査に適した被験者だっただろう。というのも、彼は自叙伝に次のように書いている。

私は音楽がとても好きになり、平日にはキングズカレッジ礼拝堂の聖歌を聞けるように、たいてい散歩の時間をそれに合わせたものだった。その歌を聞くと強い喜びを感じ、背骨が震えることもあるほどだ。……それにもかかわらず、私にはまったく音感がなくて、不協和音を知覚することも、拍子をとって曲を正確にハミングすることもできない。そういうわけで、自分がどうして音楽に喜びを感じることができるのかは謎である。

音楽好きの友人はすぐ私の状況に気づき、私を試して面白がることがあった。ふつうより速く、または遅く演奏される曲を、どれだけ認識できるか試すのだ。そういうふうに演奏される〈国王陛下万歳〉はひどく難問だった。

ペレッツは「音楽の感情的解釈の根底には特定の機能構造」があり、その構造は失音楽症があっても損なわれないにちがいないと考えた。この機能構造の詳細はだんだんと明らかにされつつある。その手法として、脳卒中、脳損傷、または側頭葉の部分切除術を受けた患者の研究や、音楽を聴きながら強い感情の高まりを経験している被験者の機能的脳画像がある。ロバート・ザトーレと彼の研究所は脳画像に重点的に取り組んでいる（たとえば、ブラッドとザトーレの二〇〇一年の論文を参照）。研究のどちらの流れも、音楽に対する感情反応の基盤として、大脳皮質と皮質下両方の領域を含む非常に広範なネットワークが関係していると見なしている。さらに、人は音楽への感情を特異的に失うだけでなく、（1章と27章に説明されているように）同じくらい特異的に音楽への偏愛が突然生じることもあるという事実から、音楽への感情反応には、一般の感情反応とはちがう独自のきわめて特殊な心理的基盤があることがうかがえる。

音楽がもつ感情に訴える力への無関心は、アスペルガー症候群を患う人に起こることがある。私が『火星の人類学者』で取り上げた優秀な自閉症の科学者、テンプル・グランディンは、音楽の形式に強い関心を抱き、とくにバッハの音楽に惹かれている。彼女はかつて、バッハの『二声および三声のインヴェンション』のコンサートに行ったことがある、と話してくれた。私が楽しかったかと尋ねると、「とても独創的でした」と彼女は答え、バッハは五声や六声のインヴェンションも手がけたのだろうかと思った、とつけ加えた。「でも、楽しかったですか？」ともう一度訊くと、彼女は同じ答えを返し、バッハから知的な喜びは感じるが、それ以上のものはないと言った。自分は音楽に「感動する」ことはない、（見たところ）ほかの人は感動するようだが、自分はそれほど深く感動することはない、というのだ。

実際、アスペルガー患者の場合、深い感情にかかわる脳の内側域——とくに扁桃体《へんとうたい》——の発達が不十分な場合があるという証拠も見つかっている（テンプルが深く感動しないのは音楽だけでなく、全般的に感情の起伏があまりないようだった。一緒に山をドライブしていて、私が周囲の山々に畏怖と感嘆の念を覚えると話すと、テンプルは私の話がわからないと言った。「山は美しいけれど、特別な感情はわきません」）。

テンプルは音楽に無関心に見えたが、自閉症の人全員がそうであるとはかぎらない。それどころか、一九七〇年代に数人の重い自閉症の若者を診ていたときには、反対の印象をもった。そのなかで最もコミュニケーションが難しかった患者と接触する唯一の手段が音楽だったのだ。そのことを痛感したため、仕事場である病棟に自分のピアノ（当時すでに使い古していた年代物のアップライトピアノ）を持ち込んだところ、そこにいた言葉を使わない若者たちの一部を、まるで磁石のように吸い寄せた。[2]

ここから、もっと不確かな領域に踏み込もう。本人および他人の記述によると、音楽に無関心だった（場合によっては嫌っていた）歴史上の人物だ。そういう人たちは重い失音楽症だった可能性があるが、それを裏づける証拠も、論破する証拠もない。たとえば、ジェイムズ兄弟の作品には、音楽に対する言及がほとんどないのはなぜなのか、知るのは難しい。ウィリアム・ジェイムズの一四〇〇ページにおよぶ『心理学の諸原理（*Principles of Psychology*）』は、人間の知覚と思考のほぼあらゆる側面を取り上げているのに、音楽に充《あ》てられた文はたった一つしかない。彼の伝記に目を通してみても、音楽に言及しているくだりは見つからない。ネッド・ローレムは日記『夜と向き合う（*Facing the Night*）』のなかで、同じようなことをヘンリー・ジェイムズについて述べている。彼の書いた小説や彼についての伝記は、ほとんど音楽に触れていないというのだ。ひょっとすると、兄弟は音楽のない家庭で育ったのかもしれない。決定的な時期に言語に触れないと、生涯にわたって言語能力が弱くなることがあるように、幼いころに音楽に触れることがないと、一種の心理的な失音楽になるのだろうか。

それとは異なるいささか悲しい現象として、音楽をはじめ多くのものに対する感情の喪失を、ダーウィンが自叙伝に表現している。

ある意味で、私の心はこの二、三〇年で変わった。……以前は、絵にかなりの喜びを感じ、音楽にとても強い喜びを感じた。しかし今では……絵や音楽を好む気持ちがほとんどなくなった。……私の心は、大量の事実の集積から一般法則を量産する機械になってしまったようだ。……このような愛好心の喪失、美しいものに対する崇高な愛好心を嘆かわしく不可思議にも失うことは、幸福を失うことであり、人間性の感情的な部分が弱って知性を損なうおそれがあり、徳性を傷つける可能性はさらに高い。[3]

フロイトのこととなると、問題ははるかに複雑だ。彼は音楽の都ウィーンに住んでいたにもかかわらず、（話から判断するかぎりでは）自主的に、あるいは楽しみのために音楽を聴いたことはなく、音楽について書いたこともなかった。まれに無理やり連れ出されて（モーツァルトのものにかぎって）オペラに行くことがあり、そんなときは患者のことや自分の理論について考えるのに、その場を利用していた。フロイトの甥《おい》のハリーは（眉唾の部分もある回想録『ジークムントおじさん（*My Uncle Sigmund*）』のなかで）、フロイトは音楽を「軽蔑」していて、フロイト家全員が「ひどく音楽嫌い」だったと書いているが、どちらの主張も真実ではないようだ。フロイト自身はもっとはるかに微妙なニュアンスのコメントを、「ミケランジェロのモーセ」の序文で述べている。音楽について書いたのはこのときだけである。

私は芸術通ではない……にもかかわらず、芸術作品は私に強大な影響をおよぼす。とくに文学と彫刻にそれが言えるが、絵画はそれほどでもない。……それを前にして長い時間、自分なりに理解しようとする。つまり、どんな影響があるはずかを自分に説明しようと試みる。たとえば音楽のように、その試みがうまくいかないものには、喜びをまったく感じることができない。私の合理主義的な性質か、ひょっとすると分析的な性質が、なぜ自分が感動するのか、そして何に感動しているのか、わからないままに何かに感動することを嫌うのだ。

私はこのコメントを読むと、不可解と感じると同時にかなり胸が痛む。フロイトがたまには音楽のように神秘的で、心地よくて、威圧的でない（と思われる）ものに、夢中になることができたらよかったのに、と思う。彼は説明や理論化に取り組んでいなかった少年時代には、音楽を楽しみ、音楽に反応していたのだろうか。大人になってからは音楽の楽しさを否定したことしかわからない。ひょっとすると、彼の場合は「無関心」ではなく、自身が唱えた「抵抗」のほうが正しいのかもしれない。音楽の誘惑する力、得体の知れない力に対する抵抗だ。

フロイトをよく知っていたセオドア・レイクは、『忘れられないメロディー（*The Haunting Melody*）』の冒頭で、フロイトが音楽に無関心に思われることについて論じている。「たしかに、フロイトはモラヴィアの小さな町フライブルクで生まれてから四年間、ほとんど音楽を聞かなかった。そして、そのような幼い時期の印象が、音楽に対する感受性と関心を育てるのにいかに重要であるかは周知のとおりである」。しかし、少なくとも二回、フロイトが音楽を楽しむのを見た、音楽に感動しているのを見た、とレイクは続けている。(4) したがってレイクが感じたところでは、それは無関心ではなく——

拒否であり……自己防衛のための意志による行為であり……音楽が感情におよぼす影響が自分に望ましくないように思えれば思えるほど、強く激しくなった。彼は理性を研ぎ澄まし、感情を停止させておかなくてはならないと、ますます確信するようになっていた。そして音楽の闇の力に身を任せることを嫌がるようになっていった。このようにメロディーが感情におよぼす影響を避ける態度は、自分の感情の激しさに危険を感じる人に見られることがある。

実際、音楽によって抗えない感情が引き起こされる人も多い。私の友人にも、音楽にとても敏感で仕事中にBGMをかけられない人が大勢いる。そういう人は、完全に音楽に耳を傾けるか、それとも消すか、どちらかしかない。音楽のもつ力が強すぎて、ほかの精神活動に集中できないのだ。音楽に完全に没頭すれば、恍惚と狂喜の状態が待っているかもしれない。一九五〇年代によく見られたのは、フランク・シナトラやエルヴィス・プレスリーに聴衆全員がしびれている光景だ――気が遠くなりそうなほど強烈な、感情とおそらく官能の高ぶりにとらえられていた。ワーグナーもまた、音楽で感情を操る名人であり、だからこそ、彼の音楽に夢中になる人もいれば、心を乱される人もいるのだろう(5)。

トルストイは音楽に対して相反する感情を同時に抱いていた。なぜなら、音楽には自分を「架空の」精神状態――自分のものではなく、自分ではコントロールできない感情とイメージ――に引き込む力があると感じていたからだ。彼はチャイコフスキーの音楽を敬愛していたが、しばしばそれを聴くことを拒み、『クロイツェル・ソナタ』に、バイオリニストとその音楽が語り手の妻を誘惑した様子を描写している。二人はベートーヴェンのクロイツェル・ソナタを一緒に弾くのだが、この音楽に女心を変える力があるために妻は不倫に走ったのだ、と語り手は考えるようになる。物語は激怒した夫が妻を殺害するところで終わる——本当の敵、彼が殺すことのできない敵は、音楽だとわかっていながら。

（注1）アンソニー・ストーは『音楽する精神』のなかで、このような解離の好例を挙げている。

何年も前、私は幻覚剤メスカリンの影響を調査していた同僚のために「モルモット」になった。まだ効果が治まっていないとき、ラジオで音楽を聴いた。薬の影響で感情反応は強められたが、同時に、形式の認知はなくなった。メスカリンのおかげでモーツァルトの弦楽四重奏がチャイコフスキーと同じくらいロマン派に聞こえる。自分に届く音が脈打ち、振動しているのがわかり、弦に弓がかみ合うのを感じ、感情に直接訴えかけてくるものを自覚していた。それとは対照的に、形式の理解は大幅に衰えた。主題が繰り返されるたびに驚かされる。主題それぞれは魅惑的だったかもしれないが、互いの関係が消滅していた。残っていたのはつながりのない音の連なりであり、心地よい体験ではあったが、つまらないとも思った。

メスカリンに対する自分の反応で、私の場合には、感情反応にかかわる脳の部位は構造を認知する部位とは異なると確信した。これが誰にでも当てはまることが証明されている。

（注2）一九八〇年代初め、BBCのすばらしい番組『音楽の子ども（*The Music Child*）』を見た。これは重度の自閉症児（およびほかのコミュニケーション障害のある子ども）に対する音楽療法に先鞭をつけたポール・ノルドフとクライヴ・ロビンズの研究に関する番組だ。一九六〇年代初めにノルドフと

ロビンズが最初に実験プロジェクトを行ってから、自閉症児に対する音楽療法の利用は飛躍的に進歩し、今では、ストレスや興奮や常同運動（揺れる、たたくなど）を軽減し、ふだんはコミュニケーションが困難な自閉症者との人間関係を促進するために、広く使われている。

（注3）ジャネット・ブラウンはダーウィンの伝記に、次のように書いている。

このくだりは家族を困惑させた。ダーウィンが自然に対する自分の感受性を否定し、自分の特別な才能に背を向けているかのようだからだ。彼の死後、子どもたちが反証を次々と挙げて、ダーウィンが美しい景色や音楽の夕べを楽しんだことを指摘した。……子どもたちは異口同音に、自分を行き詰まった無感覚症の人間と見ていた父親の考えを否認している。

ダーウィンの息子のフランシスは『ダーウィン自伝』にこう書いている。

晩――つまり、体力の許すかぎり多くの文献を読んだあと、朗読を始める前――彼はよくソファーに寝ころび、母がピアノを弾くのを聴いていた［ダーウィンの専門家であるエリック・コーンによると、エマ・ダーウィンはほかならぬモシェレスとショパンの教えを受けたという］。音感はよくなかったが、それでも彼はすばらしい音楽を心から愛していた。年をとって音楽の楽しさが鈍くなったと嘆いていたが、私の記憶するかぎりでは、優れた曲に対する彼の愛はとても強かった。……音感がなかったので、曲をもう一度聞いても認識できなかったが、それでも好みは一貫していて、古いお気に入りの曲が演奏されると、「これはいい。何ていう曲だい？」と言ったものだ。とくにベートーヴェンの交響曲やヘンデルを好み、スタイルのちがいには敏感だった。…

……上手な歌を楽しみ、荘重な歌や哀愁に満ちた歌には涙をこぼしそうなほど感動していた。……自分の鑑賞力については極端に謙虚で、そのため他人が同じ意見だとわかると喜んだ。

（注4）さらにフロイトは、才能豊かなウィーンのピアニスト、アンナ・ヒルスベルクと、少なくともピアノの連弾をしたようだ（と私はダニエル・オフリから聞いた）。

（注5）魅惑的だが危険な音楽というテーマは、つねに人々の想像をかき立ててきた。ギリシャ神話で船乗りたちを破滅に誘ったのは、海の精セイレンの魅惑的な音楽だった。『ザ・コールデスト・ウィンター 朝鮮戦争』でディヴィッド・ハルバースタムは、朝鮮戦争中に利用された気味の悪い不吉な音楽を鮮やかに描写している。

奇妙なアジア式バグパイプとでも言えそうな楽器の音が聞こえた。一瞬、イギリスの旅団が自分たちを救出するために到着したのだと考えた将校もいた。しかしそれはバグパイプではなく、まったくなじみのない不気味な音で、ラッパとフルートにも聞こえる。その音を大半の兵士が生涯忘れられないだろう。それは中国人が戦いの火ぶたを切ろうとするときの音であり、楽器によって自分たちの行動を相手に伝え、わざと敵に恐怖を植えつける音でもあることを、のちに彼らは知ることとなる。

そしてE・B・ホワイトによる一九三三年の風刺小説「ウルグアイの覇権（The Supremacy of Uruguay）」では、催眠効果のある楽句を繰り返しエンドレスで放送する拡声器を備えた、無人機を飛ばすことによって、ウルグアイは世界征服を実現する。「外国の領地の上空で鳴るこの耐えがたい音は、たちまち民衆を狂気に陥れた。そうなればウルグアイは都合のよいときに軍隊を送り込み、愚者どもを征服し、土地を手に入れることができる」

　同様のテーマはさまざまな映画でも用いられている。ティム・バートンのパロディー映画『マーズ・アタック！』もその一例で、侵略してきた火星人は知らぬ間に作用する歌によって脳を破裂させられ、最終的に打ち負かされる。こうして〈インディアン・ラブ・コール〉が人類を救うのである。『宇宙戦争』で地球上のありふれたバクテリアが演じた役割と同じだ。

第25章　哀歌——音楽と狂気と憂鬱

ロバート・バートンは『憂鬱の解剖学（*The Anatomy of Melancholy*）』に音楽のもつ力について長々と書き、ジョン・スチュアート・ミルは若いころ鬱や無快感にとらわれたとき、音楽だけがその覆いを突き破り、少なくともしばらくのあいだ、喜びと生きている感覚を与える力をもっていることを知った。ミルの鬱状態は、父親から押しつけられた非情な管理体制に端を発していると考えられる。父親は彼が生まれたときから、たえず知力を働かせて成果を上げることを要求し、息子の感情的ニーズに応えることはおろか、気づくことさえほとんどなかった。当然のことながら、若き天才は大人になって危機に陥り、音楽以外の何ものにも動かされない状態になってしまう。ミルは音楽の好みがうるさいわけではなく、モーツァルトもハイドンもロッシーニも同じくらい好んだ。彼にとって唯一の不安は、音楽のレパートリーが尽きて、頼るべきものがなくなることだった。

ミルのようにたえまなく漠然と音楽を必要とするのは、特定の楽曲が特定の場合に決定的な効果を発揮するのとは別物である。そのような体験を、ウィリアム・スタイロンが回想録『見える暗闇』に書いている。そのとき彼は自殺寸前だった。

妻はもう寝ていて、私はしかたなく映画のビデオを見ようとした。……一九世紀末のボストンを舞台にしたその映画の一シーンで、主人公が音楽学校の廊下を歩いていると、壁の向こうにいる音楽家が歌うアルトの声が聞こえてきた。ブラームスのアルト・ラプソディーの一節が、突然、高く舞い上がるように響いたのだ。何カ月ものあいだ、どんな音楽にも、というよりどんな快楽にも、何も感じず反応しなかった私の心に、この声が短剣のように突き刺さった。そして思い出がどっと押し寄せ、私はこの家が知っているあらゆる喜びのことを考えた。部屋から部屋へ駆け回る子どもたち、祭り、愛情と仕事……

私自身も同じように、ほかの何にも心が動かなかったとき、スタイロンの言葉を借りれば、音楽が「心に突き刺さった」経験がある。

私は母の姉のレンおばさんが大好きだった。子どものころ、戦時中にロンドンから疎開させられたとき、彼女のおかげで命を救われたとは言わないまでも、正気を失わずにいられると何度も感じた。彼女の死は私の人生に突然ぽっかり大きな穴をあけたが、なぜか、私は嘆き悲しむことができなかった。機械的に動いて仕事に出かけ、日常生活を送ったが、内面は無快感の状態で、どんな楽しみにも——そして同じように悲しみにも——何も感じず、反応が起こらない。ある晩、音楽が自分を立ち直らせてくれるかもしれないというはかない望みを抱いて、私はコンサートに出かけたが、効果はなかった。コンサートはずっと退屈だった——最後の曲が演奏されるまでは。最後の曲は聞いたことのない作曲家の聞いたことのない曲、ヤン・ディスマス・ゼレンカ（バッハと同時代のあまり知られていないチェコの作曲家だと、あとで知った）の『エレミアの哀歌』だった。その曲を聴いているとき、突然、自分の目が涙に濡れているのに気づいた。何週間も凍りついていた感情が再び流れ出している。ゼレンカの哀歌が私の心のなかのダムを決壊させ、せき止められていた感情を放出させたのだ。

同じような音楽への反応が、ウェンディー・レッサーの著書『疑いの余地（*Room for Doubt*）』に記述されている。彼女もレニーをなくした。彼女の場合は愛するおばではなく、愛する友人だ。私の場合、感情を解き放つカタルシスとなったのはゼレンカの『哀歌』だったが、レッサーの場合はブラームスの『鎮魂歌』だった。

そのブラームスの鎮魂歌の演奏が私に強烈な影響をおよぼした。私はデイヴィッド・ヒュームについて書こうと思ってベルリンに行った……が、……音楽の波をかぶった——耳だけではなく全身で聴いたように感じられた——私は、レニーについて書かなくてはならないのだと悟った。

それまで私はレニーの死を、鍵のかかったかばんに入れて持ち歩いていた。手に取ることができないが、投げ捨てることもできない、鍵のかかった凍りついたかばん……。凍りついていたのはレニーだけではない。私も凍りついていたのだ。しかしベルリン・フィルハーモニー・ホールで、合唱団が私には理解できない言葉で歌っている声を聴いているうちに、何かが私の心を温め、融かした。私は数カ月ぶりに感じることができるようになった。

母の死の知らせを聞いたとき、私はすぐにロンドンに飛んで実家に駆けつけ、そこで一週間、喪に服した。父、三人の兄、そして私は、健在だった母の兄弟姉妹とともに、低い椅子にすわり、ひっきりなしに次々と訪れて食べ物と思い出を差し入れてくれる親戚や友人たちに、精神的にも肉体的にも支えられた。とても感動的だったのは、母の患者や生徒たちが大勢、弔問に訪れてくれたことだ。至るところに温かさ、気遣い、愛情、支えがあり、気持ちが流れ、分かち合われていた。しかしその一週間が終わり、ニューヨークの誰もいない冷え冷えしたアパートに戻ったとき、私の感情は「凍りつき」、鬱という言葉では表現しきれない状態に陥った。

何週間も、起きて、服を着て、職場に行って、患者を診て、外見はふつうに見えるようにと努力した。しかし内面は死んでいて、ゾンビのように生気がなかった。ある日、ブロンクス・パーク・イーストを歩いていると、突然すっと気持ちが軽くなるのを感じた。気分が高揚し、命の、喜びの、ささやきか予感のようなものが感じられる。そのときはじめて、心象か記憶とまちがえるくらいかすかではあったが、音楽が聞こえていることに気づいた。歩き続けるとだんだん音楽は大きくなり、とうとうその源《みなもと》までたどり着き、地下室の開いた窓から流れるラジオのシューベルトだとわかった。その音楽が私を突き刺し、さまざまな心象や感情を次々と解き放った——子どものころの思い出、一緒に過ごした夏休み、母がシューベルト好きだったこと（彼女はよく、すこし調子はずれの声で『夜の歌』を歌っていた）。私は数週間ぶりに笑みを浮かべたばかりか、声を出して笑った。そして生気を取り戻した。私はその地下室の窓のそばにとどまりたかった。シューベルトが、シューベルトだけが、命だと感じたのだ。彼の音楽だけが私を生かしておく秘薬だった。しかし乗らなくてはならない電車があったので、私は歩き続けた。そして再び鬱状態へと落ち込んだ。

数日後、偶然、名バリトン歌手のディートリッヒ・フィッシャー゠ディースカウがカーネギー・ホールでシューベルトの『冬の旅』を歌うことを聞きつけた。チケットは売り切れていたが、あきらめきれずに外でたむろしている人々に交じって、私は一〇〇ドルでなんとかチケットを手に入れた。一九七三年当時としては莫大な金額だったし、私の収入はわずかだったが、命の代償（と自分に言い聞かせた）と考えれば安いものに思えた。しかしフィッシャー゠ディースカウが最初の曲を歌おうと口を開いたとき、私は何かがとんでもなくおかしいと気づいた。彼はいつもどおり技術的には完璧だったが、なぜかその歌はまったく平板で、恐ろしいほど完全に精彩を欠いているように思える。周囲の人はみな、うっとりと耳を傾け、感慨深げな何ともいえない表情で聴いている。彼らはそう装っているのだ、と私は決めつけた——フィッシャー＝ディースカウの声にかつては染み渡っていた計り知れない温かさと繊細さがなくなっていることに、彼らも私と同じように気づいて、礼儀上、感動している振りをしているのだ、と。もちろん、自分が完全にまちがっていたことを、あとになって知った。翌日、評論家たちは口をそろえて、フィッシャー＝ディースカウはこれまでで最高だったとほめたたえた。またもや生気を失い、閉じ込められ、凍りついていたのは、私のほうだった。あまりにも硬く凍りついていたので、今回はシューベルトさえも私の心に届かなかったのだ。

ひょっとすると、私は抗えそうにない感情から自分を守り、殻に閉じこもっていたのかもしれない。もっと単純に、求めるものは得られないことが経験からわかっていながら、音楽の効果を求めていたのかもしれない。喜びをもたらす力であれ、カタルシスを起こす力であれ、音楽のパワーは、こっそり不意打ちを食らわせるものであり、幸運や神の恵みとして期せずして現れるものでなくてはならない——シューベルトが地下室の窓からこっそり近づいてきたときのように、あるいは、ゼレンカの『哀歌』の雄弁な悲嘆によって心を無理やりこじ開けられたときのように（「芸術は薬ではない」とE・M・フォースターは書いている。「効き目があるという保証はない。創造への衝動と同じくらい、不可解で気まぐれな何かが解き放たれなければ効かない」）。

ジョン・スチュアート・ミルは陽気な音楽を望み、それが強壮薬として作用したようだが、愛する人を失ったことに対処しようとしていたレッサーと私は、まったく別のものを欲していて、まったく異なる音楽の体験をした。深い悲しみを解き放ち、感情を再び流れさせた音楽が、レッサーの場合は鎮魂歌、私の場合は哀歌だったことは、偶然ではない。これは喪失や死に臨むために考えられた音楽だ。さらに言えば、音楽には、自分自身が死と向かい合っているときも、その状況に語りかける独特のパワーがある。

精神科医のアレクサンダー・スタインは、九・一一テロでの自分の経験を語っている。彼はワールド・トレード・センターの向かいに住んでいて、そこが攻撃されるのを目の当《ま》たりにし、崩れ落ちるのを目撃し、妻が生きているか死んでいるかもわからないまま、通りを逃げ惑う群衆のなかにのみ込まれた。彼と妻はそれから三カ月、家に帰れない避難民となった。そのとき彼は次のように書いている。

私の内面の世界は、存在のすべてが空気のない真空状態になってしまったかのように、厚い無言のとばりに覆われた。ふだんはお気に入りの曲を心のなかで聴いていたのに、そんな音楽も鳴らなくなった。逆説的な話だが、聴覚の世界は活気が増していたが、狭い範囲の音に合わせて調整されているように思えた。私の耳は、戦闘機の轟音と物悲しいサイレンの音に、自分の患者に、妻の寝息に、敏感になっていた。

数カ月経ってようやく、「音楽がついに、私の生活の一部として戻ってきて」、最初に頭のなかで聞こえたのは、バッハのゴルトベルク変奏曲だったという。

あれから五周年を迎えたこのあいだの九月一一日、私はいつものように朝バッテリー・パークまで自転車を走らせたとき、マンハッタンの先端に近づくと音楽が聞こえてきて、無言の群衆がすわって海を見つめ、一人の若者がバッハのシャコンヌ二短調をバイオリンで弾くのを聴いているのが見えたので、そのなかに入って一緒にすわった。音楽が終わって人々が静かに散っていったとき、音楽が彼らに、言葉では決してかなわない深い慰めを与えたことがよくわかった。

芸術のなかでも音楽だけは、完全に抽象的でありながら、きわめて主情的でもある。特定のものや外界のものを表す力はないが、内面の状態や感情を表現する独特の力がある。音楽は心を直接突き刺すことができる。仲介は要らない。ディドとエネアスについて何も知らなくても、彼に向けた彼女の哀歌に心を動かされる。誰かを失ったことのある人なら、ディドが何を表現しているのかわかる。そして最終的に、深遠で不可解なパラドックスが生まれる。そのような音楽は人に痛みと悲しみをさらに強く感じさせるが、同時に、慰めと安らぎをもたらすのだ。(1)

先日、三〇代前半の若者から手紙をもらった。彼は双極性障害を抱えていて、そう診断されたのは一九歳のときだったという。彼の症状は明らかに深刻だった。何カ月も、外出することも誰かと話をすることもほとんどなく過ごし、躁状態が現れると「途方もない金額を浪費し、夜通し寝ずに数学の問題を解いたり、音楽をつくったり、たえず人とつき合う」。彼が私に手紙を書いたのは、二〇代のとき、ピアノを弾くことで自分の心の状態が驚くほど変わることに気づいたからだった。

ピアノの前にすわると、弾き始め、即興で演奏し、自分の気分に合わせることができました。気分が高揚している場合、その高揚した気分に音楽を合わせ、ほとんど忘我の状態でひとしきり弾くと、気分をふつうのレベルに落とせるのです。逆に気分が落ち込んでいる場合は、その気分を盛り上げることもできました。人が治療や薬を使って気分を安定させるのと同じように、音楽を使ってそれができるようなのです。……音楽を聴いても、私の場合、同じ効果はありません。何かを生み出すことが関係していて、音楽のあらゆる側面――スタイル、構成、テンポ、強弱――を、自分がコントロールできることと切り離せないのです。

私は州立の精神病院で長年働いてきて、大人になってからほとんどの期間を精神医療施設の奥まった病棟で暮らしている、重い退行が見られる統合失調症患者が、音楽には「正常な」反応を示す場合があることを、何度も目撃してきた。その反応はしばしばスタッフが驚くほどで、本人さえ驚くこともある。(2) 精神科医によると、統合失調症患者には「陽性」症状(幻覚、妄想)だけでなく「陰性」症状(他人との接触が困難、意欲低下、そして何より感情の平板化)もある。投薬で陽性症状を弱めることは可能だが、陰性症状に効くことはまれだ。しかも、たいてい陰性症状のほうが生活に支障を来たす。そういう場合にこそ、（ウルリッヒらが示したように）とくに音楽療法が役立つ可能性があり、孤立した非社交的な人の心を、威圧的でない人間味のある方法で開かせることができるかもしれない。

音楽は陽性症状を抑えることもある。何年間も重い統合失調症を患《わずら》ったドイツの著名な裁判官、ダニエル・パウル・シュレーバーは『シュレーバー回想録』にこう書いている。「ピアノを弾いているあいだ、意味不明なたわ言を話しかけてくる声がかき消される。……本物の感情をピアノの演奏に込めることができるおかげで、『錯覚の生起』などで私を『代弁する』試みはことごとく、失敗に終わる運命にあった」

重い統合失調症であるにもかかわらず、最高レベルの演奏ができるプロの音楽家もいて、その演奏に障害のある精神状態はみじんも感じられない。高い評価を受けているジャズ・トランペッターで作曲家でもあり、同世代のホーン奏者の第一人者とも目されるトム・ハレルは、青年期以降、統合失調症を抱えて生活し、ほぼつねに幻覚を感じているにもかかわらず、何十年も自分の芸術的才能を維持している。彼が精神的に異常でないのは、演奏をしている時間、つまり彼の言葉を借りれば「音楽が自分を操っている」時間だけである。

そして、才能豊かなクラシックバイオリニストのナサニエル・エアーズがいる。彼はジュリアード音楽院の学生として華々しいスタートを切ったあと、重い統合失調症に陥り、最終的にロサンジェルスのダウンタウンの路上でホームレスとして生活していた。そこで彼はときどき、弦が二本しかないボロボロのバイオリンで、うっとりするような音楽を奏でた。エアーズと彼にとっての音楽の「救いの力」を描いた心揺さぶられる物語は、スティーヴ・ロペス著の『路上のソリスト』という本に収められている。
音楽は、夢やパーキンソン病による歪曲にも、健忘症やアルツハイマー病による喪失にも、抗ってそのまま残るようだが、同じように精神病の歪曲にも抵抗し、ほかの何ものも寄せつけないほどの深い鬱や狂気のとばりも、突き破ることができるのかもしれない。

(注1) ふつうはそうだ——が、いつもとはかぎらない。手紙をくれたある人は、深い心痛の状態にあったとき、悲しみが音楽によって募るのを感じていた。

ずっと好きだったクラシック音楽を聴けないことに気づきました。……どんな音楽かはたいして問題ではないようでした。とにかく聴くことができなくなったのです。……音楽を聴いていると、恐怖と悲しみの両方に圧倒される気がしてきて、それがあまりにひどいため、泣きながら音楽を消し、かなり長いあいだ泣き続けなくてはなりませんでした。

彼女は悲嘆に暮れながら心理療法を受け、一年後にようやくまた音楽を楽しめるようになった。
(注2) この話は、スコットランドにあるサニーサイド・ロイヤル病院の「精神障害者名簿」の、一八二八年六月一日の書き込みにも見られる。入院患者のマーサ・ウォーレスは「大変高齢で……施設に四十年間入っていて、その間、精神状態に何も変化がない……[にもかかわらず]音楽に対する感受性は

明らかであり、土曜日には……席から立ち上がり、はつらつとした表情で、バイオリニストが弾く〈ニール・ガウ〉という曲に合わせ、ありったけの力をふりしぼって、よろめきながら踊った」

第26章　ハリー・Sの場合——音楽と感情

おそらく、医者はお気に入りの患者をつくったり、患者のことで胸を痛めたりするべきではないのだろう。しかし私にはそういう患者がいて、ハリー・Sもその一人だった。一九六六年にベス・エイブラハム病院に着任してはじめて診た患者で、三〇年後に亡くなるまで何度も診た患者だ。

私が出会ったとき、ハリーは三〇代後半の聡明な——MITで学んだ——機械技師だった。自転車で坂を上っているとき、突然、脳動脈瘤が破裂し、両方の前頭葉に大量に出血し、右側はひどく損傷したが、左側はそれほどではなかった。数週間、昏睡状態が続き、そのあと何カ月も損傷が残ったままで、回復不能に思われ、そのあいだに絶望した妻は彼と離婚している。ついに脳神経外科を退院し、慢性疾患の病院であるベス・エイブラハム病院に来たとき、彼は仕事も妻も歩ける脚もなくし、さらに心と人格の大半も失っていた。知力はだんだんにほとんど元どおりに戻ったが、情緒には重い障害を抱えたままだった——生気がなく、平板で、無関心なのだ。自分だけでは、あるいは自分のためにはほとんど何もせず、他人がやる気にさせて「ゴーサイン」を出さなければ何もしなかった。

それでもハリーは、習慣から『サイエンティフィック・アメリカン』誌を定期購読していて、事故前と同じように端から端まですべての記事を読んだ。しかし読むものをすべて理解しても、どの記事にも興味も驚嘆も感じない、と彼は認めている。そして「驚嘆」こそが、以前の人生の核だったという。

日刊紙も念入りに読み、すべてを理解したが、冷淡で無関心な読み方だった。周囲にはほかの入院患者——興奮している人、ふさぎ込んでいる人、痛がっている人、あるいは（まれに）笑って喜んでいる人——の感情やドラマがあふれ、彼らの願望、恐怖、希望、野心、事故、悲劇、そしてたまに歓喜がうずまいていても、彼自身はまったく無感動のままで、感じることができないようだった。以前のとおり礼儀正しく、丁寧だったが、それが本物の感情による動きではないことが感じられる。

しかしハリーが歌うと、突然、状況が一変した。彼はきれいなテノールの声をもっていて、アイルランドの歌が大好きだった。歌うときの彼は曲にふさわしいあらゆる感情——快活さ、物思い、悲痛、気品——を示す。これには愕然とするほど驚かされた。というのも、ほかのときにはそんな兆しはまったく見られず、彼の情緒的能力は完全にだめになっていると考えられていたのだ。

音楽が、音楽のもつ意図や感情が、彼を「解放する」、つまり前頭葉の代用品か人工器官のような働きをして、彼に欠けていると思われる感情のメカニズムを提供しているかのようだった。歌っているあいだは人が変わったかのように見えるが、歌が終わると数秒で元に戻り、再びうつろで無関心で生気のない状態になる。

病院のほとんどの人にはそう見えたが、それを疑う人もいた。神経心理学者でとくに前頭葉症候群に興味をもっていた同僚のエルコノン・ゴールドバーグは、納得していなかった。前頭葉症候群の患者は、ほかの人の仕草や行動や話を無意識にそのまま繰り返すことがあり、無意識の真似や模倣を行う傾向がある、とゴールドバーグは力説した。

それならハリーの歌は、たんなる精巧な自動的模倣の一種だったのだろうか。それとも、どういうわけか音楽のおかげで、ふだんは手の届かないところにある感情に触れられたのだろうか。ゴールドバーグはその点に確信がなかった。私にも、病院のほかの大勢の人たちにも、ハリーの見せる感情が人真似だとは信じられなかった――が、ひょっとするとそれは聴き手に対する音楽のパワーを物語っていたのかもしれない。

事故から三〇年が経った一九九六年、私が最後に会ったとき、ハリーは脳水腫を発症し、前頭葉に大きな嚢胞《のうほう》ができていたが、病気が重く体力がひどく衰えていたために、手術を受けることができなかった。しかし、そんなに弱っていたにもかかわらず、彼は最後の元気をかき集めて、私のために歌を――〈ダウン・イン・ザ・ヴァレー〉と〈おやすみ、イレーヌ〉――昔と同じように細やかにやさしく歌ってくれた。それが最後の歌になり、彼は一週間後に亡くなった。

私が診ていた脳炎後遺症患者のヘスターは、Lドーパの効き目で「目覚め」、しばらく正常な動きと感情を回復したあと、日記に「自分の気持ちを完全に表現したい。とにかく何かを感じるのは久しぶりだ」と書いている。別の脳炎後遺症患者のマグダは、ほとんど動けなかった数十年間に経験した無感動と無関心について書いている。「どんな気分もなくなった。何も気にならなくなった。何も私の心を動かさなかった——両親の死でさえも。幸福や不幸がどんな感じかも忘れてしまった。よかったのか、それとも悪かったのか。どちらでもなかった。無だった」。そのような情緒的無能——最も厳密には感情鈍麻——が起こるのは、（ハリーのように）前頭葉システムか、（ヘスターとマグダのように）感情を助長する皮質下システムに、深刻な損傷がある場合にかぎられる。

しかし、そのような完全な感情鈍麻は別としても、純粋な感情能力が損なわれる神経疾患はほかにもある。ある種の自閉症、統合失調症の「感情の平板化」、精神病質者がしばしば見せる「冷たさ」や「無神経」がそうだ。しかしそういう場合もハリーの症例のように、音楽が突破口を開き、たとえ限定的であっても、あるいは短時間であっても、正常に見える感情を解き放つことがままある。

一九九五年、あるセラピストが、患者として五年にわたって詳しく観察してきた「精神病質者」と音楽との関係について、私に手紙を書いてくれた。

ご存知のように［精神病質者は］魅力的な詐欺師で、いちばん顕著な特徴は感情の欠如です。彼らは正常な人々を研究し、そのなかで生き延びるために、感情をそっくり真似たものを見せることができますが、感情はありません。忠誠心も、愛情も、同情も、恐怖もなく、……人間の内面の世界をつくっている漠としたものが何もない……。

私が診ていた精神病質者はとても有能な作曲家で音楽家でもありました。正式な訓練は受けていませんでしたが、どんな楽器でも取り上げてすぐ弾くことができましたし、一、二年でマスターできるのです。私は作曲ができるようにと彼に電子音楽スタジオを与えました。彼はすぐに装置の扱いを習得し、自分の作品のテープをつくり始めました。……音楽が丸ごと彼から流れ出てくるようでした。……彼の最初のテープを聞いたあと、私はこう書いています。「みずみずしく生き生きしていて、無骨なエネルギーにあふれている。甘美で、力強く、情熱的。知的だが神秘的。驚きに満ちている」。……彼を見送ったあと、彼は音楽のなかに感情を装ったのだろうか、という疑問が頭をよぎりました……が、音楽に込められた感情は純粋なもので……音楽は彼が感情を表現する唯一の方法であり、彼の音楽には、ほかのときの彼からは完全になくなっている感情の純粋さと深さが詰まっていると……心の奥で直感しました。……

彼はサックスを買い、一年後には人気のクラブでプロとして演奏していましたが、その後、愛するヨーロッパに渡り、路上で演奏して小銭を稼ぐようになりました。お人よしの信じやすい人々から、だまし取る計画を実行しているわけです。プラハか、チューリッヒか、アテネか、アムステルダムか、どこかの暗い街角で、孤独なサックス奏者が自分の心を奏でているとき、そばを通り過ぎる大勢の人々は、それが「現代のアメリカで最も偉大な作曲家」と呼ばれる人物ではないかとも、危険な精神病質者ではないかとも、まったく思わないでしょう。

このような症例では、感情はほとんどつねに意識や表現からさえぎられているか、または切り離されているのに、音楽のおかげでその感情に触れることができているのだろうか。それとも、私たちが目にしているのは一種の物真似であり、見事だがある意味で表面的な見せかけの演技なのだろうか。私は『火星の人類学者』に書いた自閉症のサヴァン、スティーヴン・ウィルトシャーを見たときも、同じような不確かさを感じた。スティーヴンはほとんど話をせず、すばらしい絵を創作しているときでさえ、ふつうはほとんど感情を見せなかった。しかし音楽によって人が変わることがある（ように私には思えた）。かつて一緒にロシアを訪れ、アレクサンドル・ネフスキー修道院で合唱を聴いていたとき、スティーヴンは深く感動しているように見えた（と私は思ったが、長年彼をよく知っているマーガレット・ヒューソンは、もっと深いレベルで彼は歌に無関心だと感じていた）。

三年後、ティーンエージャーだったスティーヴンが自ら歌い始めた。トム・ジョーンズの〈よくあることさ〉を、腰を振ったり踊ったりしながら身ぶり手ぶりを交えて、とても熱く歌ったのだ。音楽に取りつかれたように見えて、ふだん彼が見せている堅苦しさ、チック、嫌悪の視線がまったくない。私はこの変容にひどく驚き、「自閉症が消えた」とノートに書いた。しかし音楽が終わったとたん、スティーヴンはまた自閉症の顔に戻った。

第27章　抑制不能——音楽と側頭葉

一九八四年、私はヴェラ・Bと出会った。高齢の女性で、健康上の問題（重い関節炎と息切れなど）のせいで独り暮らしがだんだん困難になったため、養護施設に入所したばかりだった。神経学的な問題は見つからなかったが、元気のよさ——おしゃべりで、冗談好きで、少し軽薄な感じ——がとても印象的だ。当時私は、そのことに神経学的な意味があるとは考えず、たんなる性格の表れだと思っていた。

四年後に再会したとき、私はメモに「ヴェラは古いイディッシュ語の歌を歌いたいという衝動を見せ、ほぼ抑制不能な厚顔無恥をのぞかせることもある。抑制を失いつつあるように見える」と書いている。

一九九二年までに、この脱抑制にさらに拍車がかかっていた。ヴェラは診療所の外にすわって私を待ちながら、大きな声で〈二人乗りの自転車〉（訳注　〈デイジー・ベル〉という名でも知られる）の替え歌を自分でつくって歌っていた。診察室に入っても歌い続ける。英語、イディッシュ語、スペイン語、イタリア語の歌だけでなく、そのすべてが入り混じったうえに彼女の母語のラトビア語も入っているような多重言語の歌もあった。音楽療法士のコニー・トメイノに電話で聞いた話によると、ヴェラは一日中とめどなく歌う傾向があるということだった。前はそれほど音楽好きではなかったのに、「今は音楽好きなんです」とコニーは言った。

ヴェラと会話をするのは容易でなかった。質問にいらだち、しょっちゅう答えの途中で歌い出す。できるかぎりの知能テストをしたところ、ヴェラは基本的に周囲に気を配り、順応していることがわかった。自分が入院中の高齢の女性であることをわかっている。コニーを知っている(「若い娘さん——名前は忘れたわ」)。字を書くことも時計の絵を描くこともできる。

これらすべてをどう解釈すればいいのか、私にはよくわからなかった。メモにはこう書いている。「特殊な型の認知症。大脳の脱抑制が急速に進んでいる。これはアルツハイマー様の作用が原因かもしれない(たしかに、アルツハイマーならもっと障害が重く、頭が混乱しているだろうが)。しかし、ほかのもっとまれな要素について考えずにはいられない」。とくに、脳の前頭葉に損傷があるのだろうかと考えられた。前頭葉の側面部の損傷は、ハリー・Sの場合のように、不活発と無関心につながる可能性がある。しかし中央部または眼窩前頭野の損傷はまったく異なる影響をおよぼす。判断と自制を奪い、衝動と連想のとめどない流れを引き起こすのだ。このタイプの前頭葉症候群がある人は、ヴェラのように軽薄で衝動的になることがある。しかしその症状として、過剰な音楽好きというのは聞いたことがなかった。

二、三カ月後に重い心臓発作でヴェラが亡くなったとき、彼女の脳はどうなっているのだろうと思い、病理解剖を行おうとした。しかし解剖はめったに行われなくなっていて、実行が難しく、この場合もかなわなかった。

私はすぐほかの問題に気を取られ、ヴェラの奇妙だがある意味で創造的な脱抑制や、晩年に特徴的だったとっぴな歌と言葉遊びなど、わけのわからない症例について、それ以上は考えなかった。ところが一九九八年に、サンフランシスコのブルース・ミラーらによる「前頭側頭認知症における芸術的才能の発現」に関する論文を読んで、突然、ヴェラのことが再び頭に浮かび、彼女が抱えていたのもそのような認知症だったかもしれないと気づいた。ただし、彼女の場合の「発現」は視覚的なものではなく音楽だった。しかし視覚的な芸術的才能の発現がありえるのなら、音楽的なものがない理由があるだろうか。実際、二〇〇〇年にミラーらは、カリフォルニア大学サンフランシスコ校の認知症科にかかっている患者の一部に、以前はなかった音楽への愛好心が現れたことについての短い論文を発表し、さらに「前頭側頭認知症における音楽能力と視覚能力の機能的相関」に関して、鮮明な症例を含む長い包括的な論文を公にした。

ミラーらは、音楽の能力が向上した大勢の患者について記述しており、なかには、以前は「音楽嫌い」だった人が驚くほど音楽好きになり、音楽の才能を見せるようになった例もある。そのような患者について、事例として記述されたことは以前にもあったが、これほど多くの患者を観察して追跡した研究者も、これほど深く詳細に彼らの経験を調査した研究者も、それまでいなかった。私はミラー博士と会いたい、そしてできれば彼の患者とも面会したいと思った。

私と会ったとき、ミラーはまず前頭側頭認知症について一般的な話をした。その症状とそれを引き起こす根本的な脳の変化は、アロイス・アルツハイマーがその名を冠することになった有名な症候群について記述するより前の一八九二年に、アーノルド・ピックによって記述されていたことも語った。当時、「ピック病」は比較的まれだと考えられていたが、今では決して珍しくないことが明らかになってきている、とミラーは指摘した。実際、ミラーが認知症の診療所で診る患者のうち、アルツハイマー病を患っているのは約三分の二だけで、残りの三分の一はほかの疾患にかかっており、そのうち最も多いのが前頭側頭認知症である。(1)

アルツハイマー病が通例、記憶力や認知力の喪失として現れるのとは異なり、前頭側頭認知症はたいてい行動の変化、何らかの脱抑制で始まる。そのせいで、身内も医師も同じように、その始まりになかなか気づかないのかもしれない。そして紛らわしいことに一貫した臨床像がなく、症状はさまざまで、脳のどちらの側が冒されているか、損傷があるのがおもに前頭葉なのか側頭葉なのかによって異なる。ミラーらが観察した芸術や音楽の能力の発現は、おもに左側頭葉に損傷のある患者にのみ起こる。

ミラーは自分の患者の一人であるルイス・Fに会わせてくれた。彼のかかえる事情は、ヴェラ・Bのそれと驚くほど似ている。会う前から、ルイスが廊下で歌っているのが聞こえた。何年も前に、ヴェラが私の診療所の外で歌っていたのと同じだ。彼は妻とともに診察室に入ってくると、あいさつや握手をする間もなく、いきなり話し始めた。「うちの近くに教会が七つあるんです。日曜には三つの教会に行きます」。そしておそらく「教会」からの連想に動かされて、突然「ウイ・ウィッシュ・ユー・ア・メリー・クリスマス、ウイ・ウィッシュ・ユー・ア・メリー・クリスマス……」と歌い出した。私がコーヒーを一口飲むのを見て、「もっと飲んで。年を取るとコーヒーは飲めません」と言い、そのあと小声で歌う。「ア・カップ・オブ・コーヒー、コーヒー・フォー・ミー、ア・カップ・オブ・コーヒー、コーヒー・フォー・ミー」（これが「本物の」歌なのか、直前に考えたコーヒーが歌として繰り返されたのか、私にはわからなかった）

皿の上のクッキーが彼の注意を引いた。彼は一つ取り、がつがつと食べ、もう一つ、またもう一つ、取っては食べた。「お皿をどこかに片づけないと、全部食べてしまいますよ」と妻が言った。「おなかがいっぱいだって言うくせに、食べ続けるんです。……一〇キロも太ってしまいました」。彼は食べ物でないものも口に入れることがある、と妻はつけ加えた。「キャンディーのような形をしたバスソルトがあったら、ぱくっと食べてしまったんですけど、吐き出すしかありませんでした」

しかし食べ物を片づけるのは、それほど容易ではなかった。皿を手の届きにくい場所に移していくのだが、ルイスはそれに注意を払っていないように見えて、じつは私の動きをすべて観察していて、絶対確実に皿を目がけて――机の下、私の足元、引き出しのなか――突進した（ものを見つけ出す彼の能力はとても鋭い、と妻が話してくれた。道でコインや光るものを見つけるし、床の小さなパンくずも拾い上げるのだという）。ルイスはクッキーを食べることと皿を見つけることの合間に、せわしなく動き回り、とめどなくしゃべるか、歌を歌う。彼の話をさえぎって、会話をしたり認知的な作業をさせたりするのは、ほとんど不可能だった。ただし途中で一度、複雑な幾何学図形を写し取る作業と、算数の計算を行ったが、それはアルツハイマー病が進行した患者にはできない種類の課題だった。

ルイスは週に二度、高齢者センターの歌の集まりでみんなを指導する。彼はその仕事が大好きだ。今はそれだけが本当の喜びを感じるものなのかもしれない、と妻は思っている。彼はまだ六〇代で、自分が何を失ったのか気づいていない。「そんなことは憶えていない、私はもう働いていない、もう何もしていない――だからお年寄りを手伝っている」と解説したが、その顔にも声にもほとんど感情がなかった。

彼は放っておかれるとたいてい、陽気な歌をとても楽しそうに歌う。彼はそういう歌を感性豊かに歌うと私は思ったが、ミラーはあまり決めてかからないようにと注意した。なぜなら、ルイスは〈マイ・ボニー・ライズ・オーバー・ジ・オーシャン〉を自信たっぷりに歌うが、「オーシャン」が何かと訊かれても答えられないのだ。ミラーの同僚の認知神経学者、インドレ・ヴィスコンタスは、愚にもつかないが音素やリズムが似ている替え歌を歌わせることによって、言葉の意味に対するルイスの無関心を明らかにした。

マイ・ボニー・ライズ・オーバー・ジ・オーシャン
マイ・ボニー・ライズ・アンダー・ザ・ツリー
マイ・ボニー・ライズ・テーブル・アンド・ゼン・サム
オー・ブリング・タクト・マイ・ボニー・トゥー・ヒー

ルイスはこの歌を、オリジナルを歌ったときと同じように元気よく、感情を込め、自信たっぷりに歌った。

このような知識やカテゴリーの喪失は、前頭側頭認知症患者に生じる「意味的」認知症の特徴である。私がきっかけをつくって〈赤鼻のトナカイ〉を歌わせると、彼は完璧に歌い続けることができた。しかしトナカイが何なのかを言うことも、その絵を見分けることもできない。つまり損なわれているのは、たんなるトナカイの言語や視覚の表象ではなく、トナカイの概念なのだ。私に訊かれて、彼は「クリスマス」が何なのか答えられなかったが、すぐにまた〈ウイ・ウィッシュ・ユー・ア・メリー・クリスマス〉を歌い始めた。

ある意味で、ルイスは今現在にのみ存在しているように思えた。歌ったり話したり何かをやったり、その行為のなかにのみ存在する。そしておそらく、非存在の深い淵が自分の下に横たわっているために、彼はたえず話し、歌い、動いているのだ。

ルイスのような患者はたいてい、アルツハイマー病がかなり進んでいる患者とちがって聡明で、知力は変わっていないように見える。実際、少なくとも病気の初期の段階では、正式な知能テストで標準以上の得点を取ることもある。したがって、そういう患者が抱えているのはじつは認知症ではなく記憶喪失、つまりトナカイやクリスマスやオーシャンが何かという知識のような、事実に関する知識の喪失である。このように事実を忘れること――「意味」記憶の喪失――と驚くほど対照的に、自分の人生に起こった出来事や経験について鮮明に記憶していることは、アンドリュー・ケルテスの論評どおりだ。これはある意味で、事実に関する知識はそのままだが自伝的記憶を失う、大部分の記憶喪失患者とは逆である。

ミラーは前頭側頭認知症患者に関連して、「内容のない話」について書いている。たしかにルイスが言うことの大半は繰り返しが多く、断片的で、型にはまっていた。「どの発言も前に聞いたことがあります」と妻は言っている。それでも、「働いていない、憶えていない、何もしていない」と言ったときのように、ところどころ意味があり、ときどき明晰になる。たとえそれが一秒か二秒しか続かず、注意散漫の流れに押し流されて忘れられてしまっても、それはたしかに現実であり、心痛む言葉だった。

この一年、夫が悪化していくのを目の当たりにしてきたルイスの妻は、今にも壊れそうで疲れきっているようだった。「夜に目が覚めると、彼がそこにいるのが見えるんですが、本当はそこにはいなくて、本当は存在していないんです。……彼が死んだらとてもさびしいでしょうが、ある意味で、彼はもうここにいないんです。今の彼は、私が知っている活発なあの人ではありません。ずっと、ゆっくり、悲しみが深くなっています」。衝動的で落ち着きのない振る舞いのせいで、彼がそのうち事故を起こすのではないかとも、彼女は心配している。この段階でルイス自身が何を感じているのか、知ることは難しい。

ルイスはたまに合唱団で歌ったことがあったが、正式な音楽教育もボイストレーニングも受けたことがない。しかし今では音楽と歌が彼の生活を支配している。彼はとても精力的に、そして大いに楽しんで歌う。明らかに喜んでいるし、歌と歌のあいだには、「コーヒーの歌」のような短い曲をつくるのが好きだ。口が食べることでふさがっているときは指でリズムをとり、即興で曲をつくってコツコツとたたく。彼を興奮させ、魅了し、そしておそらく一つにまとめ上げているのは、歌のもつ感情や情緒——認知症でも彼がそれを「わかっている」のはたしかだと思う——ではなく、音楽のパターンなのだ。夫人の話によると、晩に二人でトランプをするとき、「彼は音楽を聴くのが大好きで、次の手を考えているあいだ、指や足で拍子をとったり歌ったりします。……カントリー音楽や懐かしい歌が好きですね」

ブルース・ミラーが私に会わせる患者としてルイス・Fを選んだのは、おそらく、ヴェラと彼女の脱抑制のこと、そしてたえずしゃべったり歌ったりしていたことを話したからだろう。しかし前頭側頭認知症が進行する過程で、音楽の才能が発現し、本人の生活を乗っ取ってしまう展開はほかにもたくさんある、とミラーは言った。彼は数人の患者の例について書いている。

ミラーが記述したある男性は、前頭側頭認知症を四〇代前半で発症し（前頭側頭認知症の始まりはたいていアルツハイマーよりもかなり早い）、ひっきりなしに口笛を吹いていた。

彼は職場で「口笛吹き」と呼ばれるようになり、実にさまざまなクラシック音楽やポピュラー音楽の曲をマスターし、さらに自分の鳥についての歌を創作して歌った(2)。音楽の好みが影響を受けることもある。C・ジェロルディらは、前頭側頭認知症の発病とともに、生涯の音楽の好みが変わった二人の患者について記述している。そのうちの一人は高齢の弁護士で、クラシック音楽が大好きでポピュラー音楽を毛嫌いしていた(「ただの騒音」と見なしていた)が、以前は大嫌いだったものに熱中するようになり、イタリアのポピュラー音楽を毎日何時間も大音量で聴いていた。B・F・ブーヴェとY・E・ゲダは、ポルカ音楽に夢中になった前頭側頭認知症患者について記述している(3)。もっとはるかに深いレベル、行動や即興や演奏を超えたレベルでは、音楽の訓練もバックグラウンドもほとんどないのに、六八歳でクラシック音楽の作曲を始めた高齢の男性について、ミラーらが(二〇〇〇年の『ブリティッシュ・ジャーナル・オブ・サイカイアトリー』誌に載せた論文のなかで)記述している。ミラーが強調しているのは、この男性が突然、自然に思いついたのは、音楽の主題ではなくパターンだったことだ。そのパターンを綿密に練り上げ、並べ替えることで、自分の作品をつくり上げていた(4)。彼の頭脳は作曲のあいだ「乗っ取られ」、その作品は本当に質が高かった(公の場で演奏されたものもある)とミラーは書いている。彼は言語その他の認知スキルの欠如がひどくなっても、作曲を続けた(そのように創作に集中することは、ヴェラやルイスにはできなかっただろう。彼らは発病初期に前頭葉に深刻な損傷を受けたため、頭のなかを駆け巡る音楽のパターンについてじっくり考えるのに必要な、統合と遂行の力を奪われていた）。

作曲家のモーリス・ラヴェルが晩年に苦しめられた疾患は、ブリック病と呼ばれたこともあるが、現在ならおそらく一種の前頭側頭認知症と診断されただろう。彼は意味失語症にかかり、象徴やシンボル、抽象概念、あるいはカテゴリーに対処できなくなった。しかし彼の創造する心は、あいかわらず音楽のパターンと旋律に満ちあふれていた――そのパターンや旋律を、もはや記録したり譜面にしたりすることはできなかったが。ラヴェルを担当した医師のテオフィル・アラジュアニヌは、自分の著名な患者は音楽言語を失ったが、音楽を創造する力は失っていないことにすぐ気づいた。実際、ラヴェルは『ボレロ』を書いたとき、認知症にかかり始めていたのではないかと思える。単一の楽句が何度も繰り返され、音と器楽編成は大きくなっていくが、展開がまったくない。そのような繰り返しはつねにラヴェルのスタイルにあったが、初期の作品では、もっと大規模な音楽構造を構成する要素だったのに対して、『ボレロ』の場合、反復パターンのほかには何もないと言える。

一五〇年前、ヒューリングス・ジャクソンにとって、脳は固定した表象や点が集まった動かないモザイクではなく、たえず活動する動態で、特定の潜在能力が止められたり抑制されたりしている――抑制が取り除かれなければ、潜在能力は解放されない――場所だった。左脳半球の言語機能が損傷を受けても、音楽の能力は損なわれないばかりか高められる場合もあるということは、一八七一年にすでに、ジャクソンが失語症児の唱歌について書いたときに示唆されていた。彼に言わせると、これは通常抑制されている脳の機能が、ほかの機能の損傷によって解放されることの事例——数あるうちの一つ——だった（このような動態的な説明は、ほかの奇妙な発現や過剰についても非常に説得力があるように思える。たとえば、聴覚障害によって「解放」される音楽幻聴、視覚障害によって「解放」される共感覚、左脳半球の損傷によって「解放」されるサヴァン能力などがそうである）。

通常、各個人のなかにはバランスがあり、刺激する力と抑制する力は均衡している。しかし優位脳半球の（比較的最近進化した）前側頭葉に損傷を受けると、この均衡が崩れて、優位でない脳半球の後部頭頂葉と側頭葉のつかさどる知覚力が脱抑制されるか、解放されることがある。[5] これは少なくとも、ミラーらが受け入れた仮説であり、今では生理学および解剖学の研究によって裏づけられつつある。ミラーのグループは最近、進行性失語症を発症すると同時に、視覚にかかわる創造性が高まった患者について記述している（Seeley et al. を参照）。これには右脳半球後部の機能促進だけでなく、解剖学的な現実的変化も関与していて、頭頂、側頭、そして後頭の皮質の灰白質が増加していた。研究者は、患者の右頭頂皮質が創作活動の絶頂期に「超常態」になる、と述べている。

この仮説は、脳卒中などによる左脳半球への損傷のあと、音楽や芸術の才能が発現した症例によって、臨床的にも裏づけられている。一九八四年にダニエル・E・ジェイコムが記述した患者も、その一例だったと思われる。ジェイコムの患者は術後脳卒中によって優位左脳半球の広い範囲——とくに前頭側頭葉前部——が損なわれ、そのせいで表出言語に深刻な問題（失語症）が起こっただけでなく、音楽の能力が奇妙に発揮され、ひっきりなしに口笛を吹いたり歌を歌ったり、さらに音楽に強い関心を抱くようになった。ジェイコムによると脳卒中前には「音楽的な経験に欠けていた」人物とは一変したのだ。

しかし奇妙な変化は続かなかった。「言語能力が大幅に回復するとともに」消えた、とジェイコムは書いている。彼の考えでは、これらの研究結果は「優位でない脳半球が音楽に果たす役割は大きく、どういうわけか通常は潜んでいるのに、優位脳半球の損傷によって『解放』されることを裏づけているようだ」

手紙をくれたロルフ・シルバーは、自分が脳出血によって優位（左）脳半球を損傷したあとの経験について説明してくれた。意識が戻ると、右半身が麻痺していて、言葉を話すことも理解することもできないと気づいた。彼の手紙によると、静養中に——

> 妻が当時最新の小さなCDプレーヤーを病院に持ってきてくれて、私は音楽に命がかかっているかのように聴きまくりました（私の音楽の好みはとても多方面にわたっています）。そしてまだ右半身に重い障害があって、人に理解できる文をつくることもほとんどできなかったとき、音楽を「処理する」、または分析する、または——もっと基本的に——理解する能力が、二、三週のあいだ飛躍的に向上する時期を経験したのです。……これは専門用語でいう「高忠実度《ハイファイ》」だけではなく、……さまざまな種類の楽器パートやソロ楽器を聞き分けることができて、それがすべて正確に何をしているか同時に認識

することが――短期間ですが――できたのです。クラシック音楽でも、民族音楽でも、ポピュラー音楽でもそうでした。二週間から四週間、音楽家にはこういうふうに聞こえているのだろうといつも思っていたように、そしていつもうらやましいと思っていたように、音楽が聞こえていると感じられました。

しかしこの目覚ましい音楽の能力は、言語能力が回復すると消えてしまった、と彼は続けている。それが残念で「ちょっと歯ぎしりした」が、音楽能力の高まりや解放が言語の喪失によるものだと気づき、脳の持ちつ持たれつの動態バランスを受け入れ、本来の能力が損なわれることなく、その段階から脱したことをとても喜んだ。

医学文献にも一般的な出版物にも、左半球の脳卒中後に芸術的才能が開花した人や、芸術の性質が変わった――たいてい形式的な束縛が弱まり、感情的にもっと自由になった――人の話は、ほかにも数多く見られる。そのような発現や変化は、たいていの場合かなり突然起こる。

しかし、前頭側頭認知症などの脳損傷によって解放される音楽や芸術の能力は、唐突に生まれるものではない。潜在能力や傾向がすでにあるのに抑制されている――そして開発されていない――と考えるべきだ。音楽や芸術の能力は、抑制因子への損傷によって解放されると、開発され、育成され、真に芸術的価値のある作品を生み出すのに利用される――少なくとも、遂行と計画の能力をもつ前頭葉の機能が損なわれていないかぎりは。前頭側頭認知症の場合、病気が進行するにつれ、それが一瞬のきらめきを生むかもしれない。残念ながら、前頭側頭認知症の変性作用は止まらないので、遅かれ早かれ、すべてが失われる。しかしつかのまでも、少なくとも音楽や芸術は存在しえるのであり、音楽や芸術でしか得られない何らかの達成感、楽しさ、そして喜びを味わえる患者がいる。

最後に、「グランマ・モーゼス」現象、つまり、明らかな病理がないのに新たな芸術的才能や知力が、思いがけず唐突に出現する現象について、考えなくてはならない。高齢に達してからでも、生まれたときからの抑制が緩和されたり、解除されたりすることがありえるわけだから、ひょっとするとこの場合、「病理」より「健全性」について論じるべきかもしれない。この解放がおもに心理的なものであれ、社会的なものであれ、神経学的なものであれ、他人だけでなく本人も驚くような創造力をほとばしらせることがありえる。

（注1）アロイス・アルツハイマー（ピックよりもはるかに神経病理学に詳しかった）は、ピックの患者のなかに、死後解剖で脳に特殊な微細構造があることが明らかになった人がいることを示し、病気そのものがピック病と呼ばれるようになったように、その構造はピック小体と呼ばれるようになった。「ピック病」という言葉は、脳にピック小体がある患者のみに限定される場合もあるが、アンドリュー・ケルテスが指摘しているように、この区別にはあまり意味がない。ピック小体の有無に関係なく、本質的に類似した前頭側頭の変性がある可能性がある。

さらにケルテスは、前頭側頭認知症だけでなく、大脳皮質基底核変性症、進行性核上麻痺、認知症を伴うパーキンソン症候群やALSのような、ほかの神経変性疾患の発生率が高い大家族についても記述している。ケルテスは、これらの疾患はすべて関連している可能性があると感じており、「ピック複合体」という用語に包含することを提言している。

（注2）一九九五年、私はUCLAのゲイロード・エリソンから手紙をもらった。

私の姉は六〇歳で……二、三年前にピック病と診断されました。症状は予想されたとおりに進み、今の彼女の発話はたいてい一言か二言です。最近、彼女と私は母の葬儀に参列し、そのあと……私がピアノを弾き始めると、アネットが私のピアノに合わせて口笛を吹き始めました。彼女はその曲を聞いたことがなかったのですが、その才能は確かに並はずれていました。口笛を鳥のさえずりのように震わせ、やすやすとメロディーをたどり、コードを変えます。私がこのことを彼女の夫に話すと、「そうなんだ、二年ほど前まではそんなふうに口笛を吹くことはできなかったんだよ」と言われました。

（注3）本書の初版刊行以来、私は同じような音楽の好みの変化に関する手紙をたくさん受け取った。ただし、根本的な問題が前頭側頭認知症なのか、ほかのものなのか、必ずしも明確ではない。クラシックの訓練を受けたピアニストの女性は、パーキンソン病と癲癇と認知症を患う八六歳の母親について、次のように書いている。

私の母はかつてクラシック音楽が大好きでしたが、この二、三カ月、彼女に何かが起きました。今はジャズが好きで、二四時間のケーブルニュースと一緒に一日中大音量で鳴らす必要があるようです。……「正常」だったときには大嫌いだったことを考えると、今の母の生活にジャズが欠かせないというのは、ひどく妙だし、少しこっけいにさえ思えます。

（注4）アラン・シュナイダーによると、自閉症者による創作でも、これと似たような「ボトムアップ」のプロセスが典型的で、総合的または組織的な概念の枠組みはあまり見られないという。自閉症の場合も前頭側頭認知症と同様、視覚的または音楽的なパターンは異常なほどすらすらと出てくるが、言葉による思考や抽象的な思考はうまく展開できない。自閉症や前頭側頭認知症のような明らかな病理と、正常な「様式」の表現のあいだには、連続性があるのかもしれない。たとえばチャイコフスキーのような作曲家の場合、作品は旋律から生まれていた。果てしない数の旋律が、彼の頭のなかでつねに流れていたのだ。これはベートーヴェンの創作技術に典型的な体系的構成、大規模な楽想とはまったく異なる。「私は決して観念的思考で作曲をしない」とチャイコフスキーは書いている。「ふさわしい外形をもたない音楽が思い浮かぶことはない」。ロバート・ジュールダンによれば、その結果生まれる音楽は「表面は華麗だが構造は浅い」。

（注5）この「奇異な機能促進」は、一九九六年にナリンダー・カプールがもっと一般的な文脈ではじめて提言した概念である。

第28章　病的に音楽好きな人々——ウィリアムズ症候群

一九九五年、私はマサチューセッツ州レノックスの特別なサマーキャンプを訪れた。全員がウィリアムズ症候群と呼ばれる認知障害をもっている、ユニークな集団とともに数日を過ごすためだった。この障害では、知能の強さと弱さが奇妙に入り混じっている（ほとんどがＩＱ六〇未満だ）。みんなとても社交的で好奇心に満ちているようで、私はそのキャンプの参加者の誰とも面識がなかったが、彼らはすぐに、とても親しげに打ち解けた様子で私を迎えてくれた——見知らぬ人というより、古い友人かおじさんであるかのように。おおぎょうで話し好きで、ここまでの道中はどうだったか、家族はいるのか、どんな色や音楽がいちばん好きか、などと訊いてくる。無口な人は一人もいない。たいてい内気だったり人見知りをしたりする年頃の子どもたちも、気軽に近寄ってきて私の手をとり、目をのぞき込み、子どもとは思えないほど上手に会話をする。

大半が一〇代か二〇代だったが、もっと小さい子どもの姿もちらほら見え、四六歳の女性もいた。しかし年齢や性別がちがっても、見た目はあまり変わらない——みんな大きな口、上を向いた鼻、小さいあご、そして丸くて好奇心に輝く目をしている。それぞれ個性はあるが、並はずれて饒舌で、興奮ぎみで、話し好きで、他人に手を差し伸べ、知らない人を怖がらず、そして何よりも音楽が大好きだということを特徴とする、単一の部族に属しているように見えた。

私が到着してすぐ、キャンパーたちは私を引っ張って一つの大きなテントにぞろぞろと集まった。土曜の晩のダンスにうきうきしている。ほとんどみんなが演奏し、踊るのだ。ずんぐりした一五歳のスティーヴンは、トロンボーンを練習していた。その純粋な独特の金属音が、彼を深く満足させているのがよくわかる。夢見がちで社交的なメーガンはギターをつま弾き、バラードを歌っていた。ベレー帽をかぶった背の高いひょろひょろのクリスチャンは、とても音感がよくて、はじめて聞くピアノ曲を聞き憶えで再現できる（キャンパーたちが敏感に反応するのは音楽だけではない。音全般に異常なほど敏感なようだった——少なくとも、異常なほど関心をもっていた。ほかの人には聞こえない、または気づかないような小さな背景音も、すぐに感知してたいてい真似る。一人の少年は車が近づいてくるときのエンジンの音で、そのメーカーを識別することができた。翌日、別の少年と森を歩いていると、たまたまミツバチの巣箱があって、彼はそれがすっかり気に入り、自分でブンブンうなり始め、一日中続けていた。音への感受性は個人によって大きく異なり、一瞬で変化することもある。キャンプには、特定の掃除機の音に夢中になる子もいれば、それに耐えられない子どももいた)。

いちばん年長の四六歳のアンは、ウィリアムズ症候群に伴う身体的な問題を治療するために、さまざまな手術を受けていた。年よりもかなりふけて見えたが、賢さと鋭さも感じさせ、ほかの人たちにとって相談役や長老のような存在に見受けられる。彼女はバッハが好きで、『平均律クラヴィーア曲集』の一部をピアノで弾いて聞かせてくれた。アンは多少の介護を受けながら、ある程度自立して生活していて、自分のアパートと自分の電話をもっている——ウィリアムズ症特有の饒舌さのせいで、電話料金がたびたびすごい額になるそうだが。アンにとってとても大切なのは、音楽の先生との親密な関係だった。先生はアンが自分の気持ちを音楽で表現するのを、とても細やかに手伝うことができるようだ——もちろん、病気のせいでよけいに難しさが増すピアノ演奏の技術的な課題についても、アンを助けていた。

ウィリアムズ症候群の子どもは、よちよち歩きの幼児でも、音楽に対してきわめて敏感だ。私はそれをのちに、ブロンクスにあるモンテフィオーレ小児病院のウィリアムズ症候群診療科で目の当たりにした。そこには、あらゆる年齢の人が定期的に医学的評価を受けに来るが、目的はそれだけではなく、人に会いに来ることもあれば、有能な音楽療法士のシャーロット・ファーと一緒に音楽をつくりに来ることもある。シャーロットはとても慕われているようだ。三歳の小さなマジェスティックは、内向的で周囲の誰にも何にも反応しなかった。彼はいろいろな妙な音を立てていたが、シャーロットがその音を真似始めると、とたんに関心を示した。二人は音を連発し合い、それがすぐにリズミカルにパターン化し、やがて楽音になり、短い即興のメロディーができていく。この出来事でマジェスティックは目を見張るほど変化した。夢中になり、(自分より大きな)シャーロットのギターをつかんで、自力で弦を一本一本つま弾いた。その視線はずっとシャーロットの顔に釘づけになり、彼女から励ましと支えと指導を引き出す。しかし診療が終わってシャーロットがいなくなると、すぐに以前の無反応な状態に戻った。

愛嬌のある七歳のデボラは、一歳になる前にウィリアムズ症候群と診断された。お話づくりとごっこ遊びは、デボラにとって音楽と同じくらい大切だった。彼女は「純粋な」音楽ではなく、劇のように言葉と動きをつけたがる。礼拝の歌はすべて暗記していて、母親がそれを説明し始めたとき、何気なく自分の子どものころのメロディーを歌うと、「だめ!」と口をはさんだ。「あたしの礼拝の歌を歌いたい!」そして続けてそれを歌った(当然のことながら、礼拝で歌われる歌には意味と物語、つまり儀式と典礼のドラマがある。リチャード・タッカーのように、先唱者が礼拝堂のドラマから舞台のドラマへと移って、オペラ歌手になるのも偶然ではない)。

六歳のトマーは力が強くて元気いっぱいの少年で、性格もやはり強情で積極的だった。太鼓をたたくのが大好きで、リズムに夢中のようだ。シャーロットがさまざまな複雑なリズムを示すと、彼はすぐにそれを理解する。それどころか、右手と左手で別のリズムを同時にたたくこともできる。リズムのフレーズを予想し、即興演奏もお手のものだ。途中、ドラムをたたきすぎてぐったりし、スティックを放り投げて、代わりに踊り始めた。私が太鼓の種類について訊くと、彼はすぐさま世界中の二〇種類もの名前をすらすらと並べた。トマーは訓練を受ければ、大人になってプロのドラマーになれるにちがいない、とシャーロットは考えていた。

四八歳のパメラは、キャンプのときのアンと同じように最年長で、ときに痛々しいほど、とてもはっきり話ができた。彼女は途中、自分がほかの「障害のある」人たちと一緒に住んでいるグループホームについて話しながら涙ぐんだ。「あの人たちはいろいろと傷つくようなことを言うんです」。彼らは自分をわかってくれないし、どうしてそんなにはっきり話ができるのに、ほかのことはちっともできないのか、理解できないのだという。彼女は一緒にいて気楽で、話ができて、ともに音楽を奏でることができる、ウィリアムズ症候群の友だちが欲しいと心から願っていた。「でも、ウィリアムズ症の人はあまりいません。だからうちでは私だけなんです」。アンの場合と同じように、パメラも年齢とともに痛ましい分別、より広く物事を見通せる力を獲得しているのだ、と私は感じた。

パメラはビートルズが好きだと彼女の母親から聞いていたので、私が〈イエロー・サブマリン〉を歌い出すと、パメラも一緒にいきなり大きな声で楽しげに歌い始め、にっこりと笑った。「彼女は音楽で元気になるんです」と母親が言った。イディッシュ語の民謡からクリスマス聖歌まで、彼女のレパートリーはとても広く、いったん始まると、とめどがない。つねに感情を込めて細やかに歌うが、それでも——私にとって驚きだったのだが——しばしば調子がはずれ、調がはっきり定まらないときもある。シャーロットもこれに気づいていて、ギターでパメラの伴奏をするのに苦労していた。そして「ウィリアムズ症候群の人は音楽が大好きで、音楽に深く感動するけれど、誰もが天才ではないし、誰もが音楽の才能に恵まれているわけではありません」と言っている。

ウィリアムズ症候群は非常にまれで、発病する子どもはおそらく一万人に一人、はじめて正式に医学文献に記述されたのは一九六一年、ニュージーランドの心臓病学者のJ・C・P・ウィリアムズが論文を発表したときのことだ。翌年、まったく別個にヨーロッパでアロイス・J・ビューレンらが論述した（そのためヨーロッパではウィリアムズ＝ビューレン症候群と呼ばれる傾向があるが、アメリカではふつうウィリアムズ症候群と呼ばれている）。両者とも、心臓と大動脈の欠陥、独特の顔貌、そして精神遅滞を特徴とする症候群を記述している。

「精神遅滞」という言葉は、総体的または全般的な知的欠陥、つまり、ほかのあらゆる認知力と同様に言語能力も正常に機能しない状態を表す。しかし一九六四年、G・フォン・アルニムとP・エンゲルは、ウィリアムズ症候群に付随すると思われるカルシウムレベルの上昇に気づき、さらに、能力と障害の妙に不規則な特性も観察した。彼らは子どもたちの「人なつこくておしゃべりな性格」と「著しい言語運用力」について述べている。そういうものが「精神遅滞」の子どもに見られるとは誰も予測しない（さらに彼らは、この子どもたちは音楽に対して強い愛着をもっているように見えることにも、ついでながら言及している）。

ウィリアムズ症児の親はそれぞれ同じように、自分の子どもが示す知力と知的障害の妙な取り合わせに衝撃を受け、彼らがふつうの意味の「精神遅滞」ではないために、適切な環境や学校を見つけるのはとても難しいと感じる。一九八〇年代初め、カリフォルニアのそのような親たちのグループが互いの存在を知り、集まって、のちにウィリアムズ症候群協会となるものの核をつくった。(1)

同じころ、聴覚障害と手話の研究に先鞭をつけた認知神経科学者、アースラ・ベルージは、ウィリアムズ症候群に興味を抱くようになる。彼女は一九八三年に、ウィリアムズ症候群を患《わずら》う一四歳の少女、クリスタルと出会い、とくに彼女がいつでも即興で作曲や作詞ができることに興味をそそられ、心を奪われた。ベルージは一年間、週に一度クリスタルに会う手はずを整え、それが大プロジェクトの始まりとなった。

ベルージは言語に精通しているが、言語の形式的特性と同じくらい、発話のもつ心理的な力や、言語の詩的な利用にも敏感だった。ウィリアムズ症候群の子どもが、IQが低いにもかかわらず、豊富な語彙と変わった単語を使うことに、彼女は強い関心を抱いた。「犬歯」、「中絶する」、「癪《しゃく》にさわる」、「立ち退く」、「厳粛」といった単語だ。できるだけたくさん動物の名前を挙げてと言われて、ある子どもの最初の答えは「イモリ、剣歯トラ、アイベックス、羚用《レイヨウ》」だった。(2) そしてその子どもたちは、豊かで妙な語彙だけでなくコミュニケーション能力も、とくにIQが同じくらいのダウン症児とくらべて、高いものを身につけているように思われた。ウィリアムズ症患者はとくに、語り口に思い入れを示す。気持ちを伝え、自分の言うことのインパクトを強めるために、真に迫る効果音などの手法を使うのだ。ベルージはそれを「聞き手を釣る」と表現している。「唐突に」、「そしてなんと」、「それからどうなったかというと」などという言い回しも使う。この語りの技量は過剰な社交性――他人との接触やきずなに対する熱望――に付随するものであることが、ベルージにはだんだんわかってきた。彼らは個人の細かいことによく気がつき、人の顔を異常なほどしげしげと観察するように見え、他人の感情や気分をとても敏感に読み取る。

ところが、周囲の人間でないものには妙に無関心なようだった。無関心で不器用なのだ。ウィリアムズ症候群の子どもは、靴のひもを結べなかったり、障害物や階段を判断できなかったり、家のなかの間取りが「わからない」場合もある（自閉症児とは際立って対照的だ。自閉症児は無生物のものに病的に執着する傾向があり、他人の感情には無関心に見える。ある意味で、ウィリアムズ症は重い自閉症の正反対のようだ）。ウィリアムズ症候群の子どものなかには、単純なレゴブロック――IQが同じくらいのダウン症候群の子どもには楽に組み立てられるおもちゃ――を組み立てることがまったくできない子どももいる。そして多くのウィリアムズ症児は、単純な幾何学図形も描くことができなかった。

ベルージは、クリスタルがIQ四九にもかかわらず、象について生き生きと奇抜な説明をしたのに、その数分前に彼女が描いた象の絵は、象とは似ても似つかないものだったことを教えてくれた。彼女が丹念に説明した特徴は、一つも絵に取り入れられていなかった(3)。

注意深く観察する親は、自分の子どもに問題や障害があることを認め、その一方で、並はずれた愛想のよさや人なつこさ、その社交性にも気づいて、しばしば困惑する。自分の子どもが赤ん坊のときから音楽をとても熱心に聴き、まだ話ができないうちからメロディーを正確に歌やハミングで再現し始めることに、びっくりした親も多い。ほかのことにはまったく関心が向かないほど、子どもが音楽にすっかりのめり込んでいるのを目にした親もいれば、音楽に表現された感情にあまりにも敏感で、悲しい歌を聴いてわっと泣き出す子どももいる。毎日何時間も楽器を弾く子どももいれば、メロディーやビートが気に入ると、三カ国語、四カ国語の歌詞を憶えられる子どももいる。

グロリア・レンホフがまさにそういう事例だ。彼女はウィリアムズ症候群を患う若い女性で、三〇以上の言語でオペラのアリアを歌うことができる。一九八八年、グロリアの驚異的な音楽能力に関するドキュメンタリー番組『ブラボー、グロリア』が公共テレビで放映された。その直後、彼女の両親であるハワードとシルヴィアのレンホフ夫妻は、そのドキュメンタリーを見た人からの電話で驚かされることになる。実際こう言われたのだ。「とてもすばらしい番組でした。でも、なぜグロリアがウィリアムズ症候群だと話さなかったのですか？」その視聴者には子どもがいて、グロリアにウィリアムズ症候群特有の顔貌と行動が見られることに、すぐ気づいたのだ。レンホフ夫妻はこのときはじめてウィリアムズ症候群のことを耳にした。ときに娘は三三歳だった。

それ以来、レンホフ夫妻はこの症候群の周知活動に尽力している。二〇〇六年、ライターのテリ・スフォーザと共同で、グロリアの数奇な人生についての本『世界でいちばん不思議な歌（*The Stran-gest Song*）』を著した。そのなかでハワードは、グロリアがごく幼いときから音楽の才能を見せていたことを語っている。一歳のとき「グロリアは〈ふくろうとこねこちゃん〉と〈めえ、めえ、めんようさん〉を何度も繰り返し聴き、リズムと韻律に大喜びすることがあった」。生後二年と経たないうちに、リズムに反応することができるようになった。

「ハワードとシルヴィアがレコードをかけていると、グロリアは突然興奮して聞き耳を立て、ベビーベッドのなかで立ち上がり、手すりにつかまって、ピョンピョン跳ね……拍子を取っていた」とスフォーザは書いている。ハワードとシルヴィアがグロリアのリズム熱を伸ばすためにタンバリンやドラムや木琴を与えると、彼女はほかのおもちゃに見向きもしなくなり、楽器で遊んだ。満二歳のときに音をはずさずに歌うことができていたし、満三歳で「言語をむさぼるように覚え……イディッシュ語、ポーランド語、イタリア語、耳に入る言葉を何でも貪欲に身につけ……スポンジのように吸収し、外国語のちょっとした歌を歌うようになった」。それらの言語を理解してはいなかったが、レコードを聴くことによってその韻律、つまりイントネーションと強勢を覚え、すらすらと再現することができた。四歳のときすでにグロリアには非凡なものがあり、オペラ歌手になることを予感させていた。一九九二年、グロリアが三八歳のとき、私はハワードから手紙をもらった。

娘のグロリアは豊かなソプラノの声をもっていて、聞いた曲をほぼ何でもフルサイズのアコーディオンで弾くことができます。レパートリーは約二〇〇曲あります。……しかし、ウィリアムズ症候群患者のほとんどがそうですが、五足す三の計算ができませんし、自立してやっていくこともできません。

一九九三年の初め、私はグロリアと会い、彼女が『トゥーランドット』から二、三曲を歌うのに合わせてピアノで伴奏した。彼女の歌はいつもどおりすばらしく、音程にまったく狂いがなかった。グロリアは障害があるにもかかわらず熱心なプロで、自分のレパートリーを完璧にし、さらに広げることにほとんどの時間をつぎ込んでいる。「彼女が『精神遅滞』であることはわかっています」と父親は言う。「しかし、複雑な音楽を学んで覚えることに関しては、グロリアやほかのウィリアムズ症候群患者にくらべて、ほとんどの人が『精神遅滞』ではありませんか?」

グロリアの才能は並はずれているが、決して無類ではない。彼女の才能が開花していたのとちょうど同じころ、重い知的障害を負うティム・ベイリーが、同様の驚異的な音楽能力と流暢な発話力を発揮していた。彼の音楽的才能、そして両親と教師のサポートのおかげで、彼もグロリアと同じように演奏音楽家(彼の場合ピアニスト)になり、一九九四年、グロリアとティムは、ほかの三人の音楽的才能に恵まれたウィリアムズ症候群患者とともに、ウィリアムズ・ファイブを結成する。彼らはロサンジェルスでデビューし、そのデビューイベントは『ロサンジェルス・タイムズ』紙やナショナル・パブリック・ラジオの看板番組『オール・シングス・コンシダード』で特集された。

この状況をハワード・レンホフは喜んだが、それでもやはり不満が残った。彼は生化学者、つまり科学者だった——そして科学は、彼の娘やほかの似たような人々の音楽の才能について、何を言えただろうか。ウィリアムズ症候群患者の音楽に対する情熱や音楽的才能に、科学は注目していなかった。アースラ・ベルージは基本的に言語が専門であり、ウィリアムズ症候群患者の音楽能力に心を打たれてはいたが、体系的研究はしていなかった。ハワードは彼女やほかの研究者に、それを調査するよう働きかけた。

グロリアほどの音楽の才能は、「正常な」人にはほとんど見られないが、ウィリアムズ症候群患者全員に備わっているわけでもない。しかしほぼ全員が彼女と同じように音楽が大好きで、音楽に対する感情反応が並はずれて強い。したがって、ウィリアムズ症患者が会って交流できる適切な音楽の舞台が必要だ、とハワードは思った。彼の多大なる貢献により、一九九四年、ウィリアムズ症の人々が交流してともに音楽を創作し、正式な音楽の訓練を受けられるキャンプが、マサチューセッツで組織される。一九九五年、アースラ・ベルージはそのキャンプに一週間参加した。翌年再び、神経科学者でプロの音楽家でもあるダニエル・レヴィティンを連れて訪れた。その結果ベルージとレヴィティンは、そのような音楽コミュニティにおけるリズムに関する初の調査をまとめ、発表することができた。そのなかで彼らは次のように書いている。

ウィリアムズ症候群の人々は……潜在的にせよ、リズムを理解し、リズムが音楽の基本原理や形式に果たす役割もわかっていた。ウィリアムズ症候群患者の場合、リズムだけでなく音楽的知能のあらゆる側面が高度に、そしてしばしば早期に、発達するようだ。……親の弾いているピアノの音高に合わせることができる赤ん坊（一二ヵ月）や、ピアノの前にすわって兄や姉が練習していたピアノの曲を再現できる幼児（二四ヵ月）についての話はたくさん聞いている。そのような事例報告には対照実験による検証が必要だが、その類似性――そしてその数――を見るかぎり、ウィリアムズ症候群患者は健常者よりもはるかに音楽とのかかわりが深く、「音楽的能力」が高いことを確信する。

知能全般に（ときには重い）障害のある人々のなかで、音楽の才能はひとそろいすべて驚くほど発達しうることは、音楽サヴァンの突出した能力と同様、ハワード・ガードナーが多重知能論のなかで主張した、いわゆる特殊な「音楽的知能」を示している。

しかし、ウィリアムズ症候群患者の音楽的才能は、音楽サヴァンのそれとは異なる。なぜならサヴァンの才能は十分に開花した状態で出現し、いくぶん機械的で、学習や練習による強化がほとんど必要なく、他人からの影響にほとんど左右されないように思える。それに対して、ウィリアムズ症児の場合、人と一緒に人のために音楽を演奏したいという強い願望がつねにある。これは私が観察した数人の若者にも顕著で、そのうちの一人のメーガンを音楽のレッスン中に見たことがあるが、彼女は明らかに先生を慕っていて、彼の言うことに注意深く耳を傾け、忠告を熱心に守っていた。

そのようなかかわりはさまざまな形で現れ、ベルージとレヴィティンも音楽キャンプを訪れたときに目の当たりにしている。

ウィリアムズ症候群患者は異常なほど音楽に深くかかわっていた。音楽はたんに彼らの生活のとても深く充実した要素であるだけではなく、あらゆるところに存在している。ほとんどの人が一日の大半、食堂まで歩いているときでさえも、歌を口ずさんだり、楽器を弾いたりしている。……一人のキャンパーが音楽活動をしている別のキャンパーやそのグループに出会うと……すぐに参加するか、音楽に合わせて楽しそうに体を揺らす。……これほど夢中になる音楽とのかかわりは、健常者には珍しい。……プロの音楽家のあいだにも、この種の完全な没頭はめったに見受けられない。

ウィリアムズ症候群患者のきわめて強い三つの性質――音楽好き、話好き、社交的――は相伴うもののようで、はっきり区別できるが深く結びついた要素として、ウィリアムズ症候群のまさに中心にある表現とコミュニケーションへの激しい衝動を構成している。

一連の認識能力とその欠陥があまりにも異常なことから、ベルージらはこの障害が大脳皮質にどんな基盤を持っているのかを調べ始めた。そして脳画像と、まれにしかない解剖報告によって、健常者との顕著な相違が明らかになった。ウィリアムズ症候群患者の脳は、健常な脳よりも平均二〇パーセント小さく、その形がひどく変わっている。脳の後部、つまり後頭葉と頭頂葉だけが小さく軽くなっているのに対し、側頭葉の大きさは平均的、ときには平均以上のこともある。このことは、ウィリアムズ症患者に見られる認識能力の偏りと一致している。視覚空間感覚の壊滅的な障害は、後頭葉と頭頂葉が発達していないことに起因し、聴覚、言語、および音楽の高い能力は、一般論として、側頭葉の大きさと充実したニューロンネットワークに起因する可能性がある。一次聴覚野はウィリアムズ症候群患者のほうが大きく、側頭平面——絶対音感だけでなく、発話と音楽両方の知覚にとっても非常に重要であることがわかっている構造——に著しい変化があるようだった[4]。

最終的にレヴィティンとベルージらは、ウィリアムズ症候群における音楽能力の機能的相関を調査することにした。ウィリアムズ症候群患者に見られる音楽能力と、音楽に対する感情反応は、健常な被験者やプロの音楽家と同じ神経機能構造によって増進されているのだろうか。そこで三つのグループすべてに、バッハのカンタータからシュトラウスのワルツまで、種々雑多の音楽を聞かせたところ、ウィリアムズ症候群患者の音楽の処理方法は、ほかの人たちと大きく異なることが、脳画像によって明らかになった。健常な被験者ではほとんど活性化しない小脳、脳幹《のうかん》、扁桃体《へんとうたい》を含め、はるかに広範の神経構造を使って、音楽を知覚し、音楽に反応していたのだ。このかなり広範にわたる脳の活性化、とくに扁桃体の活性化は、ほとんど抑えようがない音楽への関心、そしてときに圧倒されるほどの情緒反応と、整合するように思われた。

これらの研究すべてが、「ウィリアムズ症候群患者の脳の構造は、マクロレベルでもミクロレベルでも、健常者とは異なる」ことを示している、とベルージは感じている。ウィリアムズ症候群患者にきわめて顕著な精神的・感情的特徴は、その脳の特殊性にそのまま見事に表れている。ウィリアムズ症候群の神経基盤の研究は、まだ完璧にはほど遠いが、さまざまな精神的・行動的特徴とその大脳皮質基盤のあいだに、ごく広範な相関がある可能性はすでに明らかになっている。

ウィリアムズ症候群患者の場合、一つの染色体上に一五から二五の遺伝子の「微小欠失」があることがわかっている。この微小な遺伝子群（ヒトゲノムに二万五〇〇〇ほどある遺伝子の一〇〇〇分の一未満）の欠失が、心臓と動脈の異常（弾性素《エラスチン》の不足）、独特の顔と骨の容貌、そしてとくに、ウィリアムズ症患者特有の認識や人格を生じさせる脳の発達異常――よく発達しているところもあれば、未発達のところもある――など、ウィリアムズ症候群の特徴をすべて生み出している。

もっと最近の研究で、この遺伝子群内の区別が示されたものの、はまりそうなパズルのピースがいまだにはまっていない。どの遺伝子が（視覚空間感覚の欠如のような）ウィリアムズ症候群の認知障害の原因であるかはわかっているが、そのような遺伝子の欠失がどうして、ウィリアムズ症候群患者の特殊な才能を生み出すことがありえるのかはわかっていない。直接的な遺伝子基盤があるかどうかも、たしかではない。たとえば、そのような才能は、ウィリアムズ症候群における脳の発達の変動によって温存された可能性もあるし、比較的低いほかの機能を補うために生まれたのかもしれない。

フロイトはかつて「解剖学的宿命」と表現した。現代人は、宿命は遺伝子のなかに書き込まれていると考えがちである。たしかにウィリアムズ症候群は、特定の遺伝子的資質が脳の解剖学的構造をつくり、それがひいては独特の認識の強みと弱み、そして性格的な特徴を形成し、おそらく創造力さえも生み出すことを、鮮やかにはっきり示している。しかしそれでも、ウィリアムズ症候群患者の表面的な類似性の下には、どんな人間にもあるような、おもに経験で決まる個性がある。

一九九四年、私はウィリアムズ症候群を患う幼い少女、ハイジ・コンフォートを、カリフォルニア南部の自宅に訪ねた。とても冷静な八歳児の彼女は、私自身の気後れをすぐさま感知して、励ますように「恥ずかしがらないで、サックス先生」と言った。私が到着するとすぐ、彼女は焼きたてのマフィンを勧めてくれた。途中、私はマフィンの載ったトレイを覆い、いくつあるかと訊いた。彼女は三つだと推測した。私がトレイの覆いを取り、数えてみてと言うと、彼女は一つひとつ指さし、全部で八つと答えを出したのだが、実際には一三個あった。彼女はどんな八歳児もやるように、自分の部屋とお気に入りのものを見せてくれた。

二、三カ月後、私たちはアースラ・ベルージの研究室で再会し、散歩に出かけた。ラ・ホーヤの断崖の上に浮かぶ凧とハンググライダーを眺め、町ではパン菓子屋のウィンドウをのぞき込み、それから昼食を買いにサンドイッチ店に寄ると、ハイジはたちまちカウンターの向こうで働いている五、六人の店員と親しくなり、全員の名前を憶えた。彼女はサンドイッチづくりの作業に心を奪われてカウンターの上に身を乗り出しすぎ、すんでのところで材料のツナに突っ込みそうになった。母親のキャロル・ジッツァー＝コンフォートの話によると、一度ハイジに知らない人と話すなと注意したところ、彼女はこう答えたという。「知らない人なんていないわ、みんな友だちよ」

ハイジは口達者で面白くて、音楽を聴いたりピアノを弾いたりして何時間も過ごすのが大好きだ。八歳ですでにちょっとした歌を作曲していた。ウィリアムズ症候群に特有の活気、衝動、饒舌さ、そして魅力をすべて備え、そして多くの問題も抱えていた。幼稚園に入るまでにたいていの子どもができる、積み木で単純な幾何学的な形をつくることができない。入れ子式のカップを正しい順番でしまうのにとても苦労する。一緒に水族館に行って巨大なタコを見たとき、私は彼女にどのくらいの重さだろうと訊いた。「一五〇〇キロ」と彼女は答えた。その日あとになって、彼女はその生きものが「ビルみたいに大きかった」と話していた。彼女の認知障害は、学校でも世間でも、生活にかなり支障をきたすだろうと思われた。そして彼女の人なつこさは型にはまっている感じがして、自動性があるように思えてならなかった。八歳の彼女を、ウィリアムズ症候群特有の表面的な特徴と切り離して、個人として見るのは難しかった。

しかし一〇年後、私は彼女の母親から手紙をもらった。「ハイジは先日一八歳の誕生日を迎えました。ホームカミング・デーのダンスパーティーで彼女がボーイフレンドと一緒に写っている写真を同封します。彼女はいま高校の最上級生で、まちがいなく年頃の娘としての本領を発揮しています。サックス先生、『ウィリアムズ症候群の特徴』を通り抜けて『人となり』が現れるとおっしゃった、先生の予言は正しかったのです[5]」

ハイジは一九歳になり、脳圧亢進に対処するための脳手術（ウィリアムズ症候群患者のなかにはこのような手術を必要とする人がいる）を数回受けたにもかかわらず、間もなく家を出て、大学の寄宿プログラムに参加し、教養課程を取り、職業訓練を受け、自立して生活する準備をする予定だった。彼女はプロのパン屋になる勉強をする計画を立てていた。そういえば彼女は、人がケーキの飾りつけをしたり、デザートをつくったりするのを見るのが大好きだった。

しかし二、三カ月後、私はまた彼女の母親から手紙をもらい、ハイジが新しい仕事を始めたことを知った。彼女は別の天職を見つけたようだ。

ハイジは病後療養所で働いていて、その仕事がとても気に入っています。患者さんたちは、ハイジの明るい笑顔に元気づけられ、気分がよくなると言っています。ハイジは患者さんとの交流をとても楽しみにしていて、週末に訪ねてもいいかと訊いていました。ハイジはビンゴをしたり、マニュキアをしてあげたり、コーヒーをいれたり、もちろん、話をしたり聞いたりしています。この仕事は彼女にぴったりです。

(注1)ほかの障害の状況と驚くほど似ている。一九七一年、トゥレット症候群の子どもをもつ六家族が集まって非公式の支援グループをつくり、それがすぐに全国的、そして世界的なトゥレット症候群協会に発展した。自閉症その他の障害でも、似たような状況があった。そのような団体は家族を支援するためだけでなく、世間や専門家の意識を高め、研究資金を募り、新しい立法や教育政策を促すためにも、きわめて重要だ。

(注2)ドリス・アレンとイザベル・ラパンは、同じような広い語彙を使った「擬似社交的」態度で発話をする、アスペルガー症候群の子どもがいることに言及している。

(注3)「象が何かっていうと、動物の一種です。象が何をするかっていうと、ジャングルに住んでいます。動物園に住んでいることもあります。何をもっているかっていうと、長くて灰色の耳、団扇《うちわ》みたいな耳、風を送ることができる耳です。長い鼻があって、それで草を拾い上げたり、干し草を拾い上げたりすることができます。機嫌が悪いときは手に負えなくなります。象が怒ると、どしんどしんと足を踏み鳴らして、突進します。象は突進することがあります。象には太くて長い鼻があります。車を壊すことができます。危険になることもあります。ピンチに陥ったとき、機嫌が悪いとき、手に負えなくなります。象をペットにしたい人はいません。みんな猫や犬や鳥をほしがります」

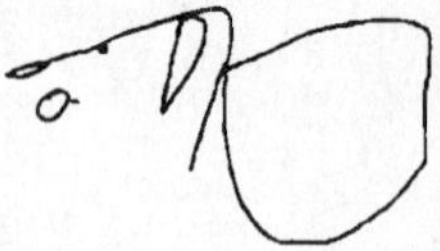

（イラストの著作権はソーク生物学研究所のアースラ・ベルージが所有、許可を得て転載）

（注4）一九九五年に音楽キャンプを訪れたとき、私は絶対音感のある子どもが多いことに衝撃を受けた。その年私はゴットフリード・シュラウグらの論文で、プロの音楽家の左側頭平面は、とくに絶対音感のある人の場合、肥大しているという報告を読んでいた。そこで、ウィリアムズ症患者の脳のこの部位を調べることをベルージに提案したところ、彼らにも同様の肥大が見られた（その後の研究で、この構造にはもっと複雑で多様な変化があることが示唆されている）。

（注5）ウィリアムズ症候群について博士論文を書いたキャロル・ジッツァー・コンフォート博士は（ハイジの協力を得て）、ウィリアムズ症候群特有の強みと弱み、そしてそれが家や学校で行動にどう表れたかを探る本を執筆している。ジッツァー・コンフォートはベルージらと共同で、日本と米国の文化の差異がウィリアムズ症候群患者の過剰な社交性にどう影響するかの研究も著している。

第29章　音楽とアイデンティティ――認知症と音楽療法

私の病院に五〇〇人ほどいる神経科の患者のうち、およそ半数が何らかの認知症を抱えている。原因は多発性脳卒中、中毒性または代謝性の異常、脳の損傷または感染症、前頭側頭葉の変性、そして最も一般的なアルツハイマー病など、さまざまだ。

数年前、私の同僚のドナ・コーエンが、アルツハイマー患者の大規模な集団を調査して、『失われゆく自己』という本を共同で著した。（家族や介護士の情報源としてはとてもよい本だが）さまざまな理由から私はこのタイトルを遺憾に思い、それに反論することにして、「アルツハイマー病と保たれる自己」と題してあちらこちらで講演を行った。とはいっても、コーエンと私の意見に本当に相違があるのかどうか、私にはよくわからない。

たしかに、アルツハイマー病患者のなかには、病気が進行するにつれて（何年もかかる場合もあるにせよ）さまざまな能力や機能を失う人もいる。ある種の記憶の喪失は、アルツハイマー病の早期指標であり、それが深刻な健忘症に進行する場合もある。のちには言語障害、そして前頭葉が関与する判断や予測や計画力のような、もっと繊細で深遠な能力の喪失も起こることがある。最終的に、アルツハイマー病患者は自己認識の基本的な部分、とくに自分の無能力の自覚をなくす可能性がある。しかし、自己認識や精神作用の一部をなくすと、自己を失うのだろうか。

シェイクスピアの『お気に召すまま』のジェイクイズは、人生の七つの段階について考え、最後の段階は「何もなし」とした。しかし、人はいろいろなものをなくし、ひどく弱くなるかもしれないが、何もない白紙状態には決してならない。「第二の子ども時代」に退行するアルツハイマー患者もいるかもしれないが、認知症がひどく進んでも、さまざまな側面をもつ基本的性格、人格と人間性、つまり自己は――特定のほぼ不滅の記憶とともに――生き続ける。アイデンティティにはとても活発で広い神経基盤があり、個人のスタイルは神経系のごく深くに染み込んでいるので、少なくとも精神生活が少しでも続いているかぎりは、アイデンティティがすっかりなくなることはないように思える（実際、そもそも人の脳の構造をつくっているのが知覚と行動、感情と思考なのであれば、こう推測できるだろう）。このことは、アイリス・マードックの夫であるジョン・ベイリーの『作家が過去を失うとき』のような回想録に、痛切なほどはっきり示されている。

とくに音楽への反応は、認知症がかなり進んでも失われない。しかし認知症の治療における音楽の役割は、運動や発話の障害を抱える患者の場合とはまったく異なる。たとえば、パーキンソン病患者を助ける音楽は、しっかりしたリズムがなくてはならないが、なじみのある音楽や心を揺さぶる音楽である必要はない。失語症の場合、歌詞のある曲や抑揚をつけたフレーズを使う必要があり、療法士との交流も欠かせない。認知症患者の音楽療法の目的は、それよりはるかに幅広い。すなわち、患者の感情、認識力、思考、記憶、つまり残っている「自己」に働きかけ、それを刺激して前面にもって来ることを目指す。存在の質を高め、幅を広げ、自由と安定と秩序と焦点を与えることが目標だ。

これはとても無理な注文に思えるかもしれない。認知症の進んだ患者が、何も考えずうつろな無反応状態ですわっているところや、言いようのない苦悩を抱えて興奮して泣き叫んでいるところを見ると、ほぼ不可能だと思うだろう。しかし、音楽への感受性、音楽への感情、そして音楽の記憶は、ほかの形の記憶が消えてしまったずっとあとも残っている傾向があるので、そのような患者への音楽治療は可能なのだ。(1) 何をしても患者を順応させ落ち着かせることができないときでさえ、適切な種類の音楽を用いればそれができる。

そのような状況を自分の患者で何度も見ているし、受け取る手紙でもよく目にする。ある男性は妻について次のように書いている。

私の妻はアルツハイマー病です――七年以上前に診断されました――が、本質的な人格は奇跡的に残っています。……彼女は毎日数時間、とても上手にピアノを弾きます。現在の野望はシューマンのピアノ協奏曲イ短調を覚えることです。

それでもこの女性は、ほかのほとんどの場では物忘れが激しく、障害は重い（ニーチェは神経性梅毒のせいで口がきけなくなり、認知症になり、部分的に体が麻痺したあともずっと、ピアノで即興演奏を続けた）。

音楽に関与する神経系が驚くほど強靭であることは、ある著名なピアニストについての手紙にも述べられていた。

［彼は］現在八八歳で言語能力を失っています……が、毎日演奏しています。モーツァルトの読み合わせをすると、反復記号を見ないうちに後ろや前を指さします。二年前、私たちはモーツァルトの連弾の曲をレコーディングしましたが、それは彼が一九五〇年代にレコーディングした曲でした。彼は言葉が出てこなくなり始めていますが、私は最近の彼の演奏や着想のほうが、以前のレコードよりも好きです。

とくに印象的なのは、ほかの能力が衰えつつあるとき、音楽の能力が保たれているばかりか、どうやら高められていることだ。手紙をくれた人はこう締めくくっている。「彼の場合、音楽の才芸と病気の両極端がとにかくきわだっています。音楽で病気を超越しているので、訪問すると本当に驚かされます」

ライターのメアリー・エレン・ガイストが、二、三カ月前に、父親のことについて知らせてきた。父親のウッディーは一三年前、六七歳のときに、アルツハイマー病の兆候を見せ始めた。彼女の話によると今では――

どうやらプラークが彼の脳のかなりの部分を冒しているようで、父は自分の人生についてあまり憶えていません。それなのに、かつて歌ったことのある歌のほとんどすべてについて、バリトンのパートを憶えているのです。彼は四〇年近く、一二人のアカペラ合唱団で歌っていました。……音楽は彼をこの世につなぎ止めておける数少ないものの一つです。

自分が何で生計を立てていたのか、今どこで生活しているのか、一〇分前に何をしたか、彼はまったくわかっていません。ほぼあらゆる記憶が消えてしまいました。例外は音楽です。それどころか、今年の一一月、デトロイトのラジオシティー・ミュージックホール・ロケッツの前座をつとめました。……公演の夜、彼はネクタイの結び方がわからず……ステージに向かう途中で迷子になりました――でも、公演は？　完璧でした。……彼はすべてのパートと歌詞を思い出し、見事に歌いました。(2)

二、三週間後、私はうれしいことに、ウッディーと娘のメアリー・エレン、そして妻のローズマリーに会うことができた。ウッディーはきちんとたたんだ『ニューヨーク・タイムズ』紙を持っていた――『ニューヨーク・タイムズ』が何かも、（どうやら）「新聞」が何かも、わかっていなかった。(3)身だしなみをきちんと整え、ぱりっとした服装をしていたが、あとで娘が教えてくれたところでは、あれは「後見」あってのことだったのだという。放っておくと、ズボンを後ろ前にはくし、自分の靴がわからないし、歯磨き粉でひげを剃ったりするのだ。私が調子はどうかと尋ねると、ウッディーは愛想よく「元気だと思いますよ」と答えた。この言葉で私は、ラルフ・ウォルドー・エマーソンが、ひどい認知症になったあと、そのような質問に「とってもいいですよ。私は知的能力をなくしましたが、しごく元気です」と答えていたことを思い出した。(4)

実際、(すぐに自己紹介をしたときの)ウッディーには、エマーソンに似た感じのよさと分別と落ち着きがあった。彼はまちがいなく重篤《じゅうとく》な認知症だったが、彼の人柄、礼儀正しさ、思慮深さはそのまま残されている。アルツハイマーによる惨害——出来事記憶と一般知識の喪失、失見当、認知障害——は明らかだったが、礼儀正しい行動は、おそらくはるかに深くて古い層に、しっかり根づいているように思われた。これはたんなる習慣や模倣なのだろうか。かつては意味のある行為だったが、今では感情も意味も伴わないかすかなのだろうか。しかしメアリー・エレンは決してそうは考えなかった。彼女は父親の礼儀正しさや丁寧さ、繊細で思慮深い行動は「テレパシーでもあるみたいだ」と感じている。

「母が元気かどうかを知るために、その顔色を読みとる父の様子、母の機嫌を読みとる様子、人が集まっている状況で場の空気を読み、それにしたがって行動する様子……それは模倣を超えています」

ウッディーは自分に答えられない質問（「これを読めますか」とか「どこで生まれたのですか？」など）にうんざりしているようだったので、私は歌ってほしいと頼んだ。メアリー・エレンによると、物心ついてからずっと家族全員――ウッディー、ローズマリー、三人の娘たち――が一緒に歌っていて、歌はつねに家族の生活の中心にあったそうだ。ウッディーは来たときから〈虹の彼方に〉を口笛で吹いていたので、それを歌ってほしいと頼んだ。ローズマリーとメアリー・エレンも加わり、三人はそれぞれちがうパートを歌って、見事なハーモニーを聞かせてくれた。ウッディーは歌うとき、曲にふさわしい表情、感情、そして姿勢を見せ、娘と妻のほうを見て合図を待つなど、合唱にふさわしい態度も見せる。このことは三人が歌った歌――元気な歌、ジャズ風の歌、叙情的な歌、ロマンチックな歌、楽しい歌、悲しい歌――すべてに言えることだった。

メアリー・エレンはウッディーが何年も前にアカペラのグループ、グルニョンズと一緒に録音したCDを持ってきていたので、それをかけると、ウッディーはそれに合わせて見事に歌った。彼の音楽能力、少なくとも発揮される音楽能力は、礼儀正しさや落ち着きと同様、まったく損なわれていなかった。しかしこれもまた、彼にはもはやない感情や意味を表現する、たんなる演技、たんなる模倣なのだろうか。たしかに、ウッディーは歌っているときがいちばん「存在感」があるように見えた。私はローズマリーに、歌っているウッディーのなかに彼女が四五年前から知っている彼、ずっと愛してきた彼の存在を感じるかと訊いた。「たぶんそう思う」と彼女は言った。ローズマリーは休む間もなく夫の世話をすることに、そして、かつて夫の自己を構成していたものがどんどんなくなっていくにつれて自分がじりじりと未亡人になっていくことに、くたびれ疲れ果てているように見えた。しかし三人で一緒に歌っているとき、彼女は少しも悲しくなかったし、未亡人でもなかった。そういうときの彼はとても存在感があるので、数分後にいなくなってしまうこと、歌ったことを（歌えることも）忘れてしまうことに、いつもショックを受けるのだ。

父親に鮮明な音楽の記憶があることから、メアリー・エレンはこう尋ねた。「なぜこれをきっかけとして利用できないのでしょう……歌に買い物のリストや自分の情報を埋め込むことはできないのでしょうか？」それはうまくいかないと思う、と私は答えた。

じつはメアリー・エレン自身、すでにそのことをわかっていたのだ。「なぜ父の人生の物語を歌って聞かせられないのだろう？」と彼女は二〇〇五年の日記に書いていた。「あるいは、一つの部屋から隣の部屋への行き方を。やってみたが、うまくいかない」。私も同じことを何年も前に、聡明でとても音楽好きの重い健忘症患者、グレッグを診ているときに考えた。一九九二年の『ニューヨーク・レビュー・オブ・ブックス』誌に、彼についてこう書いている。

簡単な情報を歌に埋め込めることは容易に証明できる。グレッグに毎日の日付を短い歌の形で教えると、彼は簡単にそれを取り出せるので、問われれば今日が何月何日かを言うことができる――つまり、歌なしで答えられる。しかし、人が深い記憶喪失の海に沈んでいるとき、忘却の淵でつながりのない一瞬一瞬を生きているとき、「今日は一九九一年一二月一九日です」と言うことに何の意味があるだろうか。この状況で「日付がわかる」ということには何の意味もない。しかし、音楽のもつ記憶を刺激する性質と力によって、ひょっとすると、特別に作詞した歌――彼自身や現在の世界についての大切なことを語る歌――を利用して、もっと長続きする、もっと深い何かを達成することはできるだろうか。グレッグに「事実」だけでなく、時間や過去の感覚、出来事の（たんなる存在だけでない）関連性の感覚、思考のための（合成ではあるにせよ）完全な枠組みを、与えることができるだろうか。これがコニー・トメイノと私が今やろうとしていることだ。一年後には答えが出るだろう。

しかし一九九五年、「最後のヒッピー」が（『火星の人類学者』という）本の形で発表されたときには答えが出ていて、それはまぎれもない「ノー」だった。行為と手続き記憶から、顕在記憶や有益な知識に持ち越されるものはなかったし、おそらく決してありえなかっただろう。

少なくともグレッグやウッディーほど重い健忘症の人の場合、顕在記憶につながる一種の裏口として歌を使うことはできないが、それでも歌うという行為そのものは重要だ。自分が歌えると知ること、あらためて思い出すことは、ウッディーにとって大きな安心につながる。どんな技量や能力の行使もそうにちがいない。それが彼の感情を、想像力を、ユーモアのセンスと創造性を、そしてアイデンティティの感覚を、ほかの何ものにもかなわないほど刺激することができる。彼を活気づけ、落ち着かせ、集中させ、かかわらせる。彼は自分を取り戻し、そして何よりほかの人を魅了し、その驚嘆と称賛を引き起こすことができる。意識がはっきりしている瞬間、自分の悲惨な病気のことを痛いほど自覚し、ときどき「心が壊れた」気がすると話す人には、このような他人からの反応がますます必要になっていく。

歌うことで生まれる気分はしばらく続き、二、三分で消えてしまう自分が歌ったという記憶よりも、長く続くことさえある。私は妻を帽子とまちがえた患者のP博士のことを考えずにはいられなかった。彼には歌うことが不可欠であり、私が彼のために出した「処方箋」は、すべてが音楽と歌で構成される生活だった。

ウッディーも、言葉で表現することこそできなかったが、自分もそうだとわかっていたのかもしれない。というのも、過去一年ほど彼は口笛を吹くことに夢中だった。私と一緒に過ごした午後中ずっと、〈虹の彼方に〉を低く口笛で吹いていた。積極的に歌っていないとき、そして何もしていないときはいつも、ずっと口笛を吹いているのだ、とメアリー・エレンとローズマリーが話してくれた。目覚めているときだけではない。眠っているときも口笛を吹いて（ときには歌って）いる。したがって少なくともその意味では、ウッディーは四六時中、音楽に付き添われ、音楽を求めている。(5)

もちろんウッディーは、もともと音楽の才能に恵まれていて、その才能を重い認知症になっても失っていないわけだ。そういう意味では、ほとんどの認知症患者は特別な才能をもっていないが、それでも、ほかの心的能力が深刻に損なわれたときでさえ——驚くほど、そしてほぼ例外なく——音楽の能力と好みはそのまま保っている。ほかのことをほとんど理解できないときでさえ、音楽を認識し、感情でそれに反応することができる。ゆえに、コンサートでも、レコードでも、正式な音楽療法でも、とにかく音楽に触れる機会があることがとても大切なのだ。

音楽療法は集団で行うこともあれば、個別に行うこともある。口がきけず、孤立し、当惑している人が、音楽に心を惹かれ、それを知っているものとして認識し、そして歌い始め、療法士と心を通わせるようになる光景には驚かされる。一〇人もの重篤な認知症の人たち——自分自身の世界や非世界に入り込み、互いの交流どころか、筋の通った反応は一切できないように見える人たち——が、目の前で音楽を奏で始める音楽療法士の存在に反応する様子を見ると、もっとびっくりする。突然、注意が喚起され、一〇組のうつろな目が演奏者に焦点を合わせる。無気力だった患者がしゃんとして機敏になり、興奮していた患者は穏やかになる。そのような患者の注意を引きつけ、数分間もとらえておけること自体、画期的なことだ。それだけにとどまらず、患者が演奏にかかわることも多い（そのようなグループ療法では、通常、同じような年代と生い立ちの人なら誰もが知っている古い曲が演奏される）。

聞き憶えのある音楽は、記憶をよみがえらせるプルースト現象のようなものを起こし、長いあいだ忘れられていた感情と連想を引き出し、完全になくしたと思われていた気分、記憶、思考、そして世界を、患者に取り戻させる。古い音楽を認識し、その心理的な力を感じると、顔に表情が浮かぶ。おそらく一人か二人が歌い始め、ほかの人たちが加わり、すぐに全員が——その多くがそれまではほとんど話せなかったのに——可能な範囲で一緒に歌っている。「一緒に」というのは重要な言葉だ。グループ意識が根づき、病気と認知症によって救いがたいほど孤立しているように見える患者たちが、少なくともしばらくのあいだ、他人を認識し、心を通わせることができるのだ。音楽療法士をはじめ、認知症の人に音楽を演奏したり歌ったりして聞かせる人たちから、そのような効果についての手紙がたくさん届く。オーストラリア人の音楽療法士、グレッタ・スカルソープは、養護施設と病院で一〇年働いたあとで、そのことを雄弁に語っている。

当初、自分はみんなを楽しませているのだと思っていましたが、今では、みんなの記憶の缶切りの役目を果たしているのだと理解しています。何がそれぞれの引き金になるか予測することはできませんが、誰にでも何かしらあるのがふつうで、私の脳のなかには目の前で起こっていることをびっくり仰天しながら「見つめている」部分があります。……私の仕事の成果としてとりわけすてきなのは、介護のスタッフが自分の担当する患者に対して、まったく新しい見方をするようになることです。過去のある人、たんなる過去でなく、喜びや楽しさを秘めた過去のある人として、見るようになるのです。

私のそばに来て横や前に立ち、ずっと私に触れながら聴いている人もいます。必ず泣く人がいます。踊る人、加わる人もいます――オペレッタや、シナトラの歌に（そしてドイツ語の歌にも！）。荒れ狂っていた人が穏やかになり、ものを言わなかった人が声を出し、凍りついていた人が拍子をとるのです。自分がどこにいるかもわからないのに、私のことはすぐに「歌う人」とわかる患者もいます。

認知症患者への音楽療法は伝統的に、古い曲を聞かせる形で行われる。特定のメロディーと内容と感情が、一人ひとりの記憶に呼びかけ、反応を誘発し、参加を促す。そのような記憶と反応は、認知症が重くなるにつれて次第に呼び起こしにくくなる。それでも、必ずといっていいほど生き残る記憶と反応がある――とくに、ダンスのような運動の記憶と運動の反応だ。

音楽が人に呼びかけ、入りこみ、変化を起こすレベルはいろいろある。これは認知症患者だけでなく、みんなに言えることだ。私たちは一緒に歌うとき、歌の情緒や連想をともに経験して、心を通わせる。しかし一緒に踊るときは、声だけでなく体も同調するので、もっと深く根本的なきずなが結ばれる。「体はさまざまな行動の統合である」とルリヤは書いているが、統合がなければ作用や相互作用は起こらず、肉体があるという感覚そのものがむしばまれかねない。しかし誰かを抱き、一緒にダンスの動きをすることで、（ひょっとすると部分的にはミラーニューロンの活性化によって）、ダンスの反応が起こることがある。この方法で、ふだんは近寄りがたい患者が活気づき、動けるようになり、少なくともしばらくのあいだ、体の自己認識と意識――おそらく何よりも深い形の意識――の感覚を取り戻すことができるかもしれない。

ドラム・サークルも、認知症の人にとって貴重な音楽療法になりえる。なぜなら、ダンスと同様、太鼓をたたくことも、ごく根本的な皮質下レベルの脳に呼びかけるからだ。このレベルの音楽、人格や精神の下のレベル、純粋に身体的または肉体的なレベルの音楽には、メロディーも、歌のような内容や情緒も必要ない。しかし、どうしてもなくてはならないのがリズムだ。リズムによって私たちは、肉体があるという感覚、そして動きと生命の原始的な感覚を、取り戻すことができる。

パーキンソン病のような運動障害の場合、音楽の力にあまり持ち越し効果はない。患者は音楽によってよどみない運動の流れを取り戻すことができるが、音楽が止まるとたんに、その流れも止まる。しかし認知症患者に対して、音楽は長期的な効果――気分、行動、さらには認知機能の改善――を発揮し、音楽が止まったあと数時間から数日間も続くことがある。私はこの現象をほぼ毎日診療所で目にしているし、そのような効果についての話を人からよく聞く。高齢者介護のコーディネートをしているジャン・コルトゥンが、こんな手紙をくれた。

私たちの介護士の一人……が自宅で、義母がそれまで三年間、おもに「ショー」を見ていたソファーの前のテレビで、クラシック音楽チャンネルをつけるという単純な介入をしました。認知症と診断されていた義母は、夜、介護士が眠るためにテレビを消すと、騒いで家族の安眠を妨げていました。日中、トイレに行ったり家族と食事をしたりするためにも、ソファーを離れようとしません。

ところがチャンネルが変わると、彼女の行動に大きな変化が起こりました。翌朝、朝食に来てくれと言い、翌日はいつものテレビ番組を見たがらず、午後には、長いあいだ放っておいた刺繍をやりたいと言い出したのです。それから六週間にわたって、彼女は家族とコミュニケーションをとり、周囲のことに興味をもち、ほとんどいつも音楽（おもに大好きだったカントリーとウェスタン）を聴いていました。そして六週間後、彼女は安らかに永眠しました。

アルツハイマー病は幻覚や錯覚を引き起こすことがあり、その場合もまた、ほかの方法ではなかなか解決しない問題を、音楽が解決する場合がある。社会学者のボブ・シルヴァーマンが、母親についての手紙をくれた。彼女は九一歳、一四年前からアルツハイマーを患い、養護施設で暮らしていたときに幻覚を経験するようになった。

彼女は物語を話し、それを演じました。それが実際に自分に起こっているのだと思っていたようです。物語の登場人物の名前は本物でしたが、その行動はフィクションです。

さまざまな物語を話すなかで、彼女はよく毒づいたり怒ったりしたのですが、発病前には決してそんなことをしませんでした。その物語にはたいてい、ほんの少し真実が含まれているのです。とても根の深い嫌悪、恨み、侮辱されたという思いなどがあって、それが演技に出てきていることが、私にはかなりはっきりわかりました。……いずれにしろそのせいで、母自身も、周囲のみんなも、ひどく疲れました。

しかしその後、彼は母親に七〇曲ほどの音楽——すべて彼女が若いころから知っているなじみの曲——を入れたMP3プレーヤーを差し入れたところ、その曲がつねに再生されることになった。彼はこう書いている。「母はヘッドフォンで聴くので、誰の邪魔にもなりません。物語はぴたりと止まり、新しい曲がかかるたびに、母は『すてきじゃない？』などと言い、元気になって、一緒に歌うこともあります」

音楽は、自分が知っている出来事や人や場所からなる、記憶された個人の世界とは、まったく異なる世界を想起させることもある。これはキャスリン・クーベックからの手紙で明らかにされた。

音楽はまったく別の現実だという話は何度も読んだことがありました。でも、その意味がわかってきたのは、晩年の父にとって音楽が唯一の現実になったときのことです。一〇〇歳近かった私の父は、この世の現実を理解する力が衰え始めていました。話は支離滅裂になり、思考は散漫で、記憶は断片的で混乱していました。私はポータブルCDプレーヤーにささやかな投資をしました。話にまとまりがなくなってくると、彼が好きなクラシック音楽のCDをセットし、「再生」ボタンを押して、変化を観察したものです。

父の世界は論理的になり、晴れ渡るのです。あらゆる音をたどることができます。……混乱することも、まちがえることも、迷子になることもなく、とくに驚いたことに、何も忘れないのです。そこはよく知っている縄張りです。そこはわが家であり、彼が今まで住んだどの自宅よりも、くつろげる家です。……それこそが現実でした。

父はただむせび泣くことで、音楽の美しさに反応することもありました。ほかの感動がすべて――若くて愛らしい顔をした母も、（彼の愛する）子どもである姉も私も、仕事や食べ物や旅行や家族の喜びも――忘れられているときに、どうしてこの音楽は感動を与えたのでしょうか。

音楽は何に触れたのでしょう。忘却のない風景はどこにあったのでしょう。別の種類の記憶、時間にも場所にも出来事にも、あるいは最愛の人にさえも結びついていない心の記憶を、音楽はどうやって解き放ったのでしょう。


音楽の感じ方、音楽が揺り動かせる感情は、記憶だけに依存しているものではなく、聞き憶えのない音楽でも心理的なパワーを発揮することがある。重い認知症の患者が、前に聞いたことのない音楽を聴いて、むせび泣き、身を震わせるのを見たことがある。彼らはほかの人たちとまったく同じさまざまな感情を経験できるのであり、少なくともそういうとき、認知症は深い感情を妨げないのだ、と私は思う。そのような反応を見ると、そこにはまだ呼びかけを待っている自己があるのだとわかる――たとえ、その呼びかけを行えるのが音楽であり、音楽だけであるにしても。

大脳皮質には、音楽にまつわる知性と感性を助長する特定の部位があることはまちがいなく、そこが損傷を受けて失音楽症になることがある。しかし音楽に対する感情反応は、皮質だけでなく皮質下にも広がっているので、アルツハイマー病のような瀰《び》漫《まん》性皮質疾患にかかっても、音楽を感じ、楽しみ、反応することができる。音楽の正式な知識がなくても――あるいは実際、とくに「音楽好き」でなくても――非常に深いレベルで音楽を楽しみ、音楽に反応することができる。音楽は人間であることの一部であり、あらゆる人類の文化で音楽は高度に発達し、重んじられている。至るところに存在するためにかえって、音楽が日常生活のなかでは取るに足らないものになる場合がある。ラジオをつけては消し、メロディーをハミングし、指でリズムを刻み、頭のなかで古い歌の歌詞が流れるのを聞いて、それを何とも思わない。しかし認知症の世界をさまよう人たちにとっては事情がちがう。音楽はぜいたく品ではなく必需品であり、ほかの何よりも音楽に触れることで、自分自身を、そしてほかのいろんなものを、少なくともしばらくのあいだは取り戻すことができる。

（注1）オクラホマのエリオット・ロスらは患者のS・Lの症例を発表している（Cowles et al., 2003を参照）。S・Lはおそらくアルツハイマー病による認知症だったが、単語リストや楽器の音のような「前向性記憶のテストでは、想起と認識の両方で重篤な障害」があっても、昔から知っていた音楽の広いレパートリーは、思い出して上手に演奏することができた。彼は「遠隔記憶（有名な顔、自伝記憶）の測定値でも顕著な障害」を示した。さらに特筆すべきは、この健忘症で認知症の男性は、エピソード記憶がほとんどないにもかかわらず、バイオリンで新しい曲を覚えることができたことだ――（第15章の）クライヴ・ウェアリングと似たようなケースである。

進行した認知症患者の音楽能力が持続していることの正式な研究は、Cuddy and Duffin, 2005、Fornazzari, Castle, et al., 2006、Crystal, Grober, and Masur, 1989などがある。

（注2）ジーナ・ラプスが話してくれたところでは、偉大なピアニストのアルトゥール・バルサムも同じような状況だったという。彼はアルツハイマー病のせいでひどい健忘症になり、人生の主要な出来事をすべて忘れてしまい、何十年も前から知っている友だちが誰なのかわからなくなった。カーネギー・ホールで行われた最後のコンサートでは、彼が演奏するためにそこにいることをわかっているかどうかさえ怪しかったので、舞台裏には代役のピアニストも控えていた。しかし彼はいつもどおり見事に演奏し、すばらしい批評を受けた。

（注3）ウッディーは歌うことのほかにも失っていない手続き記憶がある。テニスラケットを見せられても、かつては優秀なアマチュア選手だったにもかかわらず、それが何かを認識できない。しかしテニスコートで手にラケットを持たされると、その使い方がわかる――それどころか、いまだに上手に試合をすることができる。ラケットが何なのかわからないのに、その使い方はわかっているのだ。

（注4）エマーソンは六〇代前半で認知症、おそらくアルツハイマー病にかかり、それが年とともにだ

んだんひどくなっていったが、ユーモアのセンスと皮肉な洞察力はほとんど最後まで失わなかった。エマーソンの病気の軌跡は、デイヴィッド・シェンクの名著『だんだん記憶が消えていく』に、とても細やかに描写されている。

（注5）メアリー・エレン・ガイストは父親の認知症——音楽に関することもそうでないことも——と、認知症という難題への家族の適応について、二〇〇八年の回想録『心の尺度——父のアルツハイマー、娘の帰郷（*Measure of the Heart: A Father's Alzheimer's, a Daughter's Return*）』にとても感動的に書いている。

謝　辞

私は本書を親友で同僚の三人に捧げる。三人それぞれが、本書の発生と進化にとても重要な役割を果たしてくれた。彼らとは長年、音楽をはじめ多くのことについて会話を交わしてきたが、それがなければ本書は生まれえなかっただろう。

ニューヨーク大学医学部の（そして総合癲癇センターの創立者である）オリン・デヴィンスキーは、私と同じく医師で神経学者であり、長年にわたって惜しみなく患者を紹介し、すばらしい臨床的知識や洞察を教えてくれた。

ラトガーズ大の神経科学教授、ラルフ・M・シーゲルとはさまざまな症例――視力の研究という彼の専門分野にかかわるものも、そうでないものも――で密接に協力し、つねにその根本的な生理学的基盤について考えさせられている。

コニー・トメイノ――私が『レナードの朝』に書いた患者たちを診ていたときにベス・エイブラハム病院に着任し、その後アメリカ音楽療法協会の会長となり、さらにベス・エイブラハムに音楽と神経機能の研究機関を設立した――は、四半世紀以上にわたって、音楽に関するあらゆる問題について、私の協力者であり助言者である。

ほかにも大勢の科学者、医師、療法士、患者、友人、同僚、そして手紙をくれる人たちが、自分の経験、考えや専門知識、場合によっては患者について、惜しみなく私に教えてくれた。なかでもとくに、パトリック・バロン、アースラ・ベルージ、ダイアナ・ドイチュ、スティーヴ・フルフト、ダニエル・レヴィティン、ブルース・ミラー、アニルド・パテル、ヴァージニア・ペンヒューン、イザベル・ペレッツ、そしてロバート・ザトーレに感謝しなくてはならない。それぞれが音楽と脳についての深い知識と経験を教えてくれただけでなく、本書の草稿を一読し、再読し、さまざまな方策を示し、貴重な批評、修正、追加を提示してくれた。

うれしいことに、私はアンソニー・ストーと知り合い、何年も手紙のやり取りをしてきた。しばしば音楽について語り合い、彼が一九九二年に『音楽する精神』を刊行したとき、私はこのテーマについてこれほどの良書を読んだことがないと思った。今でもそう思っていて、自分の本を書くにあたって、かなり臆面もなくそこから借用している。それどころか、再びストーの言葉を借りて、彼が自身の謝辞の中で書いていることを引用しなくてはならない。「年寄りは忘れっぽいので、ほかにも感謝し忘れている人がいるかもしれない。その人たちにはおわびすることしかできない」

ここで挙げるべきなのにどうしても割愛せざるをえない人が大勢いるが、次の人たちには特別な謝意を表したい。D・L、フランク・V、G・G、ゴードン・B、ジェイコブ・L、ジョン・C、ジョン・S、ジョン・S、ジョゼフ・D、ジューン・B、ルイス・Fとその妻、マイケル・Bとその両親、モンテフィオーレ小児病院のウィリアムズ症候群診療科の患者とスタッフ、レイチェル・Y、サリマー・M、サミュエル・S、シェリル・C、シルヴィア・N、ソロモン・R、スティーヴンとメーガンとクリスチャンとアンとスー・B、シドニー・A、ジーン・エイバーリン、ヴィクター・アジス、アンドレア・バンデル、サイモン・バロン＝コーエン、スー・バリー、キャロライン・ベアステッド、ハワード・ブラッドストン、ジェローム・ブルナー、デイヴィッド・クラッドウェル、トッド・キャップ、ジョン・カールソン、シェリル・カーター、メラニー・チャレンジャー、エリザベス・チェース、マイク・コロスト、トニー・チコリア、ジェニファーとジョン・クレイ、ジョナサン・コール、ハイジ・コンフォート、リチャード・シトーウィック、マーク・ダマシェク、マーリン・ドナルド、ジェラルド・エデルマン、パトリック・エレン、トム・アイズナー、グレン・エストリン、レオン・フライシャー、コーネリアとルーカス・フォス、ローレンス・フリードマン、アレン・ファーベック、リチャード・ガリソン、メアリー・エレン・ガイスト、ローズマリーとウッディー・ガイスト、マット・ジョルダーノ、ハーヴェイとルイーズ・グラット、ジョン・ゴバーマン、エルコノン・ゴールドバーグ、ジェーン・グドール、テンプル・グランディン、T・D・グリフィス、マーク・ハレット、アーラン・ハリス、ジョン・ハリソン、ミッキー・ハート、ロアルド・ホフマン、マーク・ホモノフ、アンナとジョー・ホロヴィッツ、クリスタ・ハイド、ジョン・イヴァーセン、ヨルゲン・ヨルゲンセン、エリック・クルム・カンデル、マロニー・キニソン、ジャン・コルトゥン、エリック・コーン、キャロル・クルムハンスル、ジャロン・ラニアー、マーガレット・ローレンス、クリスティン・レーヒー、グロリア・レンホフ、ハワード・レンホフ、ウェンディー・レッサー、ロドルフォ・リナス、ドワイトとアースラ・マムロック、ロバート・マリオン、エリック・マーコウィッツ、ゲリー・マークス、ミハエル・メルツェニッヒ、ジョナサン・ミラー、マーヴィン・ミンスキー、ビル・モーガン、ニコラス・ナイラー＝ルランド、アダム・オッケルフォード、デイヴィッド・オッペンハイム、トム・オッペンハイム、エルナ・オッテン、アルバロ・パスカル＝レオーネ、シャーロット・ファー、トビアス・ピッカー、エミリオ・プレセド、マリア・ラレスク、V・S・ラマチャンドラン、レオ・ランゲル、イザベル・ラパン、ハロルド・ロビンソン、ポール・ロドリゲス、ボブ・ルーベン、ヨランダ・ルエダ、ジョナサン・サックス、ゴットフリード・シュラウグ、グレタ・スカルソープ、ピーター・セルギン、レオナルド・シェンゴールド、デイヴィッド・シャー、ボブ・シルヴァース、アラン・シュナイダー、エリザベス・ソコロー、スティーヴン・スパー、ラリー・スクワイア、アレクサンダー・スタイン、ダニエル・スターン、ダグ・スターン、ダン・サフィヴァン、マイケル・サンデュー、マイケル・タウト、マイケル・トーク、ダロルド・トレファート、ニック・ヴァン・ブロス、エリカ・ヴァンデルリンデ・フェイドナー、インドレ・ヴィスコンタス、ニック・ワーナー、ジェイソン・ウォーレン、ボブとクローディア・ワッサーマン、デボラとクライヴ・ウェアリング、エド・ウェインバーガー、ラリー・ワイスクランツ、レン・ウェシュラー、E・O・ウィルソン、フランク・ウィルソン、スティーヴン・ウィルトシャー、ロザリー・ウィナード、マイケル・ウルフ、カロライン・ヤン、ニック・ユーネス、そしてキャロル・ジッツァー＝コンフォート。

本書は、過去何年にもわたり、私を招いてくれた数多くの大学と組織の資金援助がなければ完成しなかっただろう。とくに、アルフレッド・P・スローン基金とそこのドロン・ウェーバーには、老化と脳に関する研究を支援する十分な助成金を提供してくれたことに感謝する。

編集および刊行のための支援と助言について、ダン・フランク、フラン・ビッグマン、リディア・ビュークラー、ボニー・トンプソン、そのほか大勢のアルフレッド・A・クノプフの方々、そしてサラ・シャルファン、エドワード・オーロフ、アンドリュー・ワイリーをはじめ、ワイリー・エージェンシーの皆さんに感謝したい。そして誰よりも、何千時間も費やして本書の調査と執筆と編集に——そしてほかのさまざまなことに——協力してくれた、ケイト・エドガーにありがとうと言わなくてはならない。

最後に、手紙をくれた方々、世界各地から私に手紙を書き、自分の人生について、とくに神経学的な経験を話してくれた何千という人々に謝意を表したい。私自身のささやかな営みだけでは、手紙をくれた皆さんから聞いて学んだことの、ほんの一部も見えなかっただろう。情報を求めていると書いている人が多いが、もっと多いのは、ただ思いやりをもって自分の話を聞いてほしい人や、人間の脳と心に対する興味深い考え方を話したい人だ。このような手紙を読むことは、実は、私にとって貴重で刺激的な診察の延長であり、これがなければ決して出会えないようなことを教えてくれる。とくに本書は、彼らの貢献によってはるかに充実したものになっている。

追記

この二〇〇八年版では、たくさんの修正、改訂、追加を行った。数多くの新しい注釈だけでなく、いくつかの章にはさらに長い追記を加えている。そして再び、友人や同僚の有益な批評と、初版刊行後に、魅力的な意見や自らの音楽の体験談を手紙に書いて送ってくれた何千という人々に、大変お世話になった。貢献者全員の名を挙げて感謝することは不可能だが、とくにリズ・アダムス、キャロライン・アガルワラ、カイル・バートレット、ケルスティ・ベス、エリザ・ビュシー、ニック・コールマン、ショーン・コートライト、デイヴィッド・ドラクマン、ボブ・ダロフ、サラ・ベル・ドレッシャー、ガモン・イアハート、ミルドレッド・ローマン、シンディー・フォスター、スーザン・フォスター＝コーエン、カーリーン・フランツ、アラン・ガイスト、ドロシー・ゴールドバーグ、スタン・グールド、マシュー・グーリッシュ、ウラジーミル・ハチンスキー、パトリシア・ハックバース、マデリーヌ・ハックニー、マシュー・H、アビゲイル・ヘレス、ケントレル・ヘレス、ポール・ヘルアー、アーリン・カンツ、フィリップ・カッセン、ジェフ・ケネディー、ケン・ケッセル、トレーシー・キング、ノラ・クライン、ルイス・クロンスキー、ジェニファーとカリアン・コスキー、キャスリン・ジェノヴィーズ・クーベック、ジェシカ・クラッシュ、ニーナ・クラウス、スティーヴン・L、レニー・ロレーン、グレース・M、J・M、キャスリーン・マスト、メラニー・マーヴィス、レベッカ・モールズ、A・O、ダニエル・オフリ、ジョン・パーサー、ジェナ・ラプス、ポール・ラスキン、アニー・R、グレイ・ロバートソン、スティーヴン・L・ローゼンハウル、スティーヴ・セーラムソン、ジェレミー・スクラッチャード、ロルフ・シルバー、ボブ・シルヴァーマン、ピーター・スメール、〈パウエル・ブックス〉のデイヴ・ウェイチ、イーサン・ウェカー、クリスティーナ・ホイットル、デイヴィッド・ワイズ、そしてハイレー・ヴォイチクには、感謝の言葉を贈らなくてはならない。

訳者あとがき

本書は、映画化された『レナードの朝』などをはじめ多くの医学エッセイで知られる脳神経科医、オリヴァー・サックスによる*Musicophilia: Tales of Music and the Brain* 改訂増補版（二〇〇八年刊行）の邦訳である。原題*Musicophilia*の-philia は愛を意味するギリシャ語に由来し、「〇〇びいき」や「〇〇マニア」など、何かに対する偏愛を意味する接尾辞として使われ、医学用語ではたとえば小児性愛のような病的な嗜好を表現することもある。この-philia に音楽のmusic を組み合わせたmusicophilia は、たんに音楽が好きというよりも、日常生活に支障をきたすほど音楽にのめり込むことを意味すると考えられる。このような音楽に対する人間の異常な身体的・精神的な反応について、脳神経学の専門家である著者が「神経作用との生理学的な相関があるはずだ」として、豊富な症例を考察しているのが本書である。

まず第1部では、まさに異常なほど音楽に憑かれた人々が描写されている。雷に打たれてから音楽の演奏や創作にのめり込むようになった医師の話、音楽が引き金となって起こる癲癇などの発作、CMソングのように頭の中でつい繰り返してしまう音楽、さらには、ほかのことが手につかないほど鳴り続ける音楽の幻聴など、取りつかれ方もさまざまだ。第2部では、絶対音感や共感覚、あるいはサヴァンのような、音楽についての特殊な才能、たとえば盲目のような障害と音楽の才能との関係、いわゆる音痴だけでなく、メロディーやハーモニーまで認識できなくなるような音楽能力の欠如など、おもに音楽的才能について語られている。

著者が注目するのは、音楽に対する異常で悩ましい反応だけではない。第3部では、発話や運動に障害を負った人々、あるいはトゥレット症候群のチックを患う人々に対して、音楽が発揮する治癒力、音楽療法の効果が明らかにされている。逆に音楽家が指などの使いすぎによって発症する運動障害も、鮮明に描かれている。音楽が影響を与えるのは身体だけではない。第4部には音楽と感情の関係が綴られる。ふつうは人を感動させるはずの音楽にまったく心を動かされない人々の症例、たとえ数の計算や空間認識に問題があっても、音楽や人とのコミュニケーションに目覚ましい才能を発揮するウィリアムズ症候群の患者たち、そして認知症に対する音楽療法の効果にも言及している。

本書で取り上げられている興味深い症例は、著者が自ら診察した患者だけにとどまらず、歴史上の人物、ほかの研究者の論文からの引用、同僚の神経科学者から紹介された患者、さらには専門家だけでなく一般の人々からも寄せられた多くの手紙に書かれている事例など、実に多岐にわたっている。なかでもとくに印象的なのは、著者本人の音楽にまつわる経験だ。ある日突然、ショパンの楽曲のメロディーを認識できなくなったこと、子どものころ、ユダヤ教の祭りの夜に歌った歌が頭にこびりついたこと、脚を負傷したとき、音楽のおかげで運動機能をある程度回復できたこと、愛する人と死別して感情が凍りついたとき、心を覆う氷を突き破ったのは音楽だったことなど、音楽好きの家庭に生まれて幼いころから音楽に触れて育ち、今も音楽を愛してやまない著者ならではの、リアルで生き生きした経験談がとても興味深い。

ふつう、音楽は人間の心や生活を豊かにするものと思われている。ところが本書には、音楽に人生を乗っ取られた人、音楽を聞くと気を失う人、頭のなかでつねに音楽が鳴り続けている人など、音楽に苦しめられている人が大勢登場する。また、ふつうの人にとって、音楽は生きていくのに不可欠というほどではないと考えられている。ところが本書には、音楽を演奏しているときだけ、本来の自己を取り戻すことができる人、音楽の助けを借りてはじめて話や運動が正常に行える人、音楽がなければ人とのコミュニケーションが難しい人など、音楽が必需品とも言える人が大勢登場する。しかも音楽はどんな文化においても発達し、中心的存在になっている。

ことほどさように、人間にとっての音楽とは不可思議で複雑なものである。本書は、人間がどうやって音楽を認識し、処理するのか、その脳や神経の基盤を探る試みなのだが、「人間の脳には単一の音楽センターが存在せず、脳全体に散在するたくさんのネットワークが関与している」ため、まだまだ解明されていない要素が多々ある。最先端の技術によって、生きている脳のリアルタイムな変化を目で見ることができるようになり、音楽と脳の関係も少しずつ明らかになっているが、本書の多彩な症例を読んでいると、やはり最終的に「音楽は神の恵みであり、恩寵である」と感じる部分が残るのではないかと思えてくる。

最後になったが、本書刊行までにお世話になった多くの方々に感謝したい。とりわけ、本書の翻訳の機会と貴重な情報や意見、助言をくださった早川書房編集部の伊藤浩氏に、心からお礼申し上げる。

二〇一〇年七月

大田直子

（単行本の訳者あとがきを再録）

解説

HONZ代表
成毛　眞

著者のオリヴァー・サックスは一九三三年生まれのニューヨーク大学医学部教授。現役の脳神経科医であり、世界的な人気作家でもある。ロバート・デ・ニーロの好演でアカデミー賞にノミネートされた映画「レナードの朝」は、著者の同名ノンフィクション作品が原作だ。「レナードの朝」では治療不能な難病「嗜眠性脳炎」の患者とその主治医が主人公だった。嗜眠性脳炎とは三〇年以上も眠り続けるという不思議な病気だ。映画になるまでは世間ではほとんど知られていない病気だった。

『レナードの朝』（春日井晶子訳、早川書房、二〇〇〇年）は特定の病気をテーマとした長編ノンフィクションだったが、オリヴァー・サックス作品の多くは脳神経医学エッセイ集だ。たとえば、『妻を帽子とまちがえた男』（高見幸郎・金沢泰子訳、早川書房、二〇〇九年）は二四篇のエッセイで構成されている。妻の頭を帽子とまちがえてかぶろうとする音楽家、からだの感覚を失って姿勢が保てなくなってしまった若い母親、オルゴールのように懐かしい音楽が聞こえ続ける老婦人などが登場する。すべて、著者が医師として実際に接した患者たちだ。

『火星の人類学者』（吉田利子訳、早川書房、二〇〇一年）では、手術時にはピタリと静止するのに、普段は激しく体を動かし、汚いことばを吐き散らしつづけるトゥレット症候群の外科医。ある盲人が四五年後に完全な視力を取り戻したが、盲目だったときの世界のイメージと統合できずに苦しみ、再び目が見えなくなったときに安住の地を取り戻した事例。などの七篇のエッセイがとりあげられている。そのすべてはじつに不思議な物語であり、人間という存在の複雑さや素晴らしさに感嘆するはずだ。

近刊の『心の視力』（大田直子訳、早川書房、二〇一一年）では失明や失語症などによって、脳と心、そして想像力はどうはたらくのかについて、自らの症例を挙げながら説明を試みている。万能の才を持つように見えるオリヴァー・サックスは、生まれつき人の顔が見わけられない「相貌失認」であり、さらに右目の癌により二〇〇六年頃から視力を失っていたのだ。

さて、本書には『音楽嗜好症《ミュージコフィリア》』というタイトルどおり、音楽に関係する不思議な精神的症例が数多く登場する。二〇一〇年に単行本で発売された当初は二五〇〇円という価格だったため、古くからのオリヴァー・サックス・のファンや脳神経医学に興味のある読者には大いに評価されたが、音楽好きの若い読者にとってはハードルが高かったかもしれない。今回の文庫化を待ち望んでいた人は多かったであろう。じつに素晴らしい医学エッセイなのだ。

最初に登場するのは、幸運にも落雷から生還した四二歳の整形外科医の物語だ。ある日、電話線を伝わってきた雷がこの医師の顔面を直撃した。しかし、医学的な検査の結果は問題なく、二週間後には仕事に復帰したという。この直後から医師は激しい音楽の波に飲み込まれる。突然、ピアノ音楽を聞きたくてたまらなくなったのだ。まずはショパンなどのレコードを買い集めた。そして、ほとんど楽譜も読めないのにピアノの練習をはじめる。雷に打たれてから三ヵ月後には音楽以外のことに時間を使わなくなっていた。ついにはプロと共演するコンサートデビューを果たし、ピアノ曲を作曲して喝采を浴びてしまう。音楽の才能とは先天的・後天的を問わず天賦のものなのかとつくづく考えさせられる一篇でもある。

もちろん、脳神経医学者が書くエッセイだから、世界びっくり人間などを羅列するようなお手軽な読み物ではない。疾患や現象の発生機序についての仮説をたてながら、脳の構造や脳神経疾患についてたくみに解説を加えているのが本書の妙味だ。この事例では、雷に打たれたという臨死体験などではノルアドレナリンその他の神経伝達物質の急増が起こる可能性があり、結果的に大脳皮質だけでなく、脳の感情を司る部位――小脳扁桃と脳幹神経核――が影響を受けるのではないかという仮説を立てている。

ある特定の音楽を聞くと癲癇《てんかん》を起こす患者たちも登場する。音楽誘発性癲癇という病名が付けられている。規則正しいリズムに反応するのではない。G・Gという患者はロックからクラシックまで幅広いジャンルの音楽によって発作を起こしてしまう。いちばん誘発性が高いのは「ロマンチック」な音楽で、とくにフランク・シナトラの歌に反応するらしい。

ナポリ民謡に反応して大発作を起こしていた女性は症状が徐々に悪化し、一日に何度も発作に襲われるようになったため、MRIで検査したところ左側側頭葉に解剖学的異常と電気的異常の両方があることが発見された。部分側頭葉切除手術を受けた結果、ナポリ民謡を安心して聞けるようになったという。脳外科手術とナポリ民謡の対照は、事実は小説より奇なりの典型かもしれない。

このナポリ民謡の患者は二〇〇五年に著者の診察室を訪れた実例だ。オリヴァー・サックス作品の素晴らしさは、プロの作家が医師の話を聞いて書いたノンフィクション作品などではなく、プロの医師がカルテを見ながら書いた文芸作品であるところにある。臨場感だけでなく医学的な知識を得る楽しみもあるし、立派な医師に特有の人間に対する優しさや信頼がある。

「失音楽症」に悩む人々も登場する。リズム音痴や音程音痴のいくつかの実例が示されたあと、不協和音音痴ともいうべき症例が登場する。不協和と不協和ではない音楽を識別できないというのだ。傍海馬回皮質という部位に広範囲の損傷がある人だけが影響を受けているという。ところで、雅楽の笙が奏でる和音は西洋音楽からみると不協和音である。その意味では不協和音もリズムとおなじく文化的、すなわち後天的な慣れのようなものに左右されるのかもしれない。そんな読み方もできる本でもある。

さらに音楽音痴ともいえる症状を持つ老婦人の症例が紹介される。リズムは感じ取れるのだが、音程も音色も知覚できないというのだ。すべての音楽について「キッチンでありったけの鍋釜を床に放り出した時の音」にしか聞こえないのだという。オペラはすべて「金切り声」のように聞こえるという。もちろん、アメリカ国歌が流れてきても気づかない。他の人が立ち上がるまでわからないのだという。人間とはじつに不思議な生き物だ。

本書にはもちろん音楽サヴァン症候群も登場する。サヴァンとは知的障害や自閉症障害をもちながらも、常人には及びもつかない特殊な能力をもつ人たちのことだ。たとえば二〇〇〇曲以上の『メサイア』や『クリスマス・オラトリオ』などのオペラやバッハのカンタータなどの楽曲を記憶している音楽サヴァンがいる。彼は壮大なオペラのなかでそれぞれに楽器が何を演奏するか、それぞれの歌手が何を歌うのかも覚えているという。

著者はこの章でサヴァンの原因についても言及している。胎児や生まれたての赤ん坊では右脳半球のほうが早くから発達する。左脳半球のほうが発達に時間がかかるが、独自の能力を獲得すると、右脳半球の知覚機能の一部を抑制したり阻止したりするようになる。この制御の優劣がなんらかの理由で左右逆転した場合、サヴァンが発生するのではないかという仮説を紹介している。この解説はさらに続くのだが、それは本書を読んでのお楽しみである。

本書の楽しみかたは、さまざまな脳神経の変調を主因とする病気を知ることであり、それに立ち向かう脳神経医たちの知識の積み重ねの努力を知ることだ。しかし、それ以上に著者の脳に蓄えられたストーリー力、すなわち知識を統合する能力を楽しむことができるはずだ。それはまさに音楽を楽しむがごとく、本書に身体を委ねる楽しみを意味する。その価値がある本だということをここで約束しておこう。

二〇一四年七月

参考文献

Alajouanine, Théophile. 1948. The aphasie and artistic realisation. *Brain* 71: 229–41.

Albert, Martin L., R. Sparks, and N. Helm. 1973. Melodic intonation therapy for aphasia. *Archives of Neurology* 29: 130–31.

Aldridge, David. 1992. Rhythm man. In *Don't Think About Monkeys,* ed. Adam Seligman and John Hilkevich (pp. 173–82). Duarte, CA: Hope Press.

Allen, D. A., and I. Rapin. 1992. Autistic children are also dysphasic. In *Neurobiology of Infantile Autism,* ed. H. Naruse and E. M. Ornitz (pp. 157–68). Amsterdam: Elsevier.

Allen, Grant. 1878. Note-Deafness. *Mind* 3 (10): 157–67.

Amedi, Amir, Lotfi B. Merabet, Felix Bermpohl, and Alvaro Pascual-Leone. 2005. The occipital cortex in the blind: Lessons about plasticity and vision. *Current Directions in Psychological Science* 14 (6): 306–11.

Ayotte, Julia, Isabelle Peretz, and Krista Hyde. 2002. Congenital amusia: A group study of adults afflicted with a music-specific disorder. *Brain* 125: 238–51.

Baron-Cohen, Simon, and John Harrison. 1997. *Synaesthesia: Classic and Contemporary Readings.* Oxford: Blackwell.

Bauby, Jean-Dominique. 1997. *The Diving Bell and the Butterfly.* New York: Alfred A. Knopf.（『潜水服は蝶の夢を見る』河野万里子訳、講談社刊）

Bayley, John. 1999. *Elegy for Iris.* New York: St. Martin's Press.（『作家が過去を失うとき――アイリスとの別れ１』小沢瑞穂訳、朝日新聞社刊）

Bear, David. 1979. Temporal-lobe epilepsy: A syndrome of sensory-limbic hyperconnection. *Cortex* 15: 357–84.

Beeli, G., M. Esslen, and L. Jäncke. 2005. When coloured sounds taste sweet. *Nature* 434: 38.

Belin, P., P. Van Eeckhout, M. Zilbovicius, P. Remy, C. François, S. Guillaume, F. Chain, G. Rancurel, and Y. Samson. 1996. Recovery from nonfluent aphasia after melodic intonation therapy: A PET study. *Neurology* 47 (6): 1504–11. 393

Belin, P., R. J. Zatorre, P. Lafaille, P. Ahad, and B. Pike. 2000. Voice-selective areas in human auditory cortex. *Nature* 403: 309–10.

Bell, Charles. 1833. *The Nervous System of the Human Body.* London: Taylor and Francis.

Bellugi, Ursula, Liz Lichtenberger, Debra Mills, Albert Galaburda, and Julie R. Korenberg. 1999. Bridging cognition, the brain and molecular genetics: Evidence from Williams syndrome. *Trends in Neuroscience* 22: 197–207.

Berlioz, Hector. 1865/2002. *The Memoirs of Hector Berlioz.* Translated by David Cairns. New York: Everyman's Library.

Berrios, G. E. 1990. Musical hallucinations: A historical and clinical study. *British Journal of Psychiatry* 156: 188–94.

———. 1991. Musical hallucinations: A statistical analysis of 46 cases. *Psychopathology* 24: 356–60.

Blake, D. T., N. N. Byl, S. Cheung, P. Bedenbaugh, S. Nagarajan, M. Lamb, and M. Merzenich. 2002. Sensory representation abnormalities that parallel focal hand dystonia in a primate model. *Somatosensory and Motor Research* 19 (4):347–57.

Blanke, Olaf, Theodor Landis, Laurent Spinelli, and Margitta Seeck. 2004. Out-of-body experience and autoscopy of neurological origin. *Brain* 127: 243–58.

Blood, Anne J., and Robert J. Zatorre. 2001. Intensely pleasurable responses to music correlate with activity in brain regions implicated in reward and emotion. *Proceedings of the National Academy of Sciences USA* 98: 11818–23.

Boeve, B. F., and Y. E. Geda. 2001. Polka music and semantic dementia. *Neurology* 57: 1485.

Bossomaier, Terry, and Allan Snyder. 2004. Absolute pitch accessible to everyone by turning off part of the brain? *Organised Sound* 9 (2): 181–89.

Browne, Janet. 2002. *Charles Darwin: The Power of Place.* New York: Alfred A. Knopf.

Brust, John C. 2001. Music and the neurologist: An historical perspective. *Annals of the New York Academy of Sciences* 930: 143–52.

Burton, Robert. 1621/2001. *The Anatomy of Melancholy.* New York: NYRB Classics.

Candia, Victor, Christian Wienbruch, Thomas Elbert, Brigitte Rockstroh, and

William Ray. 2003. Effective behavioral treatment of focal hand dystonia in musicians alters somatosensory cortical organization. *Proceedings of the National Academy of Sciences USA* 100 (13): 7942–46.

Chen, J. L., R. J. Zatorre, and V. B. Penhune. 2006. Interactions between auditory and dorsal premotor cortex during synchronization to musical rhythms. *Neuro-Image* 32: 1771–81. 394

Chorost, Michael. 2005. My bionic quest for *Boléro*. *Wired* 13.11 (November): 144–59.

———. 2005. *Rebuilt: How Becoming Part Computer Made Me More Human.* New York: Houghton Mifflin.（『サイボーグとして生きる』椿正晴訳、ソフトバンククリエイティブ刊）

Claparède, Édouard. 1911. Recognition et moiité. *Archives de Psychologie (Genève)* 11: 79–90.

Clarke, Arthur C. 1953. *Childhood's End.* New York: Harcourt, Brace and World.（『幼年期の終り』福島正実訳、早川書房刊）

Cohen, Donna, and Carl Eisdorfer. 1986. *The Loss of Self: A Family Resource for the Care of Alzheimer's Disease and Related Disorders.* New York: W. W. Norton.（『失われゆく自己──ぼけと闘うすべての人々への心からなる手引書』佐々木三男監訳、同文書院刊）

Cohen, Jon. 2007. The world through a chimp's eyes. *Science* 316: 44–45.

Cohen, Neal J. 1984. Preserved learning capacity in amnesia: Evidence for multiple memory systems. In *Neuropsychology of Memory,* ed. Larry R. Squire and Nelson Butters (pp. 83–103). New York: Guilford Press.

Coleman, Nick. 2008. Life in mono. *Guardian,* February 19.

Colman, W. S. 1894. Hallucinations in the sane, associated with local organic disease of the sensory organs, etc. *British Medical Journal,* May 12, 1894: 1015–17.

Cowles, A., W. W. Beatty, S. J. Nixon, L. J. Lutz, J. Paulk, and E. D. Ross. 2003. Musical skill in dementia: a violinist presumed to have Alzheimer's disease learns to play a new song. *Neurocase* 9 (6): 493–503.

Cranston, Maurice. 1983. *Jean-Jacques.* London: Allen Lane (pp. 289–90).

Critchley, Macdonald. 1937. Musicogenic epilepsy. *Brain* 60: 13–27.

Critchley, Macdonald, and R. A. Henson. 1977. *Music and the Brain: Studies in the Neurology of Music.* London: William Heinemann Medical.（『音楽と脳』柘植秀臣・梅本堯夫・桜林仁監訳、サイエンス社刊）

Crystal, H. A., E. Grober, and D. Masur. 1989. Preservation of musical memory in Alzheimer's disease. *Journal of Neurology, Neurosurgery, and Psychiatry* 52 (12): 1415–16.

Cuddy, Lola L., and Jacalyn Duffin. 2005. Music, memory and Alzheimer's disease. *Medical Hypotheses* 64: 229–35.

Cytowic, Richard. 1989. *Synesthesia: A Union of the Senses.* New York: Springer.

———. 1993. *The Man Who Tasted Shapes.* New York: G. P. Putnam's Sons.（『共感覚者の驚くべき日常——形を味わう人、色を聴く人』山下篤子訳、草思社刊）

Cytowic, Richard, and David Eagleman. 2008 . *Hearing Colors, Tasting Sounds: The Kaleidoscopic Brain of Synesthesia.* Cambridge: MIT Press.

Darwin, Charles. 1871. *The Descent of Man, and Selection in Relation to Sex.* New York: Appleton.（『人間の進化と性淘汰』長谷川眞理子訳、文一総合出版刊ほか）

———. 1887/1993. *The Autobiography of Charles Darwin,* 1809–1882. NewYork: W. W. Norton.（『ダーウィン自伝』八杉竜一・江上生子訳、筑摩書房刊）

Darwin, Francis, ed. 1892/1958. *The Autobiography of Charles Darwin and Selected Letters.* New York: Dover Publications.

David, R. R., and H. H. Fernandez. 2000. Quetiapine for hypnogogic musical release hallucination. *Journal of Geriatric Psychiatry and Neurology* 13 (4): 210–11.

Davis, John. 2004. Blind Tom. In *African American Lives*, ed. Henry Louis Gates, Jr., and Evelyn Brooks Higginbotham. Oxford: Oxford University Press.

Davis, John, and M. Grace Baron. 2006. Blind Tom: A celebrated slave pianist coping with the stress of autism. In *Stress and Coping in Autism,* ed. M. G. Baron, J. Groden, G. Groden, and L. P. Lipsitt. Oxford: Oxford University Press.

Deutsch, D., T. Henthorn, and M. Dolson. 2004. Absolute pitch, speech, and tone language: Some experiments and a proposed framework. *Music Perception* 21: 339–56.

Deutsch, Diana, Trevor Henthorn, Elizabeth Marvin, and HongShuai Xu. 2006. Absolute pitch among American and Chinese conservatory students:

Prevalence differences, and evidence for a speech-related critical period (L). *Journal of the Acoustical Society of America* 119 (2): 719–22.

Devinsky, O., E. Feldmann, K. Burrowes, and E. Bromfield. 1989. Autoscopic phenomena with seizures. *Archives of Neurology* 46: 1080–88.

Donald, Merlin. 1991. *Origins of the Modern Mind.* Cambridge: Harvard University Press.

Down, J. Langdon. 1887. *On Some of the Mental Affections of Childhood and Youth.* London: Churchill.

Dunning, Jennifer. 1981. When a pianist's fingers fail to obey. *New York Times,* June 14, section 2, page 1.

Eco, Umberto. 2005. *The Mysterious Flame of Queen Loana.* New York: Harcourt.

Edelman, Gerald M. 1989. *The Remembered Present: A Biological Theory of Consciousness.* New York: Basic Books.

———. 2006. *Second Nature: Brain Science and Human Knowledge.* New Haven: Yale University Press.

Ellis, Havelock. 1923. *The Dance of Life.* New York: Modern Library.（『生命の舞踏』岡島亀次郎訳、大勝館刊）

Fornazzari, L., T. Castle, S. Nadkarni, S. M. Ambrose, D. Miranda, N. Apanasiewicz, and F. Phillips. 2006. Preservation of episodic musical memory in a pianist with Alzheimer disease. *Neurology* 66: 610.

Freedman, Lawrence R. 1997. Cerebral concussion. In *Injured Brains of Medical Minds: Views from Within,* ed. Narinder Kapur (pp. 307–11). Oxford: Oxford University Press.

Freud, Harry. 1956. My Uncle Sigmund. In *Freud As We Knew Him,* ed. H. M. Ruitenbeek. Detroit: Wayne State University Press.

Freud, Sigmund. 1914/1989. The Moses of Michelangelo. In *The Freud Reader,* ed. Peter Gay. New York: W. W. Norton.

Frucht, Steven J. 2004. Focal task-specific dystonia in musicians. In *Dystonia 4: Advances in Neurology,* vol. 94, ed. S. Fahn, M. Hallett, and M. R. DeLong. Philadelphia: Lippincott Williams & Wilkins.

Frucht, S. J., S. Fahn, P. E. Greene, C. O'Brien, M. Gelb, D. D. Truong, J. Welsh, S. Factor, and B. Ford. 2001. The natural history of embouchure dystonia. *Movement Disorders* 16 (5): 899–906.

Fry, Hunter J., and Mark Hallett. 1988. Focal dystonia (occupational cramp)

masquerading as nerve entrapment or hysteria. *Plastic and Reconstructive Surgery* 82: 908–10.

Fujioka, Takako, Bernhard Ross, Ryusuke Kakigi, Christo Pantev, and Laurel J. Trainor. 2006. One year of musical training affects development of auditory cortical-evoked fields in young children. *Brain* 129: 2593–2608.

Gaab, N., K. Schulze, E. Ozdemir, and G. Schlaug. 2004. Extensive activation of occipital and parietal cortex in a blind absolute pitch musician. Poster, Eleventh Annual Meeting of the Cognitive Neuroscience Society, San Francisco.

Galton, Francis. 1883. *Inquiries into Human Faculty and Its Development.* London: J. M. Dent.

Gardner, Howard. 1983. *Frames of Mind: The Theory of Multiple Intelligences.* New York: Basic Books.

Garraux, G., A. Bauer, T. Hanakawa, T. Wu, K. Kansaku, and M. Hallett. 2004. Changes in brain anatomy in focal hand dystonia. *Annals of Neurology* 55 (5): 736–39.

Gaser, Christian, and Gottfried Schlaug. 2003. Brain structures differ between musicians and non-musicians. *Journal of Neuroscience* 23 (27): 9240–45.

Geist, Mary Ellen. 2008. *Measure of the Heart: A Father's Alzheimer's, a Daughter's Return.* New York: Springboard Press.

Geroldi, C., T. Metitieri, G. Binetti, O. Zanetti, M. Trabucchi, and G. B. Frisoni. 2000. Pop music and frontotemporal dementia. *Neurology* 55: 1935–36.

Geschwind, Norman, and A. M. Galaburda. 1987. *Cerebral Lateralization: Biological Mechanisms, Associations, and Pathology.* Cambridge: MIT Press.（『右脳と左脳――天才はなぜ男に多いか』品川嘉也訳、東京化学同人刊）

Gooddy, William. 1988. *Time and the Nervous System.* New York: Praeger.

Gosselin, N., S. Samson, R. Adolphs, M. Noulhiane, M. Roy, D. Hasboun, M. Baulac, and I. Peretz. 2006. Emotional responses to unpleasant music correlates with damage to the parahippocampal cortex. *Brain* 129: 2585–92.

Gougoux, F., F. Lepore, M. Lassonde, P. Voss, R. J. Zatorre, and P. Belin. 2004. Pitch discrimination in the early blind. *Nature* 430: 309.

Gould, S. J., and E. S. Vrba. 1982. Exaptation: A missing term in the science of form. *Paleobiology* 8: 4–15.

Gowers, William R. 1886–88. *Manual: Diseases of the Nervous System.* 2 vols. Philadelphia: P. Blakiston.

———. 1907. *The Borderland of Epilepsy: Faints, Vagal Attacks, Vertigo, Migraine, Sleep Symptoms, and Their Treatment.* London: Churchill.

Griffiths, T. D. 2000. Musical hallucinosis in acquired deafness: Phenomenology and substrate. *Brain* 123: 2065–76.

Griffiths, T. D., A. R. Jennings, and J. D. Warren. 2006. Dystimbria: A distinct musical syndrome? Presented at the Ninth International Conference of Music Perception and Cognition, Bologna, August 22–26, 2006.

Griffiths, T. D., J. D. Warren, J. I. Dean, and D. Howard. 2004. When the feeling's gone: A selective loss of musical emotion. *Journal of Neurology, Neurosurgery, and Psychiatry* 75 (2): 344–45.

Grove's Dictionary of Music and Musicians. 1954. 5th edition, ed. Eric Blom. London: Macmillan.

Hackney, Madeleine E., Svetlana Kantorovich, and Gammon M. Earhart. 2007. A study on the effects of Argentine tango as a form of partnered dance for those with Parkinson disease and the healthy elderly. *American Journal of Dance Therapy* 29 (2): 109–27.

Hackney, Madeleine E., Svetlana Kantorovich, Rebecca Levin, and Gammon M. Earhart. 2007. Effects of tango on functional mobility in Parkinson's disease: A preliminary study. *Journal of Neurologic Physical Therapy* 31: 173–79.

Halberstam, David. 2007. *The Coldest Winter: America and the Korean War.* New York: Hyperion.（『ザ・コールデスト・ウィンター 朝鮮戦争』山田耕介・山田侑平訳、文藝春秋刊）

Hallett, Mark. 1998. The neurophysiology of dystonia. *Archives of Neurology* 55: 601–03.

Halpern, A. R., and R. J. Zatorre. 1999. When that tune runs through your head: a PET investigation of auditory imagery for familiar melodies. *Cerebral Cortex* 9: 697–704.

Hamilton, R. H., A. Pascual-Leone, and G. Schlaug. 2004. Absolute pitch in blind musicians. *NeuroReport* 15 (5): 803–06.

Hamzei, F., J. Liepert, C. Dettmers, T. Adler, S. Kiebel, M. Rijntjes, and C.

Weiller. 2001. Structural and functional cortical abnormalities after upper limb amputation during childhood. *NeuroReport* 12 (5): 957–62.

Hannon, Erin E., and Sandra E. Trehub. 2005. Tuning in to musical rhythms: Infants learn more readily than adults. *Proceedings of the National Academy of Sciences* 102: 12639–43.

Harrison, John E. 2001. *Synaesthesia: The Strangest Thing.* New York: Oxford University Press.（『共感覚——もっとも奇妙な知覚世界』松尾香弥子訳、新曜社刊）

Hart, Mickey, and Frederic Lieberman. 1991. *Planet Drum.* San Francisco: HarperCollins.

Hart, Mickey, with Jay Stevens. 1990. *Drumming at the Edge of Magic.* San Francisco: HarperCollins.（『ドラム・マジック——リズム宇宙への旅』佐々木薫訳、工作舎刊）

Harvey, William. 1627/1960. *De Motu Locali Animalium.* London: Cambridge University Press.

Hécaen, Henri, and Martin L. Albert. 1978. *Human Neuropsychology.* New York: John Wiley & Sons.（『神経心理学』安田一郎訳、青土社刊）

Henahan, Donal. 1983. Did Shostakovich have a secret? *New York Times,* July 10, section 2, page 21.

Hermelin, Beate, N. O'Connor, and S. Lee. 1987. Musical inventiveness of five idiot savants. *Psychological Medicine* 17: 685–94.

Hermesh, H., S. Konas, R. Shiloh, R. Dar, S. Marom, A. Weizman, and R. Gross-Isseroff. 2004. Musical hallucinations: Prevalence in psychotic and nonpsychotic outpatients. *Journal of Clinical Psychiatry* 65 (2): 191–97.

Hull, John. 1991. *Touching the Rock: An Experience of Blindness.* New York: Pantheon.（『光と闇を越えて——失明についての一つの体験』松川成夫訳、新教出版社刊）

Hunter, M. D., T. D. Griffiths, T. F. Farrow, Y. Zheng, I. D. Wilkinson, N. Hegde, W. Woods, S. A. Spence, and P. W. Woodruff. 2003. A neural basis for the perception of voices in external auditory space. *Brain* 126 (1): 161–69.

Huron, David. 2006. *Sweet Anticipation: Music and the Psychology of Expectation.* Cambridge: Bradford Books, MIT Press.

Hutchinson, Siobhan, Leslie Hui-Lin Lee, Nadine Gaab, and Gottfried Schlaug.2003. Cerebellar volume of musicians. *Cerebral Cortex* 13: 943–49.

Huxley, Aldous. 1932. *Brave New World.* London: Chatto and Windus.（『すばらしい新世界』松村達雄訳、講談社刊ほか）

Huysmans, Joris-Karl. 1884/1926. *Against the Grain.* Paris: Librairie du Palais-Royal.

Hyde, K., R. Zatorre, T. D. Griffiths, J. P. Lerch, and I. Peretz. 2006. Morphometry of the amusic brain: A two-site study. *Brain* 129: 2562–70.

Iversen, John R., Aniruddh D. Patel, and Kengo Ohgushi. 2004. Perception of nonlinguistic rhythmic stimuli by American and Japanese listeners. *Proceedings of* the International Congress of Acoustics, Kyoto.

Izumi, Yukio, Takeshi Terao, Yoichi Ishino, and Jun Nakamura. 2002. Differences in regional cerebral blood flow during musical and verbal hallucinations. *Psychiatry Research Neuroimaging* 116: 119–23.

Jackendorff, Ray, and Fred Lerdahl. 2006. The capacity for music: What is it, and what's special about it? *Cognition* 100: 33–72.

Jackson, John Hughlings. 1871. Singing by speechless (aphasic) children. *Lancet* 2: 430–31.

———. 1888. On a particular variety of epilepsy ("Intellectual Aura"). *Brain* 11: 179–207.

Jacome, D. E. 1984. Aphasia with elation, hypermusia, musicophilia and compulsive whistling. *Journal of Neurology, Neurosurgery, and Psychiatry* 47: 308–10.

James, William. 1890. *The Principles of Psychology.* New York: Henry Holt.（『心理学の根本問題』〈現代思想新書６〉、松浦孝作訳、三笠書房刊）

Jourdain, Robert. 1997. *Music, the Brain, and Ecstasy: How Music Captures Our Imagination.* New York: William Morrow.

Kapur, Narinder. 1996. Paradoxical functional facilitation in brain-behaviour research: A critical review. *Brain* 119: 1775–90.

Kawai, Nobuyuki, and Tetsuro Matsuzawa. 2000. Numerical memory span in a chimpanzee. *Nature* 403: 39–40.

Kemp, David E., William S. Gilmer, Jenelle Fleck, and Pedro Dago. 2007. An association of intrusive, repetitive phrases with lamotrigine treatment in bipolar II disorder. *CNS Spectrums* 12 (2): 106–11.

Kertesz, Andrew. 2006. *The Banana Lady and Other Stories of Curious Behavior and Speech.* Victoria: Trafford Publishing.（『バナナ・レディ——前頭側頭型認知症をめぐる 19 のエピソード』河村満監訳、医学書院

刊）

Kertesz, Andrew, and David G. Munoz, ed. 1998. *Pick's Disease and Pick Complex.* New York: Wiley-Liss.

Klawans, Harold L. 1997. "Did I Remove That Gallbladder?" In *Injured Brains of Medical Minds: Views from Within,* ed. Narinder Kapur (pp. 21–30). Oxford: Oxford University Press.

Konorski, Jerzy. 1967. *Integrative Activity of the Brain: An Interdisciplinary Approach.* Chicago: University of Chicago Press.

Kraemer, David J. M., C. Neil Macrae, Adam E. Green, and William M. Kelley. 2005. Sound of silence activates auditory cortex. *Nature* 434: 158.

Lamb, Charles. 1823. *The Essays of Elia.* London: Taylor and Hessey.（『エリア随筆』戸川秋骨訳、岩波書店刊ほか）

Lederman, Richard J. 1999. Robert Schumann. *Seminars in Neurology* 19 suppl.1: 17–24.

Lehrer, Jonah. 2007. Blue Monday, green Thursday. *New Scientist* 194 (2604): 48–51.

———. 2007. *Proust Was a Neuroscientist.* New York: Houghton Mifflin.（『プルーストの記憶、セザンヌの眼——脳科学を先取りした芸術家たち』鈴木晶訳、白揚社刊）

Lesser, Wendy. 2007. *Room for Doubt.* New York: Pantheon.

Levitin, Daniel J. 2006. *This Is Your Brain on Music.* New York: Dutton.（『音楽好きな脳——人はなぜ音楽に夢中になるのか』西田美緒子訳、白揚社刊）

Levitin, Daniel J., and Ursula Bellugi. 1998. Musical ability in individuals with Williams' Syndrome. *Music Perception* 15 (4): 357–89.

———. 2006. Rhythm, timbre and hyperacusis in Williams-Beuren syndrome. In *Williams-Beuren Syndrome: Research and Clinical Perspectives,* ed. C. Morris, H. Lenhoff, and P. Wang (pp. 343–58). Baltimore: Johns Hopkins University Press.

Levitin, Daniel J., and Perry R. Cook. 1996. Memory for musical tempo: Additional evidence that auditory memory is absolute. *Perception and Psychophysics* 58: 927–35.

Levitin, Daniel J., and Susan E. Rogers. 2005. Absolute pitch: Perception, coding and controversies. *Trends in Cognitive Neurosciences* 9 (1): 26–33.

Llinás, Rodolfo. 2001. *I of the Vortex: From Neurons to Self.* Cambridge: MIT

Press.

Lopez, Steve. 2008. *The Soloist: A Lost Dream, an Unlikely Friendship, and the Redemptive Power of Music.* New York: G. P. Putnam's Sons. (『路上のソリスト――失われた夢　壊れた心　天才路上音楽家と私との日々』入江真佐子訳、祥伝社刊)

Luria, A. R. 1932. *The Nature of Human Conflicts; or Emotion, Conflict and Will.* New York: Liveright.

———. 1947/1970. *Traumatic Aphasia.* Berlin: Mouton de Gruyter.

———. 1948/1963. *Restoration of Function After Brain Injury.* New York: Macmillan.

———. 1966. *Higher Cortical Functions in Man.* New York: Basic Books.

———. 1968. *The Mind of a Mnemonist.* Cambridge: Harvard University Press. (『偉大な記憶力の物語――ある記憶術者の精神生活』天野清訳、岩波書店刊)

Luria, A. R., L. S. Tsvetkova, and D. S. Futer. 1965. Aphasia in a composer. *Journal of Neurological Sciences* 2: 288–92.

Lusseyran, Jacques. 1963. *And There Was Light.* Boston: Little, Brown.

Machover, Tod. 2004. Shaping minds musically. *BT Technology Journal* 22 (4): 171–79.

Mailis-Gagnon, Angela, and David Israelson. 2003. *Beyond Pain: Making the Mind-Body Connection.* Toronto: Viking Canada.

Martin, Paula I., Margaret A. Naeser, Hugo Theoret, Jose Maria Tormos, Marjorie Nicholas, Jacquie Kurland, Felipe Fregni, Heidi Seekins, Karl Doron, and Alvaro Pascual-Leone. 2004. Transcranial magnetic stimulation as a complementary treatment for aphasia. *Seminars in Speech and Language* 25: 181–91.

Massey, Irving J. 2006. The musical dream revisited: Music and language in dreams. *Psychology of Aesthetics, Creativity, and the Arts S* 1: 42–50.

Maugham, Somerset. 1931/1992. "The Alien Corn." In Maugham's *Collected Short Stories,* vol. 2. New York: Penguin Classics.

Maurer, Daphne. 1997. Neonatal synaesthesia: Implications for the processing of speech and faces. In *Synaesthesia: Classic and Contemporary Readings,* ed. Simon Baron-Cohen and John Harrison (pp. 224–42). Oxford, UK: Blackwell.

Meige, Henri, and E. Feindel. 1902. *Les tics et leur traitement* (Tics and Their

Treatment). Paris: Masson.

Micheyl, Christophe, Stephanie Khalfa, Xavier Perrot, and Lionel Collet. 1997. Difference in cochlear efferent activity between musicians and non-musicians. *NeuroReport* 8: 1047–50.

Miles, Barry. 1997. *Paul McCartney: Many Years from Now.* New York: Henry Holt.

Mill, John Stuart. 1924/1990. *Autobiography.* New York: Penguin Classics. (『評註 ミル自伝』山下重一訳註、御茶の水書房刊ほか)

Miller, B. L., K. Boone, J. Cummings, S. L. Read, and F. Mishkin. 2000. Functional correlates of musical and visual ability in frontotemporal dementia. *British Journal of Psychiatry* 176: 458–63.

Miller, B. L., J. Cummings, F. Mishkin, K. Boone, F. Prince, M. Ponton, and C. Cotman. 1998. Emergence of artistic talent in frontotemporal dementia. *Neurology* 51: 978–82.

Miller, Leon K. 1989. *Musical Savants: Exceptional Skill in the Mentally Retarded.* Hillsdale, NJ: Lawrence Erlbaum.

Miller, Timothy C., and T. W. Crosby. 1979. Musical hallucinations in a deaf elderly patient. *Annals of Neurology* 5: 301–02.

Minsky, Marvin. 1982. Music, mind and meaning. In *Music, Mind and Brain,* ed. Manfred Clynes (pp. 1–20). New York: Plenum Press.

Mitchell, Silas Weir. 1866. The case of George Dedlow. *Atlantic Monthly.*

———. 1872/1965. *The Injuries of Nerves.* New York: Dover.

Mithen, Steven. 2005. *The Singing Neanderthals: The Origins of Music, Language, Mind and Body.* London: Weidenfeld & Nicolson. (『歌うネアンデルタール——音楽と言語から見るヒトの進化』熊谷淳子訳、早川書房刊)

Mithen, Steven. 2008. The diva within. *New Scientist* (February 23): 38–39.

Musacchia, Gabriella, Mikko Sams, Erika Skoe, and Nina Kraus. 2007. Musicians have enhanced subcortical auditory and audiovisual processing of speech and music. *Proceedings of the National Academy of Sciences (USA)* 104 (40): 15894–98.

Nabokov, Vladimir. 1951/1999. *Speak, Memory.* New York: Everyman's Library. (『ナボコフ自伝——記憶よ、語れ』大津栄一郎訳、晶文社刊)

Nelson, Kevin R., Michelle Mattingly, and Frederick A. Schmitt. 2007. Out-of-body experience and arousal. *Neurology* 68: 794–95.

Nelson, Kevin R., Michelle Mattingly, Sherman A. Lee, and Frederick A. Schmitt. 2006. Does the arousal system contribute to near death experience? *Neurology* 66: 1003–09.

Nietzsche, Friedrich. 1888/1977. "Nietzsche contra Wagner." In Walter Kaufmann, trans. *The Portable Nietzsche.* New York: Penguin.

———. 1888/1968. The Will to Power as Art. In *The Will to Power* (pp. 419–57). Translated by Walter Kaufmann. New York: Vintage.

Nordoff, Paul, and Clive Robbins. 1971. *Therapy in Music for Handicapped Children.* London: Victor Gollancz.

Noreña, A. J., and J. J. Eggermont. 2005. Enriched acoustic environment after noise trauma reduces hearing loss and prevents cortical map reorganization. *Journal of Neuroscience* 25 (3): 699–705.

Ockelford, Adam. 2007. *In the Key of Genius: The Extraordinary Life of Derek Paravicini.* London: Hutchinson.

Ockelford, Adam, Linda Pring, Graham Welch, and Darold Treffert. 2006. *Focus* on Music: Exploring the Musical Interests and Abilities of Blind and Partially-*Sighted Children and Young People with Septo-Optic Dysplasia.* London: Institute of Education.

Oestereich, James R. 2004. Music: The shushing of the symphony. *The New York Times,* January 11.

Ostwald, Peter. 1985. *Schumann: Music and Madness.* London: Victor Gollancz.

The Oxford Companion to Music. 1955. 9th edition, ed. Percy A. Scholes. Oxford: Oxford University Press.

Paderewski, Ignacy Jan. 1939. *The Paderewski Memoirs,* ed. Mary Lawton. London: Collins.

Pascual-Leone, Alvaro. 2003. The brain that makes music and is changed by it. In *The Cognitive Neuroscience of Music,* ed. Isabelle Peretz and Robert Zatorre (pp. 396–409). Oxford: Oxford University Press.

Patel, A. D., J. R. Iversen, M. R. Bregman, I. Schulz, and C. Schulz. 2008. Investigating the human-specificity of synchronization to music. In *Proceedings of the* 10*th International Conference on Music Perception and Cognition,* ed. Mayumi Adachi et al. Sapporo, Japan.

Patel, Aniruddh D. 2008. *Music, Language, and the Brain.* New York: Oxford University Press.

Patel, Aniruddh. D. 2006. Musical rhythm, linguistic rhythm, and human evolution. *Music Perception* 24 (1): 99–104.

Patel, Aniruddh. D., J. M. Foxton, and T. D. Griffiths. 2005. Musically tone-deaf individuals have difficulty discriminating intonation contours extracted from speech. *Brain and Cognition* 59: 310–13.

Patel, Aniruddh, and John Iversen. 2006. A non-human animal can drum a steady beat on a musical instrument. In *Proceedings of the 9th International Conference on Music Perception and Cognition,* ed. M. Baroni, A. R. Addessi, R. Caterina, and M. Costa. Bologna, Italy.

Patel, Aniruddh D., John R. Iversen, Yanqing Chen, and Bruno H. Repp. 2005. The influence of metricality and modality on synchronization with a beat. *Experimental Brain Research* 163: 226–38.

Patel, Aniruddh D., John R. Iversen, and Jason C. Rosenberg. 2006. Comparing the rhythm and melody of speech and music: The case of British English and French. *Journal of the Acoustical Society of America* 119 (5):3034–47.

Paulescu, E., J. Harrison, S. Baron-Cohen, J. D. G. Watson, L. Goldstein, J. Heather, R. S. J. Frackowiak, and C. D. Frith. 1995. The physiology of coloured hearing: A PET activation study of colour-word synesthesia. *Brain* 118: 661–76.

Penfield, W., and P. Perot. 1963. The brain's record of visual and auditory experience: A final summary and discussion. *Brain* 86: 595–696.

Peretz, Isabelle, and I. Gagnon. 1999. Dissociation between recognition and emotional judgement for melodies. *Neurocase* 5: 21–30.

Piccirilli, Massimo, Tiziana Sciarma, and Simona Luzzi. 2000. Modularity of music: Evidence from a case of pure amusia. *Journal of Neurology, Neurosurgery, and Psychiatry* 69: 541–45.

Pinker, Steven. 1997. *How the Mind Works.* New York: W. W. Norton.（『心の仕組み——人間関係にどう関わるか』椋田直子・山下篤子訳、日本放送出版協会刊）

———. 2007. Toward a consilient study of literature. *Philosophy and Literature* 31: 161–77.

Poskanzer, David C., Arthur E. Brown, and Henry Miller. 1962. Musicogenic epilepsy caused only by a discrete frequency band of church bells. *Brain* 85: 77–92.

The Power of Music: In which is shown, by a variety of Pleasing and

Instructive *Anecdotes, the effects it has on Man and Animals.* 1814. London (Corner of St. Paul's Church-Yard): J. Harris.

Proust, Marcel. 1913/1949. *Remembrance of Things Past.* Translated by C. K. Scott Moncrieff. London: Chatto and Windus.（『失われた時を求めて』鈴木道彦訳、集英社刊ほか）

Ramachandran, V. S. 2004. *A Brief Tour of Human Consciousness.* New York: Pi Press.

Ramachandran, V. S., and E. M. Hubbard. 2001. Psychophysical investigations into the neural basis of synaesthesia. *Proceedings of the Royal Society of London, B* 268: 979–83.

———. 2001. Synaesthesia: A window into perception, thought and language. *Journal of Consciousness Studies* 8 (12): 3–34.

———. 2003. The phenomenology of synaesthesia. *Journal of Consciousness Studies* 10 (8): 49–57.

Rangell, Leo. 2006. Music in the head: Living at the brain-mind border. *Huffington Post,* September 12. http://www.huffingtonpost.com/dr-leo-rangell/.

Rapin, Isabelle. 1982. *Children with Brain Dysfunction: Neurology, Cognition, Language and Behavior.* New York: Raven Press.（『子どもの脳機能障害——自閉、多動、学習障害の神経メカニズム』松本和雄監訳・大月則子ほか訳、医歯薬出版）

Rauscher, F. H., G. L. Shaw, and K. N. Ky. 1993. Music and spatial task performance. *Nature* 365:611.

Reik, Theodor. 1953. *The Haunting Melody: Psychoanalytic Experiences in Life and Music.* New York: Farrar, Straus and Young.

Révész, Geza. 1925/1970. *The Psychology of a Musical Prodigy.* Freeport, NY:Greenwood Press.

Rizzolatti, Giacomo, Luciano Fadiga, Leonardo Fogassi, and Vittorio Gallese.2002. From mirror neurons to imitation: Facts and speculations. In *The Imitative Mind,* ed. Andrew N. Meltzoff and Wolfgang Prinz (pp. 247–66). Cambridge:Cambridge University Press.

Rohrer, J. D., S. J. Smith, and J. D. Warren. 2006. Craving for music after treatment of partial epilepsy. *Epilepsia* 47 (5): 939–40.

Rorem, Ned. 2006. *Facing the Night: A Diary (*1999–2005*) and Musical Writings.* New York: Shoemaker & Hoard.

Ross, E. D., P. B. Jossman, B. Bell, T. Sabin, and N. Geschwind. 1975. Musical hallucinations in deafness. *Journal of the American Medical Association* 231 (6): 620–22.

Rothenberg, David. 2005. *Why Birds Sing*. New York: Basic Books.

Rouget, Gilbert. 1985. *Music and Trance*. Chicago: University of Chicago Press.

Russell, S. M., and J. G. Golfinos. 2003. Amusia following resection of a Heschl gyrus glioma. *Journal of Neurosurgery* 98: 1109–12.

Sacks, Oliver. 1973. *Awakenings*. London: Duckworth.（『レナードの朝』春日井晶子訳、早川書房刊）

———. 1984. *A Leg to Stand On*. New York: Summit Books.（『左足をとりもどすまで』金沢泰子訳、晶文社刊）

———. 1985. *The Man Who Mistook His Wife for a Hat*. New York: Summit Books.（『妻を帽子とまちがえた男』高見幸郎・金沢泰子訳、早川書房刊）

———. 1992. The last hippie. *New York Review of Books* vol. 39, no. 6 (March 26): 53–62.

———. 1992. Tourette's syndrome and creativity. *British Medical Journal* 305: 1515–16.

———. 1995. *An Anthropologist on Mars: Seven Paradoxical Tales*. New York: Alfred A. Knopf.（『火星の人類学者——脳神経科医と７人の奇妙な患者』吉田利子訳、早川書房刊）

———. 1997. *The Island of the Colorblind*. New York: Alfred A. Knopf.（『色のない島へ——脳神経科医のミクロネシア探訪記』大庭紀雄監訳・春日井晶子訳、早川書房刊）

———. 1998. Music and the brain. In *Clinical Applications of Music in Neurologic Rehabilitation*, ed. Concetta M. Tomaino (pp. 1–18). St. Louis: MMB Music.

———. 2003. The mind's eye. *New Yorker* (July 28): 48–59.

———. 2004. Speed. *New Yorker* (August 23): 60–69.

———. 2006. Stereo Sue. *New Yorker* (June 19): 64–73.

———. 2006. The power of music. *Brain* 129: 2528–32.

Saffran, Jenny R., and Gregory J. Griepentrog. 2001. Absolute pitch in infant auditory learning: Evidence for developmental reorganization. *Developmental Psychology* 37 (1): 74–85.

Schellenberg, E. Glenn. 2003. Does exposure to music have beneficial side effects? In *The Cognitive Neuroscience of Music,* ed. Isabelle Peretz and Robert J. Zatorre (pp. 430–48). Oxford: Oxford University Press.

Schlaug, G., L. Jäncke, Y. Huang, and H. Steinmetz. 1995. In vivo evidence of structural brain asymmetry in musicians. *Science* 267: 699–701.

Schlaug, Gottfried, Lutz Jäncke, Yanxiong Huang, Jochen F. Staiger, and Helmuth Steinmetz. 1995. Increased corpus callosum size in musicians. *Neuropsychologia* 33 (8): 1047–55.

Schlaug, Gottfried, Andrea Norton, Elif Ozdemir, and Nancy Helm-Estabrooks. 2006. Long-term behavioral and brain effects of melodic intonation therapy in patients with Broca's aphasia. *Neuroimage* 31 (suppl. 1): 37.

Schlaug, Gottfried, Sarah Marchina, and Andrea Norton. 2008. From singing to speaking: Why singing may lead to recovery of expressive language function in patients with Broca's aphasia. *Music Perception* 25:4, 315–23.

Schopenhauer, Arthur. 1819/1969. *The World as Will and Representation* (esp. vol. 1, chapter 52). Translated by E. J. Payne. New York: Dover.

Schreber, Daniel Paul. 1903/2000. *Memoirs of My Nervous Illness.* New York: New York Review Books.（『シュレーバー回想録――ある神経病者の手記』尾川浩・金関猛訳、平凡社刊）

Schullian, Dorothy M., and Max Schoen, ed. 1948. *Music and Medicine.* New York: Henry Shuman.

Scoville, W. B., and Brenda Milner. 1957. Loss of recent memory after bilateral hippocampal lesions. *Journal of Neurology, Neurosurgery and Psychiatry* 20: 11–21.

Seeley, W. W., B. R. Matthews, R. K. Crawford, M. L. Gorno-Tempini, D. Foti, I. R. Mackenzie, B. L. Miller. 2008. Unravelling *Boléro:* Progressive aphasia, transmodal creativity and the right posterior neocortex. *Brain* 131 (1): 39–49.

Sforza, Teri, with Howard and Sylvia Lenhoff. 2006. *The Strangest Song.* Amherst, NY: Prometheus Books.

Sheehy, M. P., and C. D. Marsden. 1982. Writer's cramp—a focal dystonia. *Brain* 105: 461–80.

Shenk, David. 2001. *The Forgetting: Alzheimer's—Portrait of an Epidemic.* New York: Doubleday.（『だんだん記憶が消えていく――アルツハイマー病：幼児への回帰』松浦秀明訳、光文社刊）

Simkin, Benjamin. 1992. Mozart's scatological disorder. *British Medical Journal* 305: 1563–67.

Simner, J., J. Ward, M. Lanz, A. Jansari, K. Noonan, L. Glover, and D. Oakley. 2005. Non-random associations of graphemes to colours in synaesthetic and normal populations. *Cognitive Neuropsychology* 22 (8): 1069–85.

Simner, Julia, Catherine Mulvenna, Noam Sagiv, Elias Tsakanikos, Sarah A.Witherby, Christine Fraser, Kirsten Scott, and Jamie Ward. 2006. Synaesthesia: The prevalence of atypical cross-modal experiences. *Perception* 35: 1024–33.

Slonimsky, Nicolas. 1953. *Lexicon of Musical Invective: Critical Assaults on Composers Since Beethoven's Time.* Seattle: University of Washington Press. (『名曲悪口事典——ベートーヴェン以降の名曲悪評集』伊藤制子・大田美佐子・栗原詩子・小岩恭子・古後奈緒子訳、音楽之友社刊)

Smith, Daniel B. 2007. *Muses, Madmen, and Prophets: Rethinking the History, Science, and Meaning of Auditory Hallucinations.* New York: Penguin Press.

Smith, Steven B. 1983. *The Great Mental Calculators: The Psychology, Methods, and Lives of Calculating Prodigies, Past and Present.* New York: Columbia University Press.

Snyder, Allan W., Elaine Mulcahy, Janet L. Taylor, John Mitchell, Perminder Sachdev, and Simon C. Gandevia. 2003. Savant-like skills exposed in normal people by suppressing the left fronto-temporal lobe. *Journal of Integrative Neuroscience* 2 (2): 149–58.

Sotavalta, Olavi. 1963. The flight sounds of insects. In *Acoustic Behavior of Animals,* ed. R. G. Busnel (pp. 374–89). Amsterdam: Elsevier.

Spencer, Herbert. 1857/2002. The origin and function of music. In *Music Education: Source Readings from Ancient Greece to Today,* ed. Michael Mark (pp. 47–48). New York: Routledge.

Sparr, S. A. 2002. Receptive amelodia in a trained musician. *Neurology* 59: 1659–60.

Stein, Alexander. 2004. Music, mourning, and consolation. *Journal of the American Psychoanalytic Association* 52 (3): 783–811.

Stern, Daniel. 2004. "Fabrikant's Way." In *A Little Street Music.* Huntsville, TX: Texas Review Press.

Storr, Anthony. 1989. *Freud.* Oxford: Oxford University Press.

———. 1992. *Music and the Mind.* New York: Free Press. (『音楽する精神—

―人はなぜ音楽を聴くのか？』佐藤由紀ほか訳、白揚社刊）

Stravinsky, Igor. 1947. *Poetics of Music: In the Form of Six Lessons.* Oxford: Oxford University Press.

Styron, William. 1990. *Darkness Visible: A Memoir of Madness.* New York: Random House.（『見える暗闇――狂気についての回想』大浦暁生訳、新潮社刊）

Thaut, Michael H. 2005. *Rhythm, Music, and the Brain: Scientific Foundations and Clinical Applications.* New York: Routledge.（『リズム，音楽，脳――神経学的音楽療法の科学的根拠と臨床応用』三好恒明・頼島敬・伊藤智・柿﨑次子・糟谷由香・柴田麻美訳、協同医書出版社刊）

Tolstoy, Leo. 1890/1986. *The Kreutzer Sonata, and Other Stories.* New York: Penguin Classics.（『クロイツェル・ソナタ』望月哲夫訳、光文社刊ほか）

Tomaino, Concetta, ed. 1998. *Clinical Applications of Music in Neurologic Rehabilitation.* St. Louis: MMB Music.

Treffert, Darold. 1986/2006. *Extraordinary People: Understanding Savant Syndrome.* Revised ed. Lincoln, Nebraska: iUniverse.（『なぜかれらは天才的能力を示すのか――サヴァン症候群の驚異』高橋健次訳、草思社刊）

Turnbull, Oliver H., Evangelos Zois, Karen Kaplan-Solms, and Mark Solms. 2006. The developing transference in amnesia: Changes in interpersonal relationship, despite profound episodic-memory loss. *Neuro-Psychoanalysis* 8 (2): 199–204.

Twain, Mark. 1876/1878. "A Literary Nightmare." Reprinted in *Punch, Brothers, Punch! and Other Stories.* New York: Slote, Woodman and Co.

Uga, V., M. C. Lemut, C. Zampi, I. Zilli, and P. Salzarulo. 2006. Music in dreams. *Consciousness and Cognition* 15: 351–57.

Ulrich, G., T. Houtmans, and C. Gold. 2007. The additional therapeutic effect of group music therapy for schizophrenic patients: A randomized study. *Acta Psychiatrica Scandinavica* 116: 362–70.

van Bloss, Nick. 2006. *Busy Body: My Life with Tourette's Syndrome.* London: Fusion Press.

Vaughan, Ivan. 1986. *Ivan: Living with Parkinson's Disease.* London: Macmillan.

von Arnim, G., and P. Engel. 1964. Mental retardation related to hypercalcaemia. *Developmental Medicine and Child Neurology* 6: 366–77.

Wagner, Christoph. 2005. *Hand und Instrument: Musikphysiologische*

Grundlagen Praktische Konsequenzen. Wiesbaden: Breitkopf & Härtel.

Wagner, Richard. 1911. *My Life* (p. 603). New York: Dodd, Mead & Co.

Warner, Nick, and Victor Aziz. 2005. Hymns and arias: Musical hallucinations in older people in Wales. *International Journal of Geriatric Psychiatry* 20: 658–60.

Warren, Jason D., Jane E. Warren, Nick C. Fox, and Elizabeth K. Warrington. 2003. Nothing to say, something to sing: Primary progressive dynamic aphasia. *Neurocase* 9 (2): 140–55.

Waugh, Evelyn. 1945. *Brideshead Revisited.* London: Chapman and Hall.（『ブライヅヘッドふたたび』吉田健一訳、筑摩書房刊ほか）

———. 1957. *The Ordeal of Gilbert Pinfold.* Boston: Little, Brown.（『ピンフォールドの試練』〈世界の文学 15〉吉田健一訳、集英社刊ほか）

Wearing, Deborah. 2005. *Forever Today: A Memoir of Love and Amnesia.* London: Doubleday.（『七秒しか記憶がもたない男——脳損傷から奇跡の回復を遂げるまで』匝瑳玲子訳、ランダムハウス講談社刊）

Weiskrantz, Lawrence. 1997. *Consciousness Lost and Found.* Oxford: Oxford University Press.

West, Rebecca. 1957. *The Fountain Overflows.* London: Macmillan.

White, E. B. 1933. The supremacy of Uruguay. *New Yorker* (November 25): 18–19.

Wilson, Barbara A., and Deborah Wearing. 1995. Prisoner of consciousness: A state of just awakening following herpes simplex encephalitis. In *Broken Memories: Case Studies in Memory Impairment,* ed. Ruth Campbell and Martin Conway (pp. 14–30). Oxford: Blackwell.

Wilson, Barbara A., A. D. Baddeley, and Narinder Kapur. 1995. Dense amnesia in a professional musician following herpes simplex virus encephalitis. *Journal of Clinical and Experimental Neuropsychology* 17 (5): 668–81.

Wilson, Edward O. 1994. *Naturalist.* Washington, D.C.: Island Press.（『ナチュラリスト』荒木正純訳、法政大学出版局刊）

Wilson, Frank R. 1988. Teaching hands, treating hands. *Piano Quarterly* 141: 34–41.

———. 1989. Acquisition and loss of skilled movement in musicians. *Seminars in Neurology* 9 (2): 146–51.

———. 2000. Current controversies on the origin, diagnosis and management of focal dystonia. In *Medical Problems of the Instrumentalist Musician,*

ed.Raoul Tubiana and Peter C. Amadio (pp. 311–27). London: Martin Dunitz.

Wittgenstein, Ludwig. 1969. *On Certainty.* Oxford: Basil Blackwell.（『確実性の問題』〈ウィトゲンシュタイン全集 9〉黒田亘訳、大修館書店刊）

Young, Robyn L., Michael C. Ridding, and Tracy L. Morrell. 2004. Switching skills by turning off part of the brain. *Neurocase* 10 (3): 215–22.

Zatorre, R. J., and A. R. Halpern. 2005. Mental concerts: Musical imagery and auditory cortex. *Neuron* 47: 9–12.

Zatorre, R. J., A. R. Halpern, D. W. Perry, E. Meyer, and A. C. Evans. 1996. Hearing in the mind's ear: A PET investigation of musical imagery and perception. *Journal of Cognitive Neuroscience* 8: 29–46.

Zitzer-Comfort, C., T. F. Doyle, N. Masataka, J. Korenberg, and U. Bellugi. 2007. Nature and nurture: Williams syndrome across cultures. *Developmental Science,* in press.

Zuckerkandl, Victor. 1956. *Sound and Symbol: Music and the External World.* Princeton, NJ: Princeton University Press.

本書は、二〇一〇年七月に早川書房より単行本
として刊行された作品を文庫化したものです。

訳者略歴　翻訳家　東京大学文学部社会心理学科卒　訳書にサックス『心の視力』，リドレー『繁栄』（共訳），グリーン『隠れていた宇宙』，ドーキンス『ドーキンス博士が教える「世界の秘密」』（以上早川書房刊）など多数

HM=Hayakawa Mystery
SF=Science Fiction
JA=Japanese Author
NV=Novel
NF=Nonfiction
FT=Fantasy

音楽嗜好症《ミュージコフィリア》
脳神経科医と音楽に憑かれた人々

〈NF414〉

二〇一四年八月二十日　印刷
二〇一四年八月二十五日　発行
（定価はカバーに表示してあります）

著者　オリヴァー・サックス
訳者　大《おお》田《た》直《なお》子《こ》
発行者　早川浩
発行所　株式会社早川書房
郵便番号　一〇一‐〇〇四六
東京都千代田区神田多町二ノ二
電話　〇三‐三二五二‐三一一一（大代表）
振替　〇〇一六〇‐三‐四七七九九
http://www.hayakawa-online.co.jp

乱丁・落丁本は小社制作部宛お送り下さい。
送料小社負担にてお取りかえいたします。

印刷・株式会社精興社　製本・株式会社明光社
Printed and bound in Japan
ISBN978-4-15-050414-4 C0147

本書は活字が大きく読みやすい〈トールサイズ〉です。